NOUVEAU TRAITÉ

SUR

LES HÉMORRHAGIES

DE L'UTÉRUS.

On trouve chez le même Libraire l'ouvrage suivant de Mme Boivin :

Mémorial de l'Art des Accouchemens, ou Principes fondés sur la pratique de l'Hospice de la Maternité de Paris, et sur celle des plus célèbres praticiens nationaux et étrangers ; suivi d'une série de 136 gravures, représentant le mécanisme de toutes les espèces d'accouchemens, tant naturels qu'artificiels, ouvrage placé, par décision ministérielle, au rang des livres classiques à l'usage des Élèves de l'École d'Accouchemens.—2e édition, corrigée et considérablement augmentée dans le texte, dans les gravures, et surtout de six Tables synoptiques offrant le précis de 24,214 faits de pratique. — Prix, 11 fr. et 13 fr. 50 c. (franc de port).

Les Exemplaires qui ne seraient pas revêtus de la signature du traducteur, sont réputés contrefaits.

Vve Boivin

Se trouve aussi à MONTPELLIER,

Chez Sevalle, Libraire, Grande-Rue, no 122.

NOUVEAU TRAITE
SUR
LES HÉMORRHAGIES
DE L'UTÉRUS,

D'ÉDOUARD RIGBY ET DE STEWART DUNCAN,

Avec 124 Observations tirées de la pratique des deux auteurs.

TRADUIT DE L'ANGLAIS, ACCOMPAGNÉ DE NOTES,

PAR MADAME Ve BOIVIN,
Auteur du Mémorial de l'Art des Accouchemens, ancienne Élève, ex-surveillante en chef à l'Hospice de la Maternité, gratifiée de la médaille d'or du mérite civil de Prusse :

PRÉCÉDÉ

D'une Notice historique sur le Traitement des Hémorrhagies utérines ;

ET SUIVI D'UNE LETTRE DE M. CHAUSSIER, SUR LA STRUCTURE DE L'UTÉRUS.

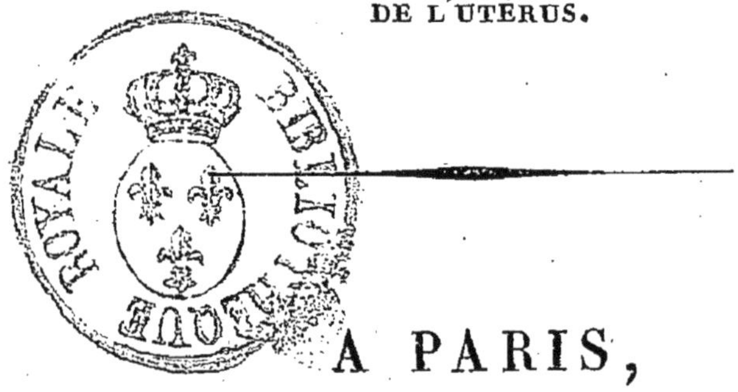

A PARIS,
Chez MÉQUIGNON l'aîné, père, Libraire de la Faculté de Médecine et des Hospices, rue de l'Ecole de Médecine.

1818.

AU

CÉLÈBRE F. CHAUSSIER,

PROFESSEUR A LA FACULTÉ DE MÉDECINE DE PARIS, PRÉSIDENT DES JURYS MÉDICAUX ET DE LA SOCIÉTÉ DE MÉDECINE PRATIQUE, MÉDECIN EN CHEF DE L'HOSPICE DE LA MATERNITÉ, CHEVALIER DE L'ORDRE ROYAL DE LA LÉGION D'HONNEUR, etc.

MONSIEUR,

J'AI fait tous mes efforts pour remplir la tâche que vous m'avez imposée. Il me reste à souhaiter maintenant que ce travail, entrepris à votre sollicitation, mérite, comme vous me l'avez fait espérer, l'honneur de paraître sous vos auspices.

Décorée d'un nom tel que le vôtre, Monsieur, ma traduction serait accueillie et lue avec indulgence; et si elle devenait de quelque utilité, ce serait un titre de plus que vous auriez acquis à la reconnaissance publique, à laquelle vous avez tant de droits pour les services signalés que vous rendez chaque jour; à la science, que vous illustrez par vos découvertes; à l'instruction, que vous propagez par vos sages préceptes et vos doctes écrits ; aux élèves, par la généreuse protection que vous leur accordez ; à l'humanité, qui jouit des bienfaits de vos importans et utiles travaux.

Oh ! while along the stream of time, thy name
Expanded flies, and gathers all its fame
Say, shall my little bark attendant sail
Pursue the triumph and partake the gale ? (1)

Ces vœux que je vous adresse dans la langue de POPE, *qui ne vous est pas moins familière que celle d'*Hippocrate *et de* Celse; *ces vœux seront accomplis, Monsieur, si vous daignez agréer ce faible hommage de ma sincère gratitude, pour les témoignages de bienveillance et de bonté dont vous honorez, depuis quinze ans, celle qui sera toute sa vie, avec le plus respectueux attachement,*

MONSIEUR,

Votre très-humble servante,

Ve BOIVIN.

---

(1) *Pope.* Essai sur l'Homme.

Traduction : « O ! tandis que le long du fleuve du Temps » ton nom vole au large, et recueille toute sa renommée, dis, » sera-t-il permis à ma petite barque de faire voile à ta suite, » de jouir de ton triomphe et de partager le bon vent ? »

PRÉFACE DU TRADUCTEUR,

OU

NOTICE HISTORIQUE (1)

SUR LE TRAITEMENT DES HÉMORRHAGIES UTÉRINES.

Une maladie qui prend sa source dans la constitution même de la femme; qui, presque aussitôt qu'elle s'annonce, est souvent terminée par la

(1) Cette Notice est le résultat des recherches que j'ai faites avant d'entreprendre la traduction des deux ouvrages anglais. Leclerc, Éloi, Sue, Schweighauser, Capuron, qui se sont occupés de l'histoire de l'art, m'ont généralement servi de guide. J'ai aussi consulté presque tous les ouvrages qui ont été écrits sur les accouchemens, depuis celui de Rhodion jusqu'à ceux de nos jours. A mesure que je rangeais par ordre de date tous les extraits des ouvrages que j'avais lus, j'y entremêlais quelques-unes de ces grandes époques de l'histoire universelle, pour m'aider à suivre la marche de cette partie de l'art dont j'avais à m'occuper, et pour me rendre compte de la lenteur de ses progrès. Il m'est venu depuis à la pensée que ce travail, placé en tête de ma traduction, pourrait être utile aux personnes, spécialement aux sage-femmes, qui seraient privées des moyens de se procurer les nombreux ouvrages qui traitent des hémorrhagies utérines. Cette idée ayant reçu l'approbation du professeur Chaussier, je me suis cru suffisamment autorisée à la mettre à exécution.

mort de deux individus à la fois, *l'hémorrhagie utérine dans l'état de grossesse*, a dû nécessairement, à raison de sa fréquence et des dangers qui l'accompagnent, être l'objet de la sollicitude de toutes les personnes qui se sont livrées à la pratique de l'art des accouchemens.

Si l'observation prouve que cette maladie est beaucoup plus commune chez les femmes qui habitent les climats chauds que chez celles qui habitent les climats froids, on ne saurait révoquer en doute qu'elle ait été très-fréquente chez les premiers peuples du monde, comme elle l'est encore en Asie, en Afrique, et dans la plupart des contrées méridionales de l'Europe (1); peut-être même l'hémorrhagie utérine est-elle la première

(1) *Timoni* assure avoir vu en Turquie des femmes qui font abus des bains chauds, être surprises inopinément par une hémorrhagie du nez, de la bouche, des yeux et de l'utérus.

Au rapport de *Blumenbach*, la plupart des Européennes qui sont transportées dans la Guinée y périssent d'hémorrhagies utérines. *Lordat*, page 156.

Dans l'Inde, les femmes sont menstruées fort jeunes, très-abondamment, et cessent de l'être de bonne heure. Les femmes, en Asie, par exemple, sont vieilles à l'âge où les Européennes sont encore dans leur printemps.

L'empereur Mahomet prit pour épouse *Cadisja*, âgée de cinq ans; et à huit ans il l'admit à sa couche nuptiale. (*The principles of midwifery of J. Burns*, page 103.)

qui ait exigé les secours et l'application d'un remède. Mais à en juger par l'état présent de cette partie de l'art des accouchemens, de combien de tentatives, d'essais infructueux ne fut-elle pas l'objet? C'est pour en donner une idée que l'on a réuni sous un seul point de vue la plupart des moyens qui ont été employés contre cet accident si grave et si promptement funeste.

Si l'on parcourt l'histoire des HÉBREUX, on y trouve, sinon la désignation des médicamens dont on faisait usage, au moins quelques notions d'un traitement prophilactique à suivre dans les cas d'hémorrhagies utérines. Pendant le temps de l'écoulement menstruel, qui était de sept jours, les époux étaient obligés de vivre séparés l'un de l'autre (1), *ainsi que dans les cas de flux de sang utérins qui survenaient hors l'époque des menstrues, et dont la durée était plus longue* (2). La loi qui punissait de mort quiconque aurait frappé une femme enceinte, même involontairement, prouve encore que l'on avait observé que les coups, les chutes, en général toutes sortes de violences, peuvent donner lieu à cet accident, et par suite occasionner quelquefois la mort de la mère et de l'enfant (3). Tout porterait à croire aussi que Rachel a suc- L'an du monde 2269

(1) Lévitique, chap. XXV, vers. 19.

(2) *Idem*, chap. XXV, vers. 25.

(3) Exode, chap. XXI, vers. 22.

combé à cette maladie, en mettant au monde son second fils Benjamin (1).

En ÉGYPTE, où la chaleur est excessive, l'hémorrhagie utérine dut se rencontrer encore plus souvent que chez les peuples de l'Arménie et de la Judée. En effet, si l'on considère que, dans ce fertile pays, l'antique pépinière du genre humain, la Divinité principale y était adorée sous l'emblème de la fécondité; que là, comme chez les Juifs, la stérilité était un opprobre pour les femmes qui, généralement, payaient chaque année au moins un double tribut à la fois, à la déesse dont elles honoraient le culte (2), on aura une idée de la fréquence dont pouvait être cet accident, puisque le climat, la religion, les mœurs, tout concourait à y donner lieu. Mais si la connaissance des procédés curatifs que l'on employait n'est point parvenue

Naissance de Moïse, l'an 2433; avant J. C. 1571.

Fondation d'Athènes par Cécrops, l'an du monde 2448; avant J. C. 1556.

(1) Genèse, chap. XXXV.

(2) *Isis*, déesse célèbre des Égyptiens. Selon la plupart des mythologistes, la même que la Lune ou Diane; la sœur et l'épouse d'*Osiris*, le dieu de la lumière; le même que l'Apollon des Grecs, dieu des beaux-arts et de la médecine. Isis est représentée avec une coiffure surmontée de deux cornes de bœuf ou de vache, symbole de la fécondité. C'est ainsi qu'est représentée Lucine ou la Diane *Lokeia* (qui préside aux couches). Chez les autres Dianes, les cornes affectent la figure d'un croissant. (*Voyez* la Galerie mythologique des Monumens antiques de M. Millin, pl. XXIV, 1er vol., et la pl. XXX.)

jusqu'à nous, c'est probablement parce qu'ils ont eu le sort de beaucoup d'autres découvertes précieuses qui se sont perdues faute de moyens propres à pouvoir les transmettre à la postérité : jusqu'alors, la parole étant la seule ressource que l'homme eût à sa disposition pour communiquer aux autres ses pensées et ses observations.

Ce ne fut qu'après l'invention de l'écriture que les découvertes devinrent utiles aux autres générations, comme elles l'avaient été pour celle qui, la première, avait joui de leurs bienfaits. Mais l'art imaginé par *Cadmus*, cet art qui donne des ailes à la pensée, n'était, chez les premiers Égyptiens, que des caractères emblématiques, dont la signification n'avait de véritable sens que pour les rois et pour les ministres des temples; pour le peuple, ces caractères sacrés étaient des mystères, comme les paroles de leurs prêtres étaient des oracles.

Cadmus, à la tête d'une colonie de Phéniciens, porta le plus sublime de tous les arts dans la Béotie, l'an du monde 2473 avant J. C. 1551.

Pour ne parler que de cette science si révérée en Égypte et chez tous les peuples de l'antiquité, la médecine fut encore, pendant un grand nombre de siècles, le domaine exclusif des prêtres de tous les cultes qui se sont établis par la suite, et qui presque seuls possédaient l'art d'écrire.

Cependant les mœurs de ces temps reculés ne permettant pas que les hommes intervinssent dans les soins à donner aux maladies de l'autre sexe, les femmes cultivèrent aussi la médecine, comme l'attestent les noms de celles que l'histoire de l'art nous a transmis avec les titres de leur gloire.

C'est surtout dans les maladies qui avaient rapport à la génération et à l'enfantement, que les femmes étaient exclusivement appelées. D'après la coutume de ce temps, les femmes-médecines, ou sage-femmes, accompagnaient au temple de la déesse leurs malades chargées d'offrande, soit pour implorer le secours de la Divinité, soit pour lui rendre des actions de grâce du retour de la santé. Dans ce dernier cas, on inscrivait sur une des colonnes de l'édifice le nom de la malade ou de l'accouchée; on désignait la nature de l'accouchement ou de la maladie; les moyens de guérison que l'on avait employés et les effets qu'ils avaient produits. Ces inscriptions formaient une espèce de code de médecine pratique que l'on venait consulter au besoin, ou que consultaient elles-mêmes les prêtresses, dont probablement les principales fonctions consistaient à recueillir les récits des cures des maladies, les plaintes des malades, et à leur donner des conseils sur leur état. Tout porterait à croire que c'est à cette source que Cléopâtre, prêtresse d'Isis, reine d'Égypte, puisa par la suite les préceptes contenus dans le livre qu'elle a écrit sur les maladies des femmes. S'il n'y est point fait mention des hémorrhagies utérines, c'est que peut-être alors les moyens employés contre cette maladie, devenus populaires, étaient plus généralement connus que ceux dont elle a parlé, et plus à la portée des personnes qui avaient besoin d'y recourir fréquemment (1).

Fondation de Rome. L'an 5250; avant J. C. 754.

Avec les Égyptiens qui vinrent établir des colonies en Grèce, se répandirent les lumières de l'ancien peuple chez celui qu'ils avaient conquis, non par les armes, mais par les bienfaits de la civilisation. Bientôt l'enthousiasme et la reconnaissance peuplèrent de divinités cette terre classique des beaux-arts, et le génie enfanta des chefs-d'œuvre immortels. De toutes parts s'élevèrent des monumens consacrés aux dieux bienfaiteurs des hommes. Esculape eut les siens dans toutes les contrées de la Grèce; les plus célèbres furent ceux de Cos et d'Épidaure. Diane eut pour demeure à Éphèse, une des sept merveilles du monde (2).

---

(1) Les anciens historiens nous disent que l'Égypte était pleine de médecins, et que tous les habitans se donnaient pour tels. Mais ce qu'il pourrait y avoir de vrai, c'est que les particuliers possédaient dans leur famille des vomitifs, des purgatifs, et quelques moyens d'évacuer qui n'étaient pas communs. (*Dict. de Médecine*, 1er vol. pag. 312.)

(2) *Voyez* Galerie des Monumens antiques de M. Millin, pl. XXX, où est représentée Diane au milieu du temple d'Éphèse.

C'est dans ces édifices sacrés que les malades se rendaient, soit pour implorer la faveur des dieux, soit pour leur rendre hommage de la santé qu'ils avaient obtenue par leurs secours. Selon l'opinion la plus généralement reçue, les inscriptions conservées dans les temples de Diane et d'Esculape auraient fourni à Hippocrate une partie des préceptes contenus dans ses écrits (1).

Mais si, jusqu'à l'époque où le père de la médecine florissait en Grèce, l'histoire de l'art se trouve environnée de nuages et d'obscurité, à mesure qu'elle s'approche des temps modernes, plus éclairée dans sa marche, elle s'avance d'un pas plus

---

(1) Ce n'est pas sans difficulté que l'on peut attribuer à Hippocrate les ouvrages que l'on a de lui, surtout son *Traité sur les Maladies des Femmes.* (Astruc, *Histoire sommaire de l'Art d'accoucher.*)

Hippocrate, durant ses voyages, s'arrêta à Éphèse, près du temple de Diane, où il transcrivit et mit en ordre les Tables de médecine qu'il y trouva. (*Diction. de Médecine*, tome II, p. 44.)

Les citoyens aisés, lorsqu'ils étaient malades, se faisaient traiter chez eux, ou, chargés de riches offrandes, ils se faisaient transporter dans les lieux consacrés à Esculape; allaient consulter les ministres du temple, ou cherchaient des cas analogues à celui dans lequel ils se trouvaient, en lisant les tableaux des cures que ces ministres, à l'exemple des Égyptiens, avaient soin de conserver, et qu'ils appendaient aux murs et aux colonnes du temple où chacun pouvait les consulter, sorte de

sûr et plus rapide. Ainsi les recherches sur le traitement des hémorrhagies utérines présentant moins de difficultés, offriront aussi plus de certitude et de confiance dans leurs résultats.

Hippocrate doit donc être considéré comme le premier auteur qui ait fait mention d'un traitement raisonné sur les hémorrhagies utérines. En effet, il recommande dans ses écrits l'application des ventouses sur les mamelles, pour obtenir la révulsion du sang de l'utérus. L'introduction dans le vagin d'un pessaire on tampon astringent, ainsi que l'usage des vomitifs et des boissons astringentes pour remédier à la ménorrhagie. Il considérait la saignée comme cause d'avortement, L'an du monde 3560; avant J. C. 458.

tradition qui, dans la suite, fournit les bases de la médecine d'observation, et dans laquelle on ne peut douter que le divin Hippocrate n'ait puisé la plupart des oracles qu'il nous a transmis. (*Mémoires sur l'Antiquité des Hôpitaux*, par MM. *Percy* et *Willeaume*, page 38.) (*)

Aux environs du temple d'Épidaure, nous vîmes quantité de colonnes qui contiennent non-seulement les noms de ceux qui ont été guéris, et des maladies dont ils étaient affligés, mais encore le détail des moyens qui leur ont procuré la santé.... Hippocrate en connut le prix, et puisa une partie de sa doctrine sur le régime dans une suite d'anciennes inscriptions exposées auprès du temple que les habitans de Cos avaient élevé en l'honneur d'Esculape. (*Voyage du jeune Anacharsis en Grèce*, vol. IV, page 234.)

(*) Cet ouvrage se trouve chez Méquignon l'aîné père.

moyen qui devait produire cet effet sur des femmes soumises à l'influence d'un climat débilitant, ou à des usages propres à entretenir la faiblesse naturelle chez celles qui habitaient certaines contrées de la Grèce. Hippocrate fait remarquer que l'abus de la chaleur, l'application des corps froids, tels que la neige et la glace, occasionnent l'hémorrhagie, ainsi que la rétention du placenta après l'accouchement : c'est pourquoi il conseille d'en faire l'extraction. Cependant il recommande, dans le cas de pertes imminentes, d'appliquer le froid, non sur la partie qui fournit le sang, mais sur les parties voisines : enfin il fait remarquer que l'hémorrhagie qui va jusqu'à la convulsion est très-grave.

L'an du monde, 3604; avant J. C. 400. Culte de Lucine établi à Rome.

L'an du monde, 3638; avant J. C. 366. ARISTOTE, qui paraît être un des premiers qui ait décrit l'utérus et la position du fœtus dans ce viscère, ainsi que le mode de connexion du placenta, recommande, lorsque cet organe vasculaire ne suit pas de près le fœtus, de faire deux ligatures, l'une du côté de l'enfant, et l'autre du côté de la mère, pour prévenir l'hémorrhagie utérine par la voie du cordon.

L'an du monde, 3654; avant J. C. 350. Vers cette époque, les connaissances des Grecs pénètrent dans les Gaules avec les *Phocéens*, qui viennent fonder une colonie à Marseille.

L'an DIOSCORIDE, médecin d'Antoine et de Cléopâtre, recommande de mêler dans du vin de la poudre d'hématite et du suc d'orange. Il indique aussi l'usage des pessaires astringens. du monde, 3951; avant J. C. 43 ans.

CELSE, médecin de Rome, conseille de procéder à temps à l'opération, si l'accouchement exige les secours de l'art; de dilater l'orifice de l'utérus, mais seulement dans les momens de repos de l'organe. Avant de retourner l'enfant, il veut que l'on s'assure de sa position par l'introduction de la main dans l'utérus. Il donne le précepte de faire l'extraction de l'arrière-faix dans le cas de perte après l'accouchement. Ere chrétien, 5e année.

MOSCHION, médecin grec, auteur du premier livre élémentaire sur les accouchemens, recommandait la ligature sur l'articulation des membres inférieurs, dans la vue de diminuer l'impulsion du sang veineux vers le cœur, et d'empêcher le sang de se porter avec autant d'abondance vers l'utérus : moyen que l'on a tenté de reproduire de nos jours, malgré que *J. Hamilton* en ait démontré les dangers. Moschion rappela l'usage des pessaires ou tampons astringens. Il conseilla aussi d'exposer les parties supérieures de la malade à un courant d'air frais, ainsi que les ablutions abondantes et générales d'eau froide. Dans le cas de perte après l'accouchement, il prescrit l'extraction du placenta, et indique la manière d'y procéder. L'an 97.

L'an 200. Galien, médecin grec, fit usage avec succès des injections dans le vagin avec l'eau de plantain, pour arrêter une hémorrhagie utérine qui avait résisté à tous les autres moyens connus alors.

L'an 420. Paul d'Égine, médecin grec, surnommé l'accoucheur, parce qu'il s'était fait une occupation d'instruire les sage-femmes, recommandait aussi l'emploi des pessaires astringens et les injections de même nature dans le vagin.

541. Ætius d'Amida, médecin grec, explique l'origine du placenta; il fait mention d'une sage-femme grecque, nommée Aspasie, qui donnait le précepte de comprimer le ventre des femmes récemment accouchées; sans doute, dit l'auteur, dans la vue d'arrêter l'hémorrhagie utérine ou de la prévenir.

560. Alexandre de Trallès, qui passa de la Lydie à Rome où il exerça la médecine, recommandait l'usage de la pierre hématite dans les pertes de sang.

1199. Cinquième croisade qui donne lieu à l'introduction en Europe des ouvrages d'Avicenne et de Mésué, médecins arabes.

1300. Trotula, sage-femme de Salerne, en Italie, qui écrivit en latin sur les accouchemens et les maladies des femmes, prescrivait, dans le cas de pertes utérines, l'usage de la pierre hématite, pulvérisée et délayée dans de l'eau de pluie, à prendre avant ou pendant le repas; mais seulement dans les cas où il n'y avait point de fièvre.

GUTTEMBERG, dominotier allemand, invente l'art-d'imprimer. L'an 1436.

ANTOINE GAINERI, de Pavie, rapporte un exemple de grossesse chez une femme qui n'avait jamais été réglée, et une autre chez qui les règles n'ont jamais paru que pendant la grossesse. 1440.

Prise de Bizance par les Turcs. Plusieurs médecins grecs se réfugient en Italie, et apportent avec eux les manuscrits de Galien, d'Hippocrate et de Paul d'Égine, qui furent imprimés à Venise, entre les années 1506 et 1528. 1453.

EUCHARIS RHODION publie en hollandais le premier livre sur l'art des accouchemens, qui ait paru par la voie de l'impression (1). Il n'y est point fait mention des hémorrhagies utérines en particulier; cependant, comme cet accident accompagne ordinairement l'avortement, il ne pouvait l'ignorer; aussi voit-on qu'il recommande, dans ce dernier cas, l'introduction d'un pessaire ou tampon dans le vagin; ce qui, dit-il, facilite la fausse couche et la sortie de l'enfant mort. Il ajoute, à cette occasion, que *tout ce qui advient contre nature à l'homme, lui est plus grief et plus fâcheux que ce qui lui vient naturellement.* 1513.

(1) Cet ouvrage a été traduit en latin en 1532; du latin, il fut traduit en français en 1540, par Paul Bienassis (de Poitiers).

L'an 1556. SOLENANDER, flamand, fait mention d'une femme dont le flux menstruel s'opérait par le nez. Il a observé aussi des hémorrhagies utérines vers la fin de la grossesse.

1557. PROSPER ALPINI, vénitien, guérit son épouse d'une hémorrhagie utérine, au moyen d'injections faites dans le vagin avec une décoction de l'accacia arabica bouillie dans le vin. Ce succès en rendit l'usage général dans le même cas.

1565. REMBERT DODOENS, flamand, professeur à Leyde, observe un larmoiement sanguin après la suppression des règles.

1600. SETTALA, médecin milanais, prescrivait, dans les cas d'hémorrhagie utérine, l'usage d'une décoction faite avec trois oranges aigres coupées par tranches minces, et bouillies dans six livres d'eau réduite à moitié, et, après l'avoir passée, on en donnait huit à neuf onces à prendre le matin à jeun.

1603. PLATER, du canton de Bâle, prescrivait l'usage d'une potion astringente composée : de sirops de pourpier, une once; de pavot, quatre gros; de roses rouges, une once; d'eau de plantain, trois onces; de roses, une once; le tout mêlé à prendre par cuillerées. Il recommandait aussi l'application des ventouses, non sur les mamelles, mais entre les deux épaules ou sur les bras.

Telles étaient à peu près les ressources de l'art

contre cette maladie, lorsque parut *Louise Bourgeois*, sage-femme de Marie de Médicis. Cette femme *experte et réfléchie*, comme l'appelle Haller (*experta enim mulier, neque inficeta*), est la première qui posa ce précepte hardi, lumineux, de débarrasser promptement l'utérus pour faire cesser l'hémorrhagie de ce viscère.

« J'ai vu, dit-elle, des femmes, lesquelles étant » grosses de sept à huit mois, ayant grande plé- » nitude de sang, à la moindre émotion se mettre » à fluer en telle quantité qu'il est incroyable; » et les *ayant fait mettre au lit, il semblait que* » *le flux cessât*. Mais j'ai reconnu le contraire, » d'autant que le sang ne laisse souvent de sortir » de ces vaisseaux; mais trouvant un réceptacle » au sortir de la matrice (le vagin), s'y arrête; » *et, sortant peu à peu, se coagule, et le premier* » *sorti empêche le dernier* (1). Moi, cognoissant » que le flux de sang n'est entretenu que par la » grossesse, l'ayant vu cesser aussitôt que la » femme est accouchée, j'ai mis cette pratique en » avant (d'accoucher la femme le plus tôt pos- » sible), laquelle j'ai cognue trop tard à mon gré » pour la conservation de madame Dambray et la

(1) De cette observation à l'application du tampon, il n'y avait qu'un pas; et l'on fut près de cent cinquante ans à le franchir!

» duchesse de Montbazon, encore qu'elles n'aient » été servies par moi. M. Lefebure récita cette » pratique-là aux écoles de médecine, et dit qu'en » tels cas, il conseillait aux assistans d'y procéder » de même, veu qu'il avait veu mourir d'hon-
1609. » nêtes femmes fautes de l'avoir fait (1) ».

Guillemeau publia son livre de l'*heureux Accouchement*, dans lequel il recommande, en cas de perte, le moyen imaginé et employé par Louise Bourgeois. Quoique cette circonstance ne dût point être ignorée du chirurgien de Henri IV, il ne fait cependant point mention de la sage-femme
1619. de l'épouse de ce grand roi.

Harvey, médecin anglais, découvre la circu-
1628. lation du sang.

Mauriceau suivit et recommanda la méthode qu'il avait trouvée établie, et qu'il attribue à Guillemeau, quoique ce dernier ne s'en fût point avoué l'auteur. Cependant Mauriceau ne s'en tint pas à cette pratique; ce profond observateur avait remarqué sans doute qu'après la rupture naturelle des membranes, l'hémorrhagie se calmait ou cessait entièrement : il posa le précepte de rompre les membranes dans les cas de pertes légères.

« Si, dit-il, dans le temps que la perte de sang » commence à paraître, les membranes des eaux

(1) Observations diverses, pag. 45 et 46.

» de l'enfant ne sont pas encore percées, il faut » les percer aussitôt que la matrice (l'orifice) est » un peu dilatée, sans attendre que les membra- » nes se rompent d'elles-mêmes; car, comme les » pertes de sang qui passent les médiocres pro- » viennent toujours du détachement de l'arrière- » faix (1), si on laissait entières les membranes » qui sont attachées de toutes parts à l'arrière- » faix, elles en causeraient un plus grand déta- » chement, étant agitées et poussées en devant » dans le temps des douleurs de la femme; mais » étant percées, elles donnent lieu à l'enfant de » s'avancer dans le passage au travers de la rup- » ture, sans tirailler comme elles faisaient aupa- » ravant, ni faire détacher davantage l'arrière-faix » d'avec la matrice; et les vaisseaux mêmes qui » étaient ouverts se bouchent par la contraction » de sa propre substance, aussitôt que les eaux » de l'enfant qui les tenaient étendues s'en sont » écoulées (2) ».

ETTMULLER (de Leipsick) recommande la mix- 1670.
ture composée d'eau de plantain, deux onces; de cannelle, quatre gros; vinaigre distillé, demi-

(1) Il dit ailleurs que la perte est occasionnée quelquefois par la rupture de quelques vaisseaux du col de l'utérus ou du vagin.

(2) Chap. XXVIII, liv. II, page 334, 5e édit.

once; corail rouge préparé, demi-gros; sang-dragon, demi-scrupule; extrait d'opium, deux grains; sirop de myrte, une once; mêlés.

1671. VIARDEL prescrivait la saignée; l'usage des bouillons et tisanes rafraîchissantes; et une potion faite avec eau de cannelle, deux onces; confection d'alkermès et d'hyacinthe, de chaque un gros, à laquelle on ajoutait six grains de sel de corail rouge.

1685. PAUL PORTAL, dans huit de ses observations, fait mention de l'adhérence du placenta sur l'orifice de l'utérus; il fait la version de l'enfant dans tous ces cas d'hémorrhagie, et décrit la véritable manière d'y procéder; ailleurs, dans les cas de perte après l'accouchement, il recommande de *boucher* la femme avec un linge trempé dans l'oxicrat; de lui en appliquer un autre sur la région des reins. Il donne d'excellens préceptes pour opérer la délivrance et prévenir le renversement de l'utérus; accident qu'il a décrit, ainsi que la manière de restituer l'organe dans sa situation naturelle; il conseille de porter doucement la main dans la cavité de l'utérus pour en extraire les caillots de sang qui, souvent, entretiennent l'hémorrhagie après l'accouchement.

1686. SYDENHAM, médecin anglais, employait, dans les hémorrhagies, un électuaire composé de la manière suivante:

Trochisques de terre de Lemnos, un gros et demi; écorce d'orange, corail préparé, de chaque deux scrupules; pierre hématite, sang-dragon, bol d'Arménie, de chaque un scrupule; sirop de corail simple Q. S. mêlés; à prendre le volume d'une muscade le matin et le soir; et immédiatement après, il fallait prendre six cuillerées du julep suivant : eaux de gramen, de chêne, de plantain, de chaque trois onces; eaux de cannelle, d'orge, et sirop de roses sèches, de chaque une once; acide sulfurique jusqu'à légère acidité.

PEU distingue les causes de l'hémorrhagie uté- 1694.
rine pendant la grossesse, en causes internes et en causes externes, dont les unes viennent du côté de la mère, et les autres du côté de l'enfant. Il faut, dit-il, dans ces cas toujours accoucher, mais seulement quand l'orifice y est disposé. Il recommande les injections dans le vagin; dans les cas extrêmes, l'exposition du corps de la malade à l'air frais; les ablutions générales d'eau froide ou d'oxicrat. Dans les cas de perte après l'accouchement, l'extraction avec la main de tous les corps qui peuvent entretenir l'hémorrhagie.

RUISCH, savant médecin hollandais, chargé de 1695.
l'instruction des sage-femmes, leur recommandait d'attendre patiemment l'expulsion du placenta, ou d'aider doucement à sa sortie. Il disait que le muscle qu'il prétendait avoir découvert au fond

de l'utérus avait presque toujours la force d'expulser totalement les secondines.

1715. AMAND introduit la main dans l'utérus après l'accouchement pour en extraire les caillots qui entretiennent une hémorrhagie abondante ; après quoi l'accident a entièrement cessé.

1716. VAN DER LINDEN possédait une poudre qui passait pour opérer des prodiges dans les cas d'hémorrhagie : elle était composée de corail rouge préparé, d'ambre jaune, de bol d'Arménie et de sang-dragon, de chaque deux gros ; semence de plantain, borax calciné, de chaque un gros ; extrait d'opium, quatre ou six grains.

1716. DIONIS, dans l'hémorrhagie de la grossesse, conseille, les petites saignées répétées ; le repos au lit ; la diète. Quand l'accident persévère, il dit qu'il ne faut point attendre que la nature dilate l'orifice de l'utérus pour opérer l'accouchement. *C'est*, dit-il, *la main de l'accoucheur qui doit faire tout l'ouvrage*. Plus loin, il recommande, d'après Mauriceau, de rompre les membranes pour faire cesser la perte qui a lieu pendant le travail de l'accouchement. Dans les cas de perte après la sortie de l'enfant, il veut que l'on porte la main dans l'utérus pour en extraire tout ce qui s'oppose à la contraction de l'organe ; et si l'hémorrhagie persiste encore, tenir la femme fraîchement ; lui placer sous les reins des serviettes imbibées d'oxicrat; tremper même un drap dans cette liqueur pour en envelopper la malade; faire des injections dans l'utérus avec l'eau de plantain; faire prendre des bouillons, du bon vin mouillé avec de l'eau ferrée, etc.

BOERHAAVE recommandait l'usage de son opiat, 1720.
composé de bol d'Arménie, de sang-dragon, de chaque un gros; sirop de myrte, une once; laudanum solide, trois grains; eau de plantain, quatre onces.

HELVÉTIUS possédait un spécifique, qui a joui 1724.
pendant long-temps d'une grande réputation : il se compose d'alun de roche purifié, deux onces; sang-dragon en larme, demi-once; le tout réduit en poudre pour faire des pilules de la grosseur d'un petit pois.

GIFFARD, chirurgien anglais, qui, selon quel- 1734.
ques-uns, est le premier qui ait découvert la présence du placenta sur le col utérin, recommande de débarrasser l'utérus après la délivrance des caillots de sang qui pourraient entretenir l'hémorrhagie de cet organe.

PASTA rappelle l'usage de tous les astringens 1748.
employés avant lui (1); il conseille l'introduction dans le vagin d'un pessaire enduit de poudre as-

---

(1) *Dicorso Medico Chirurgico intorno al flusso di sangue delle donne gravide.* Bergam, 1748.

tringente, telle que celle d'alun de roche, mêlée avec le sirop de roses sèches et le suc de grenade. Il employait aussi les injections astringentes dans les cas d'hémorrhagies de la grossesse. Mais il ne se bornait pas à ces moyens; il osa conseiller, dans les cas d'hémorrhagie opiniâtre après l'accouchement, de cautériser la face interne de l'utérus au moyen d'injections composées d'huile de térébenthine, d'esprit de vitriol, de nitre et de soufre, qui, comme il le dit lui-même, *agissent en brûlant*. Il est présumable que jamais l'auteur n'a mis à l'épreuve son infernal remède.

1750. BURTON recommande l'application du froid sur la région utérine; les injections à froid de liquides excitans; l'application du bandage de corps. Il donne le conseil dangereux de saigner dans les cas de pertes occasionnées par une affection vive de l'âme. Il défend la rupture prématurée des membranes.

1751. SMELLIE, accoucheur anglais, fait mention du placenta attaché sur l'orifice de l'utérus. Dans un de ces cas, il fit la version de l'enfant; dans un autre, il pratiqua la saignée, administra les opiats, et laissa l'accouchement se terminer naturellement. Dans les autres cas de perte pendant le travail, il prescrivait la rupture des membranes; lorsque la poche de l'eau n'était point accessible aux doigts, il introduisait une sonde dans l'orifice pour les rompre. (Obs. III, pag. 352.) Il conseillait encore la rupture des membranes, quoiqu'un des bords du placenta fût greffé sur l'orifice. Il rapporte un cas, mentionné par *Hoffman*, d'une hémorrhagie utérine de la grossesse, qui avait résisté à tous les moyens, et qui fut supprimée sans retour par l'introduction dans le vagin de pelottes de filasse imbibées d'une solution de *caput mortuum vitrioli*. Hoffman conseillait encore l'immersion des bras de la femme dans un bain tiède, animé d'eau-de-vie.

RŒDERER, de Gottingue (1), fait mention du placenta sur l'orifice de l'utérus ; il explique le mécanisme qui résulte de cette situation du placenta ; il ne reconnaît d'autre remède à cet accident que d'opérer la version de l'enfant ; et dans le cas de difficulté de pouvoir l'amener par les pieds, il en recommande l'extraction au moyen du forceps. 1752.

MESNARD recommande une potion composée des eaux de plantain et de grande consoude ; de vingt grains de poudre de crâne humain, et d'un dragme de confection d'hyacinthe (2). 1753.

---

(1) Élève de Smellie, de Fried et d'Ant. Petit. Son ouvrage a été traduit en français en 1765.

(2) Cette potion rappelle ces prescriptions dégoûtantes et bizarres d'Uvée, et de secondines humaines réduites en poudre,

1755. Puzos publie un Mémoire sur les pertes de sang qui surviennent pendant le travail de l'accouchement. L'auteur, ayant remarqué que quelquefois l'hémorrhagie fait des progrès tellement rapides, que la femme succombe à la perte de son sang, avant que l'état de l'orifice puisse permettre d'opérer l'accouchement, ni même la rupture des membranes, s'empara de la méthode recommandée avant lui. Ainsi il recommanda de dilater lentement et graduellement l'orifice de l'utérus avec les doigts, dans la double vue de pouvoir rompre les membranes, comme l'avaient indiqué Mauriceau et Dionis, et par le même moyen de stimuler l'utérus, de l'exciter à se contracter et à expulser naturellement le produit de la conception; moyen qu'il trouvait de beaucoup préférable à l'extraction de l'enfant. Puzos pensait que la portion détachée du placenta, qui donnait lieu à l'hémorrhagie, ne pouvait, par aucun moyen, se recoler à la parois de l'utérus.

Mais la méthode de Puzos ne devait avoir de succès que dans certains cas d'hémorrhagie. Cette

---

et prises dans une boisson quelconque; ces mélanges dans lesquels il entrait des excrémens de chien, de mulet, de cochon, de chèvre, etc.; moyens bien dignes de l'oubli où on les avait laissés depuis long-temps.

pratique de dilater l'orifice ne pouvait convenir dans les cas d'implantation du placenta sur le col de l'utérus. Cette situation particulière de l'organe vasculeux ne paraissait pas avoir excité son attention.

LEVRET fut le premier en France qui ait fixé 1760.
l'attention d'une manière particulière sur la situation du placenta à l'orifice de l'utérus ; il expliqua la théorie de l'hémorrhagie qui en résultait ; il démontra l'insuffisance de la méthode de Puzos dans ce cas, les dangereux effets de son application, et l'indispensable nécessité que présente cette circonstance fâcheuse d'opérer promptement l'extraction de l'enfant.

Mais la rupture des membranes, l'accouchement forcé, n'étaient ni indiqués ni pratiquables dans les cas de grossesses récentes. Quoique, alors, on commençât à avoir égard aux causes qui peuvent déterminer l'hémorrhagie des premiers mois ; quoique l'on ne prescrivît plus la saignée que dans les cas de pléthore sanguine ; que les toniques fussent recommandés dans les cas de perte qui avaient pour cause la débilité du sujet ; qu'on usât des calmans, des opiacées, quand cet accident était occasionné par l'éréthisme ou le spasme de l'utérus, cependant il arrivait le plus souvent que l'hémorrhagie persévérait encore, et se terminait par l'avortement. Enfin, quoique l'art eût à sa disposition les nombreux moyens dont il est fait mention dans cette notice, les astringens à l'intérieur, sous toutes les formes, les injections dans le vagin, les ablutions, etc., on trouvait insuffisant la plupart de ces moyens, surtout dans les cas de pertes après l'accouchement. Les ablutions d'eau froide, la compression de l'utérus, l'introduction de la main dans la cavité de cet organe, avaient été recommandés, mais négligés.

1776. LEROUX, de Dijon, disciple de Levret, jugea que le *tampon* était, de tous les moyens connus alors, celui qui devait obtenir la préférence. Il le proclama, pour ainsi dire, comme le seul spécifique propre à arrêter toutes les espèces d'hémorrhagies utérines, sans avoir égard à l'état que présente l'utérus dans les diverses circonstances pour lesquelles il en recommandait l'application.

Cependant Leroux lui-même semblait se défier de l'efficacité du moyen qu'il proposait, puisqu'il s'exprime ainsi dans la préface de son ouvrage : « Il serait très-utile pour l'humanité en » général, et pour les jeunes chirurgiens qui se destinent à l'art des accouchemens, qu'un praticien éclairé entreprît de discuter ces différents » moyens ; qu'il assignât à chacun le degré de confiance qu'il mérite, le cas particulier où il convient, et qu'il réunît dans un même ouvrage » tous les bons préceptes que l'on trouve épars

» dans différens auteurs, et qui sont relatifs au » même sujet ».

Les *Baudelocque*, les *Gardien*, les *Capuron*, ainsi que la plupart des auteurs étrangers et des meilleurs praticiens, ont rempli les vœux qu'exprimait Leroux. Ils ont aussi assigné à son tampon la place qu'il doit occuper dans le traitement des hémorrhagies utérines. Rejeté maintenant des cas de perte après l'accouchement, on ne fait plus usage de ce moyen, que dans les cas de grossesse où l'accouchement est inévitable.

Alexandre Hamilton adopte le traitement 1785. proposé par Rigby, et le recommande comme le meilleur à suivre dans les cas d'hémorrhagies utérines.

Dans les cas où cet accident se manifeste après la délivrance, comme l'inertie de l'utérus en est une des causes les plus fréquentes, il conseille d'introduire, avec ménagement, la main dans la cavité de ce viscère, pour agacer ses parois par de légers mouvemens, et l'exciter à se contracter, tandis que, de l'autre main appliquée à l'extérieur, on fait des frictions sur la région utérine.

Denman marche à peu près sur les traces du 1795. dernier auteur cité. Il recommande, dans les cas de pertes de sang, les sels avec le nitre, ou le nitre seul, comme rafraîchissant; les acides végétaux et minéraux; l'usage de l'ipécacuanha à petites doses, pour entretenir les nausées. Le tampon est le premier moyen qu'il emploie dans les hémorrhagies dangereuses.

1800. Le docteur Alibert a donné une plus grande publicité au Traité de Pasta, par la traduction qu'il en a faite en français. Il y a joint une partie de l'ouvrage de Leroux, et un extrait plus intéressant, parce qu'il était généralement moins connu, du Mémoire de *Kok*, de Bruxelles, sur le même sujet. Je n'ajouterai, à ce que j'ai dit plus haut de cet ouvrage, que le jugement qu'en a porté le professeur *Alphonse Leroy*.

« On trouve dans ce Traité de Pasta, peu d'ordre;
» l'attention est détournée par trop de matières
» étrangères à l'objet; et surtout on y puise une
» incertitude, un vague qui ne laisse rien dans
» l'esprit, et n'offre ni principes, ni moyens sur les
» points capitaux de pratique : un tel ouvrage m'a
» paru, dans une foule de circonstances, plonger
» ou dans l'erreur, ou dans une perplexité fu-
» neste ».

1801. Celui qui a jugé Pasta avec tant de sévérité, l'auteur des *Leçons sur les pertes de sang*, conseille, dans son ouvrage, l'usage des injections spiritueuses dans la cavité de l'utérus, avant comme après l'accouchement : il prescrit aussi l'usage du tampon, même dans les cas d'où il a été justement proscrit, les pertes utérines après la sortie de l'enfant. Enfin il est un des plus zélés partisans des vomitifs.

M. By, ancien praticien de la capitale, portait sur cet ouvrage le jugement que nous transcrivons ici textuellement :

« Produit d'une imagination assez vive, mais » souvent exaltée aux dépens de la clarté dans le » développement des idées, et dont la plupart ne » sont dirigées que vers des vues systématiques, » souvent mal démontrées (1) ».

Lordat, d'après sa classification des hémor- 1808.
rhagies, a trouvé le moyen de justifier l'emploi de la plupart des remèdes que l'on a imaginés jusqu'à présent pour guérir les pertes de sang.

L'hémorrhagie utérine a fait également le sujet d'un grand nombre de dissertations inaugurales, dans lesquelles on retrouve généralement la doctrine des maîtres que les jeunes adeptes avaient suivis dans le cours de leurs études sur l'art des accouchemens. Nous n'avons pas cru devoir les rapporter, non plus que les préceptes de beaucoup d'écrivains qui ne pourraient rien ajouter, ou peu de choses, à cette notice : il en est d'autres encore dont on n'a point parlé ici, mais qui trouveront

---

(1) J'ai en ma possession l'exemplaire sur lequel se trouve écrit de la propre main de feu M. By, ce que je viens de rapporter sur l'ouvrage de M. *Alph. Leroy*.

leur place dans le texte ou dans les notes de la traduction.

1817. Enfin le docteur DEGLANT, de Lille, dans l'opuscule qu'il vient de publier, donne une très-faible esquisse du mode de traitement indiqué par nos auteurs modernes, sur les hémorrhagies utérines qui précèdent, accompagnent, ou suivent le travail de l'accouchement.

L'auteur se plaint de l'incertitude que présentent les règles établies pour les cas qui exigent l'accouchement artificiel : il se demande si c'est lorsque la femme éprouve des défaillances, ou lorsqu'elle est prise de convulsions, qu'il faut faire l'extraction du fœtus. Voici, selon lui, la conduite à tenir, lorsque l'accouchement est indispensable.

« Aussi long-temps que le visage ne se décolore » pas, que le pouls, l'ouie, la vue n'éprouvent » que peu d'altération, rien ne presse ; attendez, » surtout s'il existe des contractions utérines : » mais lorsque la femme perdra ses couleurs, que » son pouls s'affaiblira, que ses membres se re» froidiront, il n'y aura pas de temps à perdre ; » il faudra opérer, et ne pas attendre qu'il sur» vienne d'autres phénomènes d'hémorrhagies » excessives, tels que le tintement des oreilles, » l'obscurcissement de la vue, l'extinction de la » voix, une sueur froide générale, etc. ».

Le docteur Deglant regrette beaucoup que l'on

dédaigne les applications de glace, d'eau bouillante et des moxas sur les régions lombaires, dans les cas de pertes causées par l'inertie de l'utérus; ces moyens, proposés par le docteur Récamier, sont, dit l'auteur, très-propres à réveiller énergiquement l'action contractile de la matrice.

Si l'on considère maintenant les divers jugemens que l'on a portés sur les traités particuliers que nous possédons; la divergence d'opinions qui se fait remarquer dans les autres ouvrages de l'art qui ont rapport à ce sujet; l'immense variété de moyens que l'on a employés, et qui ont produit des résultats si différens, on sera tenté de dire avec *Denman*, « que l'ignorance où l'on est en» core de plusieurs choses empêche de perfection» ner les règles de la pratique dans ces cas (1) ».

Nous n'avons pourtant point à regretter, comme Leroux, la dispersion des meilleurs préceptes; on les trouve presque tous réunis dans la plupart des nouveaux traités sur l'art des accouchemens. Mais si, comme l'a dit un savant physiologiste, la multiplicité des remèdes pour combattre une maladie, loin d'être une source féconde en bienfaits, n'était, au contraire, que la preuve certaine de la difficulté qu'elle présente à guérir, il faudrait donc

(1) 2e vol. page 322.

tout-à-fait désespérer de l'hémorrhagie utérine.

Cependant, un ouvrage entièrement consacré à ce sujet, composé d'une suite d'observations détaillées et recueillies par le même auteur, dont les préceptes seraient fondés sur l'expérience, pourrait offrir pour la pratique des résultats beaucoup plus positifs, plus avantageux que la plupart de ces traités particuliers qui n'ont pour base que quelques faits isolés ou des hypothèses.

Les observations, dit Delamotte, *sont des choses fermes, stables, et de tous les temps* (1); il aurait pu ajouter, *et de tous les lieux;* car la nature n'est absente nulle part, et le génie observateur est partout où est l'homme.

Une doctrine fondée sur des faits nombreux ne saurait donc manquer d'intéresser les gens de l'art, les amis de l'humanité, de quelque pays qu'ils soient. Telle était mon opinion, qui fut aussi celle du professeur Chaussier, lorsque, d'après le conseil de cet illustre savant, je me déterminai à entreprendre la traduction de l'*Essai sur les Hémorrhagies utérines* d'Édouard Rigby, et que j'ai l'honneur de présenter aujourd'hui au public (2).

Cet ouvrage renferme cent six Observations

---

(1) *Traité complet des Accouchemens*, Préface, page xvj.

(2) J'étais encore à l'hospice de la Maternité lorsque je m'oc-

sur le même sujet; et lorsqu'on saura que ce grand nombre de faits n'est que la moindre partie de ceux que l'auteur a recueillis pendant sa longue carrière dans la pratique de l'art (1), on ne sera point étonné de l'immense publicité que son livre a reçue en Angleterre. Les préceptes qu'il contient ont été généralement sanctionnés par tous les écrivains anglais qui ont écrit depuis, quoique ces préceptes soient véritablement *d'origine française.*

STEWART DUNCAN, auteur et praticien anglais, est peut-être le seul qui ne soit point d'accord avec ses compatriotes sur tous les points de la doctrine de Rigby; mais comme Stewart donne plus d'extension à son sujet, qu'il l'embrasse sous un autre point de vue, et que le traitement qu'il propose m'a paru entièrement neuf, j'ai pensé que son *Traité sur les Hémorrhagies utérines* pour-

---

cupai de cette traduction. Dans la séance publique de la distribution des prix aux élèves sage-femmes, en 1811, M. le professeur Chaussier présenta ma traduction manuscrite à M. Barbé-Marbois, qui présidait alors la séance en qualité de vice-président du Conseil général des hôpitaux et hospices de Paris : ce magistrat voulut bien m'adresser les paroles les plus flatteuses et les plus encourageantes.

(1) La première édition de *Rigby* est de l'année 1773; la dernière, publiée par l'auteur lui-même, étant de 1811, on peut considérer son ouvrage comme le résultat de trente-huit à quarante ans de pratique.

rait servir de complément à l'Essai de son compatriote, à la suite duquel je l'ai placé.

J'ai rappelé, lorsque l'occasion s'en est présentée, les opinions de divers auteurs déjà cités, soit qu'elles eussent pour objet d'approuver ou de contredire celles des deux écrivains anglais. Mes propres observations m'ont fourni le sujet d'un certain nombre de notes que j'ai ajoutées à l'un et l'autre textes. Les ouvrages de nos meilleurs écrivains modernes étant entre les mains de tout le monde, il m'est arrivé de les citer moins souvent, en proportion, que ceux qui sont généralement négligés ou peu connus.

Ayant appris depuis que cette traduction est sous presse; qu'il venait d'être publié, en italien, un Traité sur les Hémorrhagies utérines, je me suis empressée de me le procurer. Quoique la matière de ce nouvel ouvrage me paraisse être presque totalement empruntée de nos auteurs français, cependant j'en ai fait une courte analyse que j'ai placée à la fin du Traité de Stewart; elle suffira, je le pense, pour faire connaître la doctrine de l'auteur, les bases sur lesquelles elle est fondée, et les avantages dont elle peut être dans la pratique.

Puisse mon travail donner l'idée d'un ouvrage meilleur sur ce sujet! Si j'ai pu contribuer en quelque chose au bien de l'humanité, mes intentions seront remplies.

PRÉFACE DE LA Ve ÉDITION

DE L'ESSAI SUR LES HÉMORRHAGIES UTÉRINES, *par* RIGBY; *publié en* 1811.

EN présentant au public une nouvelle édition de cet Essai, les premières étant épuisées depuis plusieurs années, je cède aux sollicitations répétées d'un grand nombre de personnes respectables.

Je m'en serais certainement occupé beaucoup plus tôt, si j'avais cru nécessaire d'exciter l'attention des gens de l'art sur ce sujet, ou si j'avais pu penser que l'ouvrage eût besoin de nouvelles preuves pour consolider la doctrine qu'il contient; mais elle est si simple en elle-même, elle a été si bien confirmée par les faits précédemment publiés; son application pratique est si évidente, si intelligible, que je croyais avoir fait à cet égard tout ce que l'on pouvait attendre de moi.

C'est en débutant dans la pratique de l'art, que je rencontrai un cas d'hémorrhagie occasionnée par la présence du placenta sur l'orifice de l'utérus. N'ayant jamais entendu parler de cette circonstance dans aucun des cours que j'avais suivis; les traités élémentaires que j'avais lus n'en faisant aucune mention, je considérai d'abord ce cas comme purement accidentel, comme une de ces rares aberrations de la nature. Cependant plusieurs circonstances semblables s'étant présentées dans l'espace d'un petit nombre d'années, je commençai à sentir la nécessité de faire des recherches sur tous les cas d'hémorrhagie. Ce fut alors que la lecture de différens Traités sur l'art des Accouchemens m'apprit que cette situation avait été indiquée par plusieurs écrivains; mais il ne me parut pas qu'aucun d'eux en eût tiré d'inductions pratiques. J'étais fort étonné qu'un tel fait, connu de tant de praticiens célèbres, n'eût pas, depuis long-temps, donné l'idée d'en faire un sujet particulier, une application pratique, et d'établir, en conséquence, des principes plus stables dans les cas d'hémorrhagies utérines des femmes enceintes. Jeune alors, novice encore dans la pratique de l'art, on me pardonnera peut-être que je me sois flatté d'être le premier qui ait eu l'idée d'une importante amélioration dans le traitement de l'un des cas les plus inquiétans et les plus dangereux de l'art des accouchemens; aussi je livrai à l'impression mes observations sur ce sujet, non-seulement persuadé de leur utilité dans la pratique, mais encore pleinement convaincu que mes idées étaient neuves et n'appartenaient qu'à moi.

La première édition de cet ouvrage était sous presse, la première feuille même n'était pas encore tirée, lorsque la Dissertation de Levret sur ce sujet me tomba entre les mains. J'en fis mention dans une note comme une nouvelle preuve que je venais d'acquérir de la situation originelle du placenta sur l'orifice de l'utérus.

Je me suis cru obligé d'entrer dans ces petits détails, parce qu'on a cherché à insinuer que j'avais emprunté ma théorie de celle de Levret. Ce ne fut qu'après qu'elle fut faite que je sentis la faute grossière dont je m'étais rendu coupable en citant cet auteur. Si je m'étais adroitement emparé de ses opinions, je suis persuadé qu'il m'eût suffi de déclarer affirmativement que mes idées sur ce sujet étaient originales; que je ne les tenais que de mes propres observations et de mon expérience personnelle; que je n'avais précédemment ni lu, ni entendu dire que le placenta fût greffé sur l'orifice de l'utérus, pour que la connaissance d'un tel fait, que j'ai acquise, comme je l'ai fait remarquer, me fût attribuée comme une découverte.

J'avoue qu'en lisant la Dissertation de Levret, je fus frappé de la coïncidence de ses sentimens avec les miens sur ce sujet; de la similitude des inductions que nous en avions tirées pour la pratique, et même, autant que la différence des deux langues peut le permettre, de la conformité de nos expressions. Mais est-il donc si extraordinaire que deux personnes qui traitent le même sujet en tirent des conclusions semblables? Dans le cas présent, où les conséquences sont si évidentes, il devrait paraître bien plus extraordinaire que nous ne nous fussions pas rencontrés, et bien plus extraordinaire encore que d'autres écrivains, qui avaient remarqué le même fait, n'en aient pas déduit les mêmes conséquences; que Dionis, Mauriceau, Deventer, Lamotte, Portal, Ruish, Giffard, Smellie, Hunter, etc. que j'ai cités comme ayant trouvé le placenta sur l'orifice de l'utérus, n'en aient pas fait l'application pratique que Levret ou moi en avons faite. Il ne me coûte pas de dire qu'après avoir lu la Dissertation de Levret, je me sentisse moins de droits à réclamer l'initiative absolue sur ce sujet. Je me contente parfaitement maintenant de partager avec lui l'honneur que peut procurer la simple circonstance d'avoir communiqué un nouveau fait de physiologie. On me refuserait même toute espèce de droit à la priorité, que je me croirais encore amplement dédommagé par la satisfaction qu'il me resterait d'avoir, au moins, contribué à répandre la connaissance d'un fait important, et d'avoir fondé son utilité pratique sur les témoignages non équivoques de l'expérience. Car, en supposant que j'eusse connu plus tôt la Dissertation de Levret, et qu'elle m'eût fourni l'idée de cet Essai, était-ce un motif pour en retarder la publication? La Dissertation de Levret avait-elle chez nous la moindre influence dans la pratique? a-t-elle, même depuis, été traduite dans notre langue? était-il généralement reconnu à cette époque que l'adhérence du placenta à l'orifice de l'utérus était une cause fréquente d'hémorrhagie? Ceux qui enseignaient alors les accouchemens donnaient-ils des règles de conduite dans ces cas, fondés sur la connaissance de ce fait?

D'ailleurs, quoique les faits rapportés par Levret prouvent que le placenta peut être originellement fixé sur l'orifice de l'utérus (et c'est sur un seul exemple qu'il se fonde), cela ne suffisait pas pour prouver la fréquence de cet accident, d'où naît uniquement la nécessité d'exciter l'attention du praticien sur tous les cas d'hémorrhagie. Ses remarques (qui peut-être inspirent plus de confiance, parce qu'elles sont fondées sur de plus rares matériaux), ses remarques, dis-je, ne sont appuyées que de quatre faits seulement, dont deux étaient à sa connaissance; tandis que, dans la première édition de cet Essai, ma théorie avait pour base trente-six observations détaillées sur les hémorrhagies utérines, dont treize occasionnées par la situation du placenta sur l'orifice de l'utérus. Dans la quatrième édition, le nombre s'en montait à CENT SIX, dont quarante-trois cas de cette situation particulière du placenta.

En France même, la doctrine de Levret ne paraît pas avoir été généralement adoptée; car son élève Leroux, qui a si laborieusement écrit sur les hémorrhagies, et qui s'en rapporte à la Dissertation de Levret, recommande dans ces cas, comme dans tous les autres, l'usage de son tampon favori. Mais, quoique utile dans l'hémorrhagie qui suit l'accouchement (et je crois que dans sa pratique il en a justifié l'utilité) (1), et quoique

(1) On n'a pas tardé à reconnaître en France les dangereux effets du tampon dans les cas d'hémorrhagie après l'accouchement; mais on en a conservé l'usage dans tous les cas d'hémorrhagie de la grossesse, soit comme moyen propre à arrêter ou à ralentir l'hémorrhagie utérine, quelle qu'en soit la cause, soit comme moyen propre à irriter l'orifice et à exciter

également applicable dans les cas d'hémorrhagies des premiers mois de la grossesse, il est évident que l'on ne pourrait compter sur l'efficacité de ce moyen dans les cas où une prompte déplétion de l'utérus pourrait seule mettre les jours de la femme hors de danger.

Je suis donc pleinement convaincu, non-seulement par les démonstrations physiologiques les plus évidentes, mais encore par une expérience certaine et très-étendue de la nécessité d'opérer promptement l'accouchement dans ces cas. Aussi est-ce avec peine que j'ai appris que l'on soutient une opinion contraire dans une des plus respectables chaires médicales d'Édimbourg; que l'on y enseigne même que la présence du placenta sur l'orifice de l'utérus ne produit pas nécessairement une hémorrhagie dangereuse, et que l'on y donne pour précepte d'attendre que la violence des symptômes indique la nécessité d'opérer l'accouchement. Une telle doctrine, émise par une autorité d'un si grand poids, reçue par des personnes qui s'établissent annuellement dans ce pays et dans d'autres, ne peut occasionner que les plus grands maux.

La plupart des praticiens, spécialement ceux qui sont jeunes et timides, n'ont que trop de répugnance à pratiquer une opération difficile et hasardeuse; mais

---

l'utérus à se contracter dans les cas où la version de l'enfant est impossible. On emploie encore le tampon dans les cas de rétention du placenta à la suite de l'avortement.

(*Note du traducteur.*)

cette doctrine ne tend que trop évidemment à augmenter cette répugnance; et, je ne crains pas de le dire, si de semblables préceptes avaient une influence générale sur la pratique, ils exposeraient les malades aux dangers d'une fatale expectation.

Mais c'est avec beaucoup de satisfaction que je lus dans un ouvrage du docteur Douglas, sur ce sujet (1), un passage dans lequel il indique le danger de différer l'accouchement; il dit explicitement : « que l'on doit tenter de l'opérer sur-le-champ toutes les fois que l'on a la certitude que l'hémorrhagie est la conséquence de l'implantation du placenta sur l'orifice de l'utérus »; et en ajoutant l'exemple d'un cas où l'orifice a été lacéré avec impunité, il semble indiquer que l'on doit opérer promptement l'accouchement, même au risque d'un tel accident (2).

On doit bien penser que depuis vingt années que j'ai publié ma quatrième édition, il s'est présenté dans ma pratique un nombre beaucoup plus considérable de cas d'hémorrhagie. Ceux qui avaient pour cause la présence du placenta sur l'orifice de l'utérus, ne sont pas dans une moindre proportion; mais je n'ai pas cru

---

(1) *Medical communications*, vol. 1, pag. 107.

(2) Ce précepte est tout aussi dangereux dans ses conséquences que celui qui prescrit d'attendre indéfiniment les efforts de la nature pour opérer l'accouchement. Le précepte le meilleur est toujours celui qui, dans les cas pressans, offre le moins de chances défavorables.

(*Note du traducteur.*)

qu'il fût nécessaire de les joindre ici, parce que le détail de ces faits n'aurait servi qu'à augmenter le volume de l'ouvrage, sans rien ajouter de plus à la clarté de la doctrine, dont l'avantage me paraît suffisamment démontré dans les observations qui ont été précédemment publiées. L'Essai lui-même n'a reçu aucune addition; je n'ai pas même essayé de corriger les fautes de style, inséparables de la composition d'un jeune homme. Je voulais aussi limiter l'étendue de l'ouvrage. Je désirais, en outre, qu'il parût dans sa forme primitive, comme étant peut-être la plus convenable pour faire voir l'évolution progressive, si je puis m'exprimer ainsi, de mes opinions sur ce sujet, et la confiance graduellement croissante que j'y mettais, en proportion de l'étendue de mon expérience.

J'y ajouterai seulement, comme un point très-important, que dans tous les cas subséquens qui ont rapport à tous ceux que l'on trouvera ici, dans lesquels le placenta n'était pas sur l'orifice, l'accouchement s'est heureusement terminé par les seuls efforts de la nature.

Cependant, quoique dans le cours de ma longue pratique mes succès, dans ces cas, ne se soient jamais démentis, je n'ai pas cru devoir supprimer la note de prévoyance sur cette partie de la pratique, que le lecteur trouvera à la page 65.

ED. RIGBY.

Norwich, 24 juin 1811.

PRÉFACE DE LA IVe ÉDITION.

Chargé à Greenwich, ville considérable et très-peuplée, de donner mes soins aux femmes indigentes dans les cas d'accouchemens difficiles et dangereux, j'ai été à même de recueillir la plupart des faits que je rapporterai par la suite, et sur lesquels est fondée la doctrine contenue dans cet Essai.

J'ai cru devoir faire connaître cette circonstance, afin que l'on ne fût point étonné, en rapprochant les dates, de ce que, dans un si court espace de temps, j'aie pu réunir un aussi grand nombre d'observations : ce qui pourrait paraître extraordinaire, même dans la pratique la plus étendue. J'espère que, d'après cette explication, le lecteur n'aura aucun doute sur la véracité des faits que je rapporte, non plus que sur la validité des raisonnemens que j'en ai tirés.

Cette édition renferme un bien plus grand nombre d'observations que les éditions précédentes. Le lecteur trouvera que non-seulement elles tendent à justifier les raisonnemens dont on a fait usage dans cet Essai, mais encore à confirmer le mode de pratique général que l'on y recommande ; la plupart des dernières observations, ayant été accompagnées de circonstances particulières, ont donné lieu à un examen plus étendu sur ce sujet, et à de nouvelles remarques qui, je l'espère, ne seront pas sans utilité pour la pratique.

ED. RIGBY.

Norwich, 24 juin 1789.

ESSAI

SUR

LES HÉMORRHAGIES UTÉRINES.

De tous les accidens qui peuvent survenir aux femmes enceintes, il n'en est pas de plus formidable qu'une abondante hémorrhagie de l'utérus, qui s'annonce vers la fin de la grossesse, ou pendant le travail de l'accouchement. Cependant, les moyens que l'art indique pour ces sortes de cas jettent dans la plus grande perplexité ceux qui en veulent faire l'application. Nous pensons donc que nos recherches sur les causes qui produisent les hémorrhagies utérines, et nos efforts pour en perfectionner le traitement, pourront n'être pas inutiles.

L'hémorrhagie qui survient au commencement de la grossesse n'est pas difficile à traiter, et les suites en sont rarement dangereuses; car la saignée du bras, un régime rafraîchissant, le repos, la position horizontale que l'on fait garder à la malade, l'usage qu'on lui fait faire de boissons astringentes ou calmantes, selon la cause qui y donne lieu, sont des moyens suffisans pour arrêter l'hémorrhagie, et pour permettre à la femme de parvenir jusqu'au terme ordinaire de sa grossesse. En supposant encore que malgré l'usage de ces moyens, l'hémorrhagie, au lieu de diminuer, viendrait à augmenter, ce ne serait jamais au point de faire craindre pour la vie de la malade, à moins que l'hémorrhagie ne persistât après l'entière expulsion de l'embryon et de ses dépendances. Mais lorsque l'utérus est débarrassé de ce qu'il contenait, il se contracte aussitôt (surtout dans les premiers temps de la grossesse). Alors les orifices des vaisseaux utérins se trouvent resserrés, la perte de sang diminue peu à peu, jusqu'à ce qu'enfin elle soit tout-à-fait cessée. L'accoucheur n'a donc point d'opération manuelle à faire dans ce cas, quoique *Mauriceau* et *Deventer* recommandent d'extraire le fœtus, même dans les premiers mois de la grossesse. Je suis convaincu, d'après l'expérience, qu'il n'est jamais nécesaire dans ce cas d'avoir recours à l'art; et la nécessité obligerait d'extraire l'embryon, que je ne conçois pas comment il serait possible d'y réussir avec la main (1).

Mais l'hémorrhagie qui précède la naissance d'un enfant à terme est toujours très-dangereuse,

(1) Levret, en 1750, a imaginé une pince à faux germe dont on s'est servi depuis pour extraire l'embryon ou le placenta, lorsque les membranes s'étaient rompues. (*Note du traducteur.*)

parce que, l'utérus étant parvenu à son plus grand développement, le calibre des vaisseaux utérins a acquis ses plus grandes dimensions; par conséquent, l'effusion du sang doit être d'autant plus abondante et plus difficile à arrêter, que ces mêmes vaisseaux seront plus volumineux. Aussi l'hémorrhagie, à cette époque de la grossesse, a-t-elle très-souvent des suites funestes.

A en juger par les écrits de ceux qui ont traité ce sujet, il semble que les moyens à opposer à cet accident présentent beaucoup de difficultés; quelques-uns avouent même l'embarras qu'ils ont éprouvé en pareille occasion sur le choix des deux méthodes recommandées jusqu'à présent. L'une consiste dans l'emploi des moyens dont nous avons fait mention, et à laisser agir la nature, comme dans les cas d'hémorrhagie des premiers mois de la conception; l'autre, à introduire la main dans l'utérus pour faire l'extraction de l'enfant. Ils disent que l'embarras que l'on éprouve vient de l'incertitude où l'on est sur la quantité de sang qui a été perdue, ou, dans le cas où l'on a été à même d'en juger, à l'impossibilité de prévoir jusqu'à quel degré la malade pourra supporter cette hémorrhagie, sans que sa vie soit exposée à un danger manifeste.

Cependant ils sont tous d'accord sur un point : c'est de terminer promptement l'accouchement lorsque l'hémorrhagie est très-abondante, et qu'elle a duré assez de temps pour faire craindre une mort prochaine. On trouve dans ces auteurs des exemples où la sortie de l'enfant par les secours de l'art a été suivie du plus heureux succès; d'autres exemples où l'on n'a employé que les palliatifs recommandés plus haut, les douleurs de l'accouchement étant survenues, l'enfant avait été expulsé spontanément. On trouve encore un grand nombre d'autres exemples de cas semblables, pour lesquels on a employé les deux méthodes, et qui cependant n'ont eu que des suites funestes. Mais aucun de ces auteurs n'a fait mention des motifs qui pouvaient les déterminer à faire usage de ces deux moyens différens, ni pourquoi l'un de ces moyens a été suivi de succès dans plusieurs cas, tandis que dans d'autres cas semblables, en apparence, il n'a point réussi. On ne rencontre pas même dans ces écrivains le plus léger indice qui puisse nous porter à faire une conjecture probable sur la nature de l'hémorrhagie qui exige ou non l'extraction de l'enfant.

Il n'est donc point étonnant que les opinions se trouvent tout-à-fait opposées sur un sujet qui porte un tel caractère d'incertitude. Si un accoucheur a perdu une malade pour avoir attendu trop long-temps l'expulsion de l'enfant par les seules forces de la nature, il est tout simple qu'à la prochaine occasion qui se présentera, il jugera convenable de faire la version de l'enfant dès les premiers symptômes de la maladie. Il est également naturel de supposer que celui qui aura vu plusieurs fois cet accident se terminer d'une manière favorable, sans avoir eu recours à l'extraction de l'enfant, croira cette opération rarement nécessaire. Nous n'en citerons que deux exemples : *Chapman* recommande l'extraction de l'enfant dans tous les cas d'hémorrhagie, et aussitôt qu'elle s'annonce; *Puzos*, persuadé qu'il est rare que l'événement n'ait pas une terminaison favorable, conseille d'attendre toujours les douleurs de l'accouchement.

J'ai entendu dire qu'un habile professeur de Londres recommandait à ses élèves de ne point trop se hâter d'arrêter l'hémorrhagie, parce qu'il avait eu occasion de remarquer qu'en laissant un peu dégorger les vaisseaux, l'accouchement se terminait d'une manière plus favorable que lorsqu'on employait les moyens recommandés pour arrêter la perte dès le commencement.

Un autre professeur, qui est mort dernièrement, et qui n'était pas moins habile, avouait qu'il ne savait trop quel conseil donner à ce sujet. Il disait que l'on devait abandonner ces sortes de cas à la prudence des accoucheurs; mais il pensait qu'en général, il convenait de tâcher d'arrêter l'hémorrhagie, et d'attendre tout de la nature; et que dans le cas où les douleurs n'auraient point lieu, comme l'hémorrhagie ne manquerait pas d'augmenter et d'affaiblir la malade, il faudrait avoir recours à l'art pour extraire l'enfant.

Il n'est sans doute pas nécessaire de faire remarquer que des préceptes si contradictoires doivent inspirer fort peu de confiance, surtout n'étant accompagnés d'aucune règle fixe.

Si l'on n'a pour se diriger que les préceptes vagues dont nous venons de faire mention, la pratique sera toujours incertaine, et le plus souvent sans succès. Faudra-t-il, sans oser se déterminer à prendre aucun parti, attendre que l'hémorrhagie soit devenue très-considérable? Mais alors tout ce que l'on pourrait faire deviendrait inutile. Faudra-t-il au contraire opérer avant que la malade ait perdu beaucoup de sang, quand elle n'est menacée d'aucun danger, lorsque l'on ignore si la nature pourra se suffire à elle-même pour expulser l'enfant, et avant d'être persuadé de la nécessité d'en faire l'extraction?

Le praticien timide, livré à lui-même, qui craint avec raison de faire souffrir inutilement sa malade, se rendra coupable de la première faute, tandis qu'un autre, plus entreprenant, dans la vue de prévenir les dangers qui pourraient résulter du moindre délai, se hâtera d'employer des moyens violens, quand les efforts de la nature, aidés de quelques légers secours, auraient pu terminer l'accouchement sans aucun résultat fâcheux. Il expose donc sa malade aux accidens que peut occasionner un accouchement prématuré.

Dissiper l'incertitude et l'embarras qui ont régné jusqu'à présent dans le traitement des hémorrhagies; établir des principes plus stables et plus sûrs pour les cas où il convient d'attendre de la nature l'expulsion de l'enfant, et pour ceux qui exigent d'en faire l'extraction, ce serait avoir obtenu un point très-important dans l'art des accouchemens!

Mais pour y parvenir, il est indispensablement nécessaire de savoir : 1°. Pourquoi, dans les cas d'hémorrhagie qui se sont annoncés de la même manière, la perte de sang ayant été à peu près au même degré; l'âge, la constitution des malades, l'état du pouls et des forces offrant peu de différences; le traitement ayant été le même pour toutes, pourquoi, dis-je, les résultats ont-ils été tout-à-fait différens? Pourquoi, chez les unes, l'hémorrhagie s'est-elle calmée au moyen des palliatifs ordinaires, et que l'accouchement s'est terminé naturellement, tandis que chez les autres, quoique l'on n'eût point employé d'autres moyens, la perte a augmenté au point d'exposer la malade aux plus grands dangers, et de rendre l'extraction de l'enfant absolument indispensable? C'est parce que l'on ignorait la cause réelle qui donne lieu à ces sortes d'hémorrhagies.

La connaissance des causes réelles des hémorrhagies nous conduira à la découverte de celle que je considère comme la plus importante pour la pratique; car, quoique ceux qui ont écrit sur ce sujet n'y aient apporté qu'une légère attention, il est très-certain cependant qu'elles sont occasionnées par deux causes très-différentes. Les dangers qui en résultent sont aussi très-différens, ainsi que le traitement qu'elles exigent.

Les hémorrhagies ont été considérées jusqu'à présent comme étant occasionnées par deux causes différentes, dont l'une seulement est dangereuse; distinction établie par quelques auteurs entre l'hémorrhagie de l'utérus et celle du vagin. On a encore distingué celle qui vient de la face interne du corps de l'utérus, de celle qui vient de son col. La première est attribuée au décollement du placenta; la seconde, à la rupture des vaisseaux du vagin, ou de ceux de l'orifice de l'utérus, causée par une distension violente ou forcée de ces parties, pendant le travail de l'enfant.

Pour peu que l'on ait de connaissance dans l'art des accouchemens, cette dernière distinction doit paraître très-futile; car les hémorrhagies du vagin ne sont jamais assez considérables pour mériter notre attention (1). Celle qui est l'objet de nos recherches provient toujours de l'utérus.

---

(1) La rupture des vaisseaux variqueux du vagin donne lieu à un écoulement de sang qui se manifeste au dehors, lorsque la membrane muqueuse se rompt en même temps que

Le décollement du placenta avant la sortie de l'enfant, l'ouverture des sinus utérins qui en résultent, doit donc être considéré comme la cause prochaine de toutes les hémorrhagies utérines; mais ce décollement peut être produit par différentes causes. Ce n'est que la connaissance de la cause de l'hémorrhagie qui peut servir à expliquer pourquoi des accidens qui avaient tant de rapports entre eux se sont terminés d'une manière différente. Alors on ne se trouvera plus dans ces

---

le vaisseau. Cette hémorrhagie peut être aisément confondue avec celle de l'utérus. Nous avons vu deux exemples de ces sortes de cas qui ont résisté à tous les moyens, et auxquels les femmes ont succombé. Le tamponnage du vagin est le seul moyen indiqué pour comprimer le vaisseau rompu, lorsque la tête de l'enfant n'est pas assez engagée pour faire elle-même l'office du tampon; c'est encore le seul moyen à employer lorsque l'hémorrhagie persévère après l'accouchement. Quoique une fois j'en aie vu faire l'application avec succès dans ce cas, sans qu'il soit résulté aucun accident fâcheux de la suppression inévitable des lochies, il vaudrait mieux cependant favoriser cet écoulement, en même temps qu'on exercerait un point de compression sur le vaisseau rompu. « Pour remplir cette double indication, » dit *Saint-Amand*, à défaut de pessaire en bilboquet, soit d'i- » voire ou de gomme élastique, dont la tige serait creusée dans » toute sa longueur, on se servirait d'une canule que l'on ferait » pénétrer dans le col même de la matrice, et on remplirait » ensuite le vagin de morceaux de linge, de charpie, ou mieux » d'éponge fine imbibée de vinaigre pur, ou de quelque autre » liqueur analogue. La compression, étant immédiate sur les

irrésolutions où jetait le mode de traitement jusqu'à présent indiqué.

La nature ne paraît pas toujours constante dans la place qu'elle assigne au placenta. Cependant sa situation la plus ordinaire est telle, que, si la femme est saine, et qu'il ne lui arrive point d'accident, cette masse ne se sépare point de l'utérus avant le terme ordinaire de la grossesse, pas même avant l'entière expulsion du fœtus. Mais après la sortie de l'enfant, le placenta se décolle, et se trouve expulsé à son tour pour faire place à de

---

» vaisseaux ouverts ou rompus, s'opposera au retour de l'hé- » morrhagie, et la canule, placée au centre du tampon faci- » litant la sortie, l'écoulement des vidanges, on obviera ainsi » aux accidens qui doivent résulter nécessairement de leur ré- » tention dans la matrice ». (*Dissertation sur les pertes de sang*, page 80.)

Lorsque les vaisseaux variqueux du vagin se rompent, et que la membrane muqueuse de sa face interne reste intacte, le sang alors, au lieu de s'épancher au dehors, s'accumule dans l'épaisseur des parois du vagin, et y forme une tumeur, une espèce de thrombus, plus ou moins volumineux, dont la présence retarde la marche du travail. Quelquefois l'ouverture de la tumeur se fait pendant l'accouchement, d'autres fois elle n'a lieu que plusieurs jours après; et l'on a vu même des dépôts survenir à la suite de semblables épanchemens. Il n'est pas rare non plus de voir l'une ou les deux grandes lèvres tuméfiées à un degré considérable par l'effet de la rupture d'une veine variqueuse, et la tumeur céder au moment où la tête de l'enfant franchit la vulve. (*Note du traducteur.*)

nouvelles contractions de l'utérus, dont l'effet est de resserrer les orifices des vaisseaux utérins, et de prévenir une effusion trop abondante de sang. Pour que tout se passe ainsi, il faut que le placenta soit situé dans une des régions de l'utérus qui ne soit point susceptible de dilatation pendant le travail de l'accouchement.

Lors donc qu'il survient une hémorrhagie avant la sortie de l'enfant, la séparation du placenta est l'effet de quelques causes accidentelles qui agissent sur l'utérus, telles que des coups, une chute, un relâchement particulier des vaisseaux utérins, la mauvaise habitude du corps, la fièvre, l'influence des passions de l'âme excitées soudainement, telles que la frayeur, la colère, etc.

Mais si, comme je viens de le dire, la nature n'a point assigné de place fixe au placenta, il peut arriver que sa situation à l'égard de l'utérus soit telle, que, au terme ordinaire de la grossesse, lorsque les premières douleurs se feront sentir, il en résulte *nécessairement* une hémorrhagie indépendante des causes *accidentelles* dont nous venons de faire mention. C'est ce qui a lieu lorsque le placenta est greffé sur le col ou sur l'orifice de l'utérus. Dans ce cas, il est impossible que le placenta reste attaché, dans tous ces points, jusqu'à l'entière expulsion de l'enfant; il doit au contraire se séparer en proportion que l'orifice de l'utérus se dilate, et cette séparation produit une hémorrhagie *inévitable.*

Je distinguerai donc les hémorrhagies qui naissent de ces deux causes par les dénominations d'*accidentelles* et d'*inévitables*. Quoiqu'elles aient un caractère de ressemblance exacte dans leurs premiers symptômes, il ne doit point paraître étonnant qu'elles se terminent d'une manière différente. Si on laisse agir la nature, si l'on se contente de l'aider par les palliatifs recommandés en pareil cas, sans doute que l'hémorrhagie *accidentelle* pourra se calmer, même s'arrêter par l'emploi des moyens hygiéniques et médicaux. Mais il n'en sera pas de même de l'autre espèce d'hémorrhagie; il n'y a que l'extraction de l'enfant qui puisse la faire cesser; car en supposant que, dans ce dernier cas, on parvienne à arrêter la perte pendant quelque temps, elle ne manquera pas de reparaître lorsque la nature aura acquis de nouvelles forces pour déterminer le travail de l'accouchement. Si, dans le premier cas, l'hémorrhagie a été arrêtée par les moyens ordinaires, il n'est pas impossible que l'accouchement se termine par les seules forces de la nature, sans que pour cela l'hémorrhagie reparaisse, ou au moins sans qu'elle soit plus considérable qu'auparavant, parce qu'il est très-probable que la portion détachée du placenta restera à peu près dans le même état; au lieu que, dans l'autre cas, à chaque reprise des contractions, l'orifice se dilate, les adhérences du placenta se détruisent en proportion, le sang coule avec plus d'abondance, jusqu'à ce qu'enfin la malade épuisée meure avant que la nature ait pu expulser l'enfant.

Tel est l'événement inévitable qui doit résulter d'une hémorrhagie produite par cette cause, si l'on en confie le soin à la nature. C'est une vérité si évidente, que nous n'insisterons pas pour la démontrer (1).

Je suis convaincu, d'après l'expérience, que l'adhérence du placenta sur l'orifice de l'utérus est bien plus souvent qu'on ne pense la cause des hémorrhagies; je serais même tenté de croire que presque toutes celles qui exigent la version de l'enfant n'ont point d'autre cause.

Ce qu'il est très-important de savoir pour la pratique, c'est que, quand le placenta n'est pas greffé sur l'orifice de l'utérus, si la malade est traitée convenablement, la nature terminera tou-

---

(1) *Baudelocque* rapporte qu'il n'a rencontré qu'un seul cas sur trente au moins, où la perte s'était complétement arrêtée après l'écoulement des eaux. (Tome Ier, pag. 425.) En note, à la même page, il dit que, dans un cas semblable, compliqué de la présence du bras de l'enfant, le placenta ayant été extrait depuis plusieurs heures, il trouva l'utérus si fortement contracté sur le corps de l'enfant, qu'il ne s'en échappait au plus que quelques gouttes de sang. Il ajoute qu'un exemple ne fait pas loi. (*Note du traducteur.*)

jours l'accouchement d'une manière favorable, sans le secours d'aucune opération manuelle, ainsi que me l'ont prouvé les cas qui font le sujet des observations qui se trouvent à la suite de cet Essai.

Le raisonnement vient encore à l'appui des preuves que fournit l'expérience. Les personnes qui sont très-exercées dans la pratique des cas difficiles de l'art, ont dû remarquer bien des fois que la nature a des ressources infinies, et que souvent, au moment où l'on s'y attend le moins, elle produit des effets que l'art avait infructueusement tentés. Si l'on ajoute que lorsqu'il existe quelque obstacle de la part de l'utérus, la nature fait toujours des efforts pour les vaincre, sera-t-on surpris que l'expulsion de l'enfant se fasse sans accident, quand toutefois le placenta n'est pas greffé sur le col de l'utérus, et que par conséquent rien ne s'oppose à sa dilatation?

Pour confirmer ce que je viens de dire, j'ajouterai deux autorités respectables, Me *Charles White*, de Manchester, et Me *John Aikin*, de Warrington, hommes également connus comme excellens écrivains et comme accoucheurs habiles. Me White, qui eut une pratique des plus considérables dans les accouchemens, et qui pendant fort long-temps fut appelé pour tous les cas difficiles, non-seulement dans Manchester, mais encore à une étendue de plusieurs milles de cette ville, et qui par conséquent est fort en état de porter un jugement sur ce sujet, me dit que la distinction que je mettais entre l'hémorrhagie *accidentelle* et l'hémorrhagie *inévitable* s'accordait parfaitement avec l'expérience dans les cas de cette nature, et qu'il était certain qu'il y en avait fort peu des premières, pour ne pas dire aucune, qui exigeassent l'extraction de l'enfant.

Me Aikin, dont la pratique est aussi très-considérable, me dit qu'il n'avait jamais eu l'occasion d'avoir recours à une dilatation forcée pour retourner l'enfant, excepté dans le cas où il avait trouvé le placenta à l'orifice de l'utérus.

Un grand nombre d'auteurs rapportent avoir trouvé le placenta à l'orifice utérin ; mais la plupart pensaient qu'il ne s'y trouvait situé qu'après s'être détaché de quelque région plus élevée, d'où il était retombé par son propre poids, et par l'effet des contractions de l'utérus.

Mauriceau, dans son Traité des Maladies des femmes grosses, a consacré un long chapitre à ce sujet, dans lequel il rapporte un grand nombre de cas d'hémorrhagie, où il trouva le placenta à l'orifice de l'utérus, et pour lesquels il jugeait nécessaire de faire la version de l'enfant. Mais croyant que le placenta s'était tout-à-fait détaché de l'utérus, il le considère comme un corps étranger qu'il recommande d'extraire promptement, à moins que les membranes n'y soient trop fortement adhérentes, ainsi qu'à l'utérus, que l'on pourrait léser en faisant l'extraction de cette masse.

Lamotte rapporte plusieurs cas de cette espèce; mais il pense également que le placenta n'affecte cette situation que lorsqu'il est tout-à-fait détaché, et il conseille de l'extraire avant d'opérer l'accouchement (1).

Paul Portal (Observations sur les Accouchemens) rapporte huit cas d'hémorrhagie qui ont nécessité l'accouchement par art, et dans lesquels il trouva le placenta à l'orifice de l'utérus (2).

Benjamin Pugh (3) s'exprime ainsi sur ce sujet: « Le placenta quelquefois se relâche avant que les membranes qui contiennent les eaux soient rom-

(1) Traité général des Accouchemens, traduit du français par Tomkins, en 1746.

(2) On a attribué à quatre personnes différentes la découverte du placenta greffé sur l'orifice de l'utérus. Les uns en ont fait honneur à Levret; l'auteur de cet Essai, Rigby, qui écrivait dans le même temps que l'auteur français, se plaint que ses compatriotes lui aient enlevé l'avantage de cette découverte. Depuis, M. Capuron a accordé l'initiative à Chr. Brunner, de Strasbourg; mais il est très-évident que notre vieux Paul Portal est le premier qui ait fait mention de cette situation particulière du placenta, puisqu'il publia ses observations en 1685, et que Brunner ne publia les siennes qu'en 1730, c'est-à-dire quarante-cinq ans après. (*Note du traduct.*)

(3) *A Treatise of Midwifry published* en 1754, pag. 112.

pues; et lorsque l'enfant se retourne, on trouve quelquefois cette masse vasculaire à l'orifice de l'utérus. On la distingue des membranes, de la tête, ou de quelque autre partie du fœtus, à sa substance molle, spongieuse, sans forme, et tout-à-fait différente des chairs de l'enfant, qui sont toujours fermes au toucher. Dans cette situation, il n'est plus utile à l'enfant. Au contraire, dès le moment qu'il est séparé de l'utérus, l'opérateur doit glisser sa main sous un de ses bords, rompre les membranes, laisser écouler l'eau, et faire immédiatement l'extraction de l'enfant par les pieds; si les membranes étaient rompues, et que le placenta s'offrît au passage, il faudrait le retirer, et ensuite faire l'extraction de l'enfant ».

Dionis (1) dit que le placenta se *relâche* quelquefois avant que les membranes des eaux soient rompues, et qu'on le trouve à l'orifice de l'utérus lorsque l'enfant se retourne (2).

Ruisch (3) dit que l'on sait bien que le placenta *s'abaisse* quelquefois avant le fœtus pendant la grossesse.

---

(1) Traité sur les Accouchemens, trad. en anglais, en 1779.

(2) Viardel et Mesnard pensaient également que le placenta ne se présentait à l'orifice qu'après s'être décollé d'une autre région. (*Note du traducteur.*)

(3) Observations importantes sur la Chirurgie et les Accouchemens, trad. en anglais, 1751.

Deventer(1) rapporte que, quand le placenta est détaché de l'utérus, on le trouve ordinairement à l'orifice *où son propre poids l'entraîne.* Ailleurs, il donne à cet accident le nom de *chute* du placenta. Plus loin, il dit à l'occasion d'une femme qui avait une hémorrhagie pendant le travail : *Il la faut accoucher promptement, et sans attendre à l'extrémité, si l'on connaît, par l'attouchement, que le placenta est tombé sur l'orifice.*

Giffard (2) cite plus de vingt exemples où l'on a trouvé le placenta sur l'orifice de l'utérus; mais il ne pense pas que jamais il ait pu s'y fixer; car il dit que dans les hémorrhagies on trouve ordinairement le placenta *plongé* sur l'orifice de l'utérus.

Smellie, dans son premier volume des Accouchemens, dit en différens endroits qu'il est possible que le placenta se trouve situé sur l'orifice; et dans son troisième volume, il rapporte plusieurs exemples où le placenta était attaché à l'orifice de l'utérus; mais on n'en peut tirer aucune induction pour la pratique; car dans le traitement à employer dans les cas d'hémorrhagie, il ne donne aucune règle à suivre relativement à la situation du placenta.

D'Urban rapporte un exemple semblable dans

---

(1) Observations importantes sur le Manuel des Accouchem.

(2) Observations sur les Accouchemens *cases on Midwifery.*

son élégante Dissertation latine sur les hémorrhagies de l'utérus, où l'on voit qu'il considère cet accident comme une chose extraordinaire; car en parlant du placenta sur l'orifice et de l'hémorrhagie qui en résulte, il dit : *Singularem hemorrhagiæ hujus causam fuisse.*

Hunter, dans ses belles gravures représentant l'utérus dans toutes les périodes de la grossesse, y ajouta un cas de placenta greffé sur l'orifice, et qui avait été la cause d'une hémorrhagie mortelle.

Levret, dans son Traité des Accouchemens, prouve, par des raisonnemens très-satisfaisans, que le placenta peut se trouver à l'orifice de l'utérus sans s'y être glissé, après avoir été détaché de quelque autre partie. Il appuie ces raisonnemens de quatre observations, dont deux qu'il a recueillies dans sa pratique, une autre qui lui a été communiquée par un de ses amis, et la dernière est un rapport sur l'examen d'un utérus dans l'état de grossesse, publié dans l'Histoire de l'Académie royale des Sciences de Paris, en 1721, dans lequel il est fait mention que le placenta avait été trouvé à l'orifice de l'utérus, et que cette circonstance avait causé la mort du sujet.

Leroux (de Dijon) rapporte également plusieurs cas d'hémorrhagies occasionnées par l'implantation du placenta sur l'orifice; mais comme son principal objet était de traiter de la nature et des moyens à employer dans les cas d'hémorrhagies qui ont lieu après l'accouchement, il n'a apporté que peu d'attention à cette circonstance particulière.

Je citerais encore beaucoup d'autres autorités, s'il en était nécessaire, pour prouver que le placenta a été trouvé à l'orifice de l'utérus. Je n'ai pas le moindre doute que, dans toutes les circonstances dont je viens de faire mention, le placenta n'ait été primitivement fixé sur l'orifice de l'utérus; mais j'avoue qu'il est possible que le placenta se trouve tout-à-fait détaché, si l'orifice se dilate promptement, facilement, et si la constitution de la femme est assez forte pour supporter la perte qui résulte de cette prompte dilatation. C'est sans doute un cas semblable qui aura fait croire que le placenta était tombé sur l'orifice, après s'être détaché de quelque autre région de l'utérus; mais on reconnaîtra évidemment l'impossibilité d'une semblable circonstance, si l'on examine avec attention l'organisation de l'utérus dans l'état de grossesse.

Le spongi-chorion (1), qui est une expansion

---

(1) Cette substance fine et celluleuse qui se trouve entre le chorion et l'utérus, et qui livre passage à une infinité de petites ramifications de vaisseaux, a été désignée par le docteur Kensie sous le nom que j'ai employé, et par d'autres sous le nom de membrane cribriforme, et par Hunter, décidua ou caduque.

(*Note de l'auteur.*)

du placenta, étant adhérent dans toute son étendue, pour unir les membranes à l'utérus, doit, tant qu'il n'est pas détaché, maintenir le placenta dans le lieu même où il prit d'abord naissance. Je suis même convaincu, d'après plusieurs dissections, que cette membrane ne se détache jamais que lors de l'expulsion du placenta. Je conviens que, dans les cas d'hémorrhagie, il faut bien qu'il y ait une portion de cette membrane de séparée, depuis la partie détachée du placenta jusqu'à l'orifice de l'utérus, pour donner passage au sang; mais il faudrait admettre qu'elle fût séparée au-dessus et au-dessous du placenta pour supposer la chute de cette masse; ce qui, je pense, ne peut avoir lieu qu'après l'expulsion de l'enfant.

Il paraîtra sans doute extraordinaire que, jusqu'à présent, l'on n'ait pas apporté plus d'attention à un accident dont les suites sont si dangereuses, et qui paraît être la cause de la plupart des hémorrhagies; car, quoique dans les exemples que nous venons de citer on ait trouvé le placenta sur l'orifice de l'utérus, cependant il est très-peu de cas où on l'ait soupçonné d'y avoir été attaché dès l'origine. Je ne doute pas qu'un accident semblable ait eu lieu, et qu'il ait été méconnu des accoucheurs. Je suis porté à croire aussi que, dans la plupart des cas où il est fait mention de la mort de la femme avant l'accouchement, l'hémorrhagie n'a eu d'autre cause que l'attache du placenta sur l'orifice de l'utérus.

C'est ce que l'on concevra aisément, si l'on considère, 1°. qu'il est extrêmement rare qu'un accoucheur ait l'occasion d'ouvrir l'utérus, dans l'état de grossesse, après la mort de la femme; 2°. qu'il n'y a qu'un très-petit nombre de symptômes qui, pendant le cours de l'hémorrhagie, puissent faire soupçonner à une personne qui n'est pas au fait de la fréquence de cet accident, qu'il a lieu actuellement; 3°. qu'au commencement du travail, lorsque l'utérus est encore élevé dans la cavité du bassin, et que l'orifice est très-peu ouvert, il est impossible de découvrir le placenta par l'examen ordinairement en usage; 4°. enfin, que dans le petit nombre de cas où les forces de la malade ont été suffisantes pour compléter la dilatation de l'orifice, on a dû trouver le placenta totalement détaché.

A toutes ces considérations, je pourrais encore ajouter que la principale cause peut-être qui rend les hémorrhagies si peu communes, en proportion du nombre d'accouchemens, c'est que, dans le cours de la pratique la plus longue, les accoucheurs n'ont pas eu l'occasion d'en rencontrer un grand nombre, ou au moins pas assez pour fixer leur attention d'une manière particulière sur ce sujet, ou pour les mettre en état d'en juger sainement.

En admettant donc que les hémorrhagies soient produites par ces deux causes différentes, et qu'elles exigent un traitement différent, on ne sera pas embarrassé sur les moyens à employer quand on aura découvert la cause qui l'a fait naître. Dans le premier cas, on pourra attendre avec plus de sécurité, et faire usage des moyens propres à arrêter l'hémorrhagie, comme je le dirai un peu plus loin; et dans l'autre, on n'aura pas à hésiter à faire l'extraction de l'enfant; car il est très-évident que le non-succès qui accompagne si souvent la version de l'enfant, lorsqu'on l'a jugée nécessaire, doit être attribué plutôt au délai que l'on a mis à opérer l'accouchement, qu'au danger qui peut résulter de cette opération. Si l'on ne tente de faire l'extraction de l'enfant que lorsque la femme est presque épuisée, comme il arrive le plus ordinairement, il est fort douteux que la femme soutienne l'opération; et si elle y survit, on doit douter encore si l'utérus, considérablement affaibli, pourra se contracter assez, quand on l'aura débarrassé de ce qu'il contenait, pour arrêter entièrement l'hémorrhagie. Il n'est donc pas étonnant qu'un événement qui se présente sous un aspect aussi défavorable ait été rarement suivi de succès, telle précaution que l'on ait apportée, et telle habileté que l'on ait mise à terminer l'accouchement.

Si le succès de l'opération dépend entièrement

de la quantité de sang qui a été perdue avant de l'entreprendre, il est donc de la plus grande importance de tâcher d'obtenir tous les renseignemens convenables pour y réussir; c'est-à-dire, de s'informer depuis quel temps dure l'hémorrhagie, de s'assurer si elle est ou non occasionnée par l'attache du placenta sur l'orifice. J'ai déjà fait remarquer que la connaissance de cette dernière circonstance est essentiellement nécessaire pour mettre l'accoucheur en état d'opérer avec assurance.

Je vais essayer de donner quelques règles à suivre en pareil cas.

Il est important de s'assurer à quelle époque est survenue l'hémorrhagie, et de la cause qui l'a produite. On pense généralement que l'hémorrhagie, occasionnée par l'implantation du placenta sur l'orifice utérin, s'annonce rarement avant le terme ordinaire de la grossesse, mais seulement lorsque l'orifice commence à se dilater par l'effet du travail. Cependant l'hémorrhagie occasionnée par le décollement du placenta, peut avoir lieu avant que le travail soit déclaré, et même à toutes les époques de la grossesse. Il serait également possible, si l'on prenait d'exactes informations de la malade, que l'on apprît qu'elle a reçu quelques coups extérieurs, qu'elle a fait une chute, qu'elle a eu de la fièvre, une frayeur subite, etc. Mais ces symptômes, et beaucoup d'autres, sont très-vagues et très-équivoques; car il pourrait se faire que le placenta, quoique situé sur l'orifice de l'utérus, se trouvât séparé par la même cause accidentelle qui l'aurait détaché d'une situation plus favorable.

On ne peut acquérir une connaissance certaine de la situation du placenta à l'égard de l'utérus que par le *toucher* (1). Cependant la manière ordinaire de pratiquer le toucher avec un seul doigt ne suffit pas toujours. Il faut introduire la main dans le vagin et un doigt dans le col de l'utérus (2); car on verra, dans plusieurs des observations suivantes, que, quoique les femmes aient été examinées de la manière ordinaire, on n'a pu dé-

---

(1) L'auteur aurait dû dire : On ne peut acquérir la connaissance certaine de la *non-situation* du placenta sur l'orifice utérin que par le *toucher;* car le toucher n'indique pas la situation du placenta à l'égard des autres régions de l'utérus; et aucun indice certain, quoi qu'en disent *Levret, Baudelocque* et *Millot*, ne peut faire apprécier le lieu qu'occupe le placenta avant la sortie de l'enfant. On se rendrait maître de presque toutes les hémorrhagies utérines qui précèdent ou accompagnent le travail, si l'on savait d'une manière positive le lieu qu'occupe le placenta au moment où s'annonce l'hémorrhagie. (*Note du traducteur.*)

(2) J'ai eu l'occasion d'avoir une copie fidèle des excellentes leçons du docteur Young, sur la théorie et la pratique des accouchemens. Quoiqu'il n'y soit point fait mention de cette situation particulière du placenta, il recommande, dans les cas d'hémorrhagies, d'examiner l'état de l'utérus, *en introduisant la main dans le vagin.* Il donne pour motif que le sang coagulé

couvrir le placenta qu'en introduisant la main dans l'utérus, lorsqu'on se disposait à faire la version de l'enfant.

Rarement on occasionne de la douleur, si l'on a soin de lubréfier la main que l'on se propose d'introduire, et si on l'insinue doucement et avec ménagement. Il faut se rappeler d'ailleurs que le salut de la femme en dépend; que non-seulement cet examen est nécessaire, mais qu'il est indispensable, et que l'on doit y apporter la plus grande attention. Si le placenta est à l'orifice de l'utérus, on le sentira aussitôt; on le distinguera des membranes par son épaisseur; du sang coagulé par les irrégularités et les rugosités de sa surface interne, qui se présente au doigt.

Il faut convenir cependant qu'il se pourrait qu'on éprouvât les plus grandes difficultés à introduire la main dans le vagin, dans le cas où l'hémorrhagie ne fait que de commencer, lorsque le sang ne coule qu'en petite quantité, et surtout chez une femme primipare, dont les parties offriraient de la rigidité; il serait même possible que l'introduction de la main fût impraticable. Dans

---

qui remplit ce canal empêche de sentir assez distinctement l'orifice de l'utérus avec un seul doigt. Ainsi donc, si cette manière de toucher convient dans les cas simples d'hémorrhagies, à plus forte raison lorsque la situation du placenta est l'objet de nos recherches. (*Note de l'auteur.*)

ce cas, il faut, *mais auprès de la malade*, attendre que la perte augmente, ou qu'elle ait duré assez long-temps pour produire le relâchement des parties; car si la malade est en état de supporter une légère perte de sang, surtout au commencement de l'hémorrhagie, l'examen n'en deviendra que plus aisé à faire; et si le cas exige la version de l'enfant, cette opération n'en sera que plus facile et plus sûre.

En supposant donc que l'on trouve le placenta à l'orifice de l'utérus, on sera tout à la fois convaincu du danger inévitable qui résulterait d'un trop long délai, et de l'impossibilité de procurer du soulagement à la malade par aucun autre moyen que celui de faire à propos la version de l'enfant. On n'hésitera donc pas d'opérer l'accouchement avant que la perte soit devenue trop considérable.

Quoique je conseille d'opérer l'accouchement le plus tôt possible, je dois cependant avertir que l'introduction prématurée de la main, ou la dilatation trop forcée de l'orifice avant qu'il ait été relâché, soit par l'effet des douleurs, soit par l'effet de la perte, produisent des conséquences aussi fâcheuses pour la mère que si l'on attendait trop tard pour la délivrer. Ce qui me porte à faire cette remarque, c'est que j'ai appris dernièrement, et par des gens dignes de foi, particulièrement par une personne à qui un événement semblable est arrivé, que trois accoucheurs d'une grande réputation, ayant, chacun en particulier, obtenu le plus grand succès en faisant l'extraction d'un enfant dont la mère était à la dernière extrémité, se crurent autorisés, dans un autre cas où la perte n'était pas à beaucoup près aussi considérable, de tenter d'opérer l'accouchement, espérant que la malade s'affaiblirait moins, et qu'elle se trouverait plus tôt rétablie. Cette supposition, toute raisonnable qu'elle dût leur paraître, produisit cependant un effet tout contraire à celui auquel ils s'étaient attendu. Les trois femmes ayant succombé à l'opération, les accoucheurs attribuèrent la mort de leurs malades plutôt à l'accouchement violent et prématuré qu'à la perte de sang, ou à toute autre cause.

Il est donc très-important de déterminer avec exactitude le moment précis où l'on doit procéder à la version de l'enfant, sans craindre de s'exposer aux fâcheux effets qui suivent trop de précipitation ou trop de lenteur à opérer.

On a recommandé de ne jamais introduire la main dans l'orifice de l'utérus avant que la nature ait paru disposée à opérer l'accouchement; il faudrait donc que la dilatation présentât un diamètre de huit à dix lignes. Cette règle nous paraît fondée sur un principe rationnel; car lorsque l'orifice est déjà dilaté à ce point, il n'y a pas de doute que l'on ne puisse faire l'extraction de l'enfant avec facilité et sûreté. Mais il paraîtrait, d'après les observations que l'on verra par la suite, que quelquefois la dilatation s'est faite à ce degré, et qu'elle en est restée là, et que même lorsque la femme meurt (sans être accouchée) des suites d'une hémorrhagie très-considérable, l'orifice est très-peu ouvert.

Il me semble que cela vient de ce que, quand l'hémorrhagie a été abondante, et particulièrement lorsqu'il s'est fait en peu de temps une effusion de sang assez considérable pour réduire la malade au dernier état de faiblesse, l'utérus se trouve totalement relâché, et par conséquent préparé à céder à de légers efforts; mais la nature n'est pas toujours disposée à seconder ces efforts. Dans le cas même où quelques douleurs se feraient sentir, l'adhérence du placenta sur l'orifice de l'utérus empêcherait l'orifice de céder à une action qui autrement aurait suffi pour opérer facilement sa dilatation.

Il paraît donc qu'il serait quelquefois aussi dangereux de suivre invariablement cette règle, que si l'on attendait la dilatation de l'orifice, jusqu'à ce qu'il fût trop tard pour faire la version de l'enfant.

Si l'orifice de l'utérus paraît *susceptible de se dilater,* sans employer d'efforts, on peut se déterminer à opérer comme s'il fût réellement ouvert. Dans ce cas, si l'état de la femme exige de prompts secours, on ne doit pas hésiter de tenter l'accouchement, quoiqu'au toucher l'orifice semble tout-à-fait fermé. En essayant d'y introduire la main, on saura, avant qu'il soit possible de léser l'utérus, si l'on doit procéder à l'opération (1).

Si l'orifice cède promptement, et que la main puisse le franchir avec facilité, on est sûr qu'il n'en résultera rien de dangereux pour l'utérus,

---

(1) Le plus vrai remède pour faire cesser l'hémorrhagie est d'accoucher les femmes promptement, encore qu'elles n'aient une seule douleur, assurant que, venant à les toucher, on trouvera que la faiblesse aura relâché les ligamens de l'orifice, comme si la femme avait eu cinquante douleurs. (*Louise Bourgeois*, Observ. diverses, p. 31.)

On peut entreprendre d'accoucher la femme dans la perte de sang, quoique l'orifice ne soit pas suffisamment dilaté; car il prête facilement dans ce temps. (Madame *de La Marche*, Inst. aux Sages-Femmes, p. 57.)

Mauriceau s'exprime à peu près dans les mêmes termes. (Liv. Ier, p. 161.)

Baudelocque dit également qu'il ne faut pas attendre que le travail s'établisse naturellement, qu'il survienne des douleurs; car, dit-il, cet espoir est perfide, et un instant décide souvent du sort de deux individus ou d'un seul qu'on aurait pu conserver en y mettant plus de célérité et moins de timidité. (Pag. 424, Ier vol.)

Toutes les fois que l'on trouve l'orifice de l'utérus plus mou

Whenever we find the os uteri sosten and in auy degree

et l'on peut opérer avec confiance la version de l'enfant. Mais si au contraire l'orifice se resserre très-fortement autour des doigts, c'est signe que l'on éprouverait des difficultés. Il faut donc suspendre l'opération, et attendre que les douleurs ou l'hémorrhagie aient occasionné du relâchement dans les parties, parce que la difficulté, dans ce cas, est le plus sûr indice du danger qu'il y aurait à la vaincre.

Ce qui doit nous rassurer sur la perte que la

---

et un peu plus ouvert que dans l'état ordinaire, de manière à permettre facilement l'introduction d'un doigt, on peut avec sûreté opérer l'accouchement; et si l'hémorrhagie continue, il ne faut y apporter aucun délai.

more open than in its usual state, and it admits the finger to be introduced easily within it we may deliver safely; and if hemorrhage be continuing ought not to delay.

(*Jh. Burns*, Principles of midwifes, third edit. p. 269).

Alex. Hamilton, p. 198; *Hopkins*, p. 176; et *Merriman*, p. 134, s'expriment de même.

L'opération manuelle, dans les cas pressans d'hémorrhagie, n'est pas aussi dangereuse que dans les cas de convulsions, parce que le sang qui s'écoule de l'utérus, en même temps qu'il abreuve son orifice, il l'amollit et le rend plus souple.

La manualità in tale urgenza pressentissima non riesce si malagevole come nel parosismo convulsivo, perchè il sangue scolendo dell utero, lo indebolisce, bagna di molto la sua bocca e la rende soffice.

(*Asdrubali*, p. 90, vol. IV, édit. 1812).

(*Notes du traducteur.*)

femme éprouve pendant ce temps-là, c'est que si l'orifice se contracte, c'est une preuve qu'il reste encore beaucoup de force vitale, et qu'elle n'a pas été autant affaiblie que nous l'avions d'abord imaginé. Si les moyens que l'on doit employer pour modérer l'hémorrhagie ne suffisaient pas pour empêcher une trop subite effusion de sang, il serait encore possible que la vie de la malade ne fût pas en danger. Mais on ne doit point quitter la femme lorsque l'on compte sur la dilatation de l'orifice, quand même les moyens que l'on aurait employés pour calmer l'hémorrhagie l'auraient entièrement supprimée; car lorsque le placenta est greffé sur l'orifice, l'hémorrhagie reprend si soudainement, et avec tant d'abondance, que si l'accoucheur ne se trouvait pas là pour faire l'extraction de l'enfant, la mère périrait infailliblement en très-peu de temps.

Smellie, dans sa réponse à *Duglas*, fait mention d'un événement arrivé à la femme du cocher du roi; ce fait prouve combien il est dangereux de quitter une malade dans cet état (1). Cette femme

---

(1) Il n'est nullement question du fait que rapporte l'auteur dans la réponse de *Smellie* au docteur Duglas; mais on en trouve l'observation détaillée dans l'original; *Collect. XXIX, case II, in which the uterus was opened on the death*, p. 412, 5e vol., et de la traduction de Préville, 3e vol. p. 435.

(*Note du traducteur.*)

avait eu une hémorrhagie qui lui laissait quelques intervalles depuis à peu près le milieu du septième mois de sa grossesse jusqu'au huitième mois et demi; qu'elle augmenta beaucoup, et que de légères douleurs se firent sentir. La dilatation offrait un diamètre de la largeur d'une pièce de six sous (sept à huit lignes); Smellie découvrit par le toucher une substance molle comme celle du placenta ou d'un caillot de sang. Jugeant que la dilatation n'était pas suffisante pour tenter de faire l'extraction de l'enfant, il résolut d'attendre. Il fit appeler en consultation un chirurgien, qui, comme lui, fut d'avis d'attendre que les douleurs aient *déterminé le vrai travail.* Ils quittèrent donc la malade; mais quelques heures après, on fit appeler de nouveau le premier accoucheur; il trouva la femme dans un tel état de faiblesse qu'elle mourut un instant après. A l'ouverture du cadavre, on trouva le placenta sur l'orifice de l'utérus. On fait observer, qu'alors on essaya de dilater l'orifice de l'utérus, et que ce ne fut pas sans éprouver les plus grandes difficultés, et sans lacérer le col, que l'on parvint à l'agrandir.

Que cette circonstance ait eu lieu après la mort, lorsque les parties ne sont plus susceptibles de contraction, ni d'extension, ce n'est pas une preuve que l'orifice ne se serait point ouvert, et que l'on n'aurait pas eu de succès, si l'on eût saisi l'occasion favorable pour tâcher de le dilater par des efforts gradués et répétés. Le parti qu'ils prirent d'attendre *que les vraies douleurs se fussent déclarées*, et de quitter la malade sans craindre que l'hémorrhagie augmentât, prouve qu'ils n'ont point pensé au placenta, ou qu'ils ne prévoyaient pas l'inévitable conséquence qui devait résulter de la situation de cette masse vasculaire.

Je n'ai rapporté ce cas que pour prouver le danger qu'il y a de quitter une femme dans ces circonstances.

Il paraîtrait donc nécessaire, pour éviter ces deux extrémités également dangereuses, de ne faire l'extraction de l'enfant que lorsque la dilatation de l'orifice paraîtrait disposée à se faire par des moyens faciles, comme il arrive lorsqu'il a été suffisamment relâché par suite de l'hémorrhagie; mais il ne faudrait pas attendre que la femme en fût trop affaiblie; car quoiqu'il n'y eût point de douleurs, ou qu'elles produisissent peu d'effet, même quoique l'orifice restât fermé, il ne faudrait pas plus long-temps différer l'accouchement.

Cependant comme l'extraction de l'enfant n'est nécessaire que dans le cas où le placenta est attaché sur l'orifice de l'utérus, et qu'il est rare que l'on puisse reconnaître cette circonstance avant que l'on ait introduit la main dans le vagin, et un doigt dans l'orifice utéro-vaginal, je ne pense pas que la malade puisse être exposée aux dangers d'un accouchement prématuré; car lorsque la main pénètre aisément dans le vagin, il est rare que l'on éprouve de grandes difficultés à l'introduire dans l'utérus.

Mais quoique l'orifice utérin ait acquis un certain degré d'ouverture, et que son état de souplesse permette d'opérer facilement sa dilatation artificielle, il peut arriver cependant que l'utérus n'ait point la capacité suffisante pour y introduire la main, et faire la version de l'enfant; et pourtant, d'après les principes que j'ai établis, le cas semblerait l'exiger; je veux dire lorsque l'hémorrhagie a lieu dans les premières périodes de la grossesse, lorsque l'utérus n'est point encore parvenu à un degré de développement assez considérable (1).

Ce serait obtenir un point très-important dans l'état actuel de nos connaissances sur le traitement des hémorrhagies utérines, que de pouvoir déterminer d'une manière précise à quelle époque de la grossesse on peut tenter de vider l'utérus; car, ainsi que je l'ai fait remarquer, quoique *Mauriceau* et *Deventer* recommandent l'extraction du fœtus à quelque période que l'hémorrhagie s'annonce,

---

(1) On divise généralement la grossesse en trois périodes de trois mois chaque; 3e, 6e et 9e mois. D'autres la divisent en deux périodes seulement : la première comprend les six premiers mois; la seconde, depuis le sixième jusqu'au neuvième mois. (*Note du traducteur.*)

cependant elle est absolument impraticable dans les premiers mois de la grossesse (1).

Il n'y aurait qu'un nombre considérable d'observations sur les cas d'hémorrhagies accompagnées de cette circonstance qui pourraient décider la question. J'ai rencontré dans ma pratique des cas où l'hémorrhagie s'était annoncée long-temps avant le terme ordinaire de la grossesse, et dans lesquels je reconnus que le placenta était greffé sur l'orifice de l'utérus; mais je ne pense pas que le nombre en soit suffisant pour fonder une opinion décisive sur cet objet.

Cependant je serais tenté de croire, et quelques

---

(1) Le premier dit : Le meilleur expédient est d'accoucher la femme le plus tôt que faire se pourra, quand même elle ne serait grosse que de trois mois, et encore de moins. (Liv. Ier, ch. XXI, page 171.)

Deventer la recommande : *quocunque tempore, sive ante, sive post septimum mensem* (c'est-à-dire, quelle que soit l'époque avant ou après le septième mois) *novum lumen obstetricum*, cap. LIII, pag. 145. (*Note de l'auteur.*)

Dans la traduction de Bruier, chap. XXXIII, p. 190, il est dit : Cette opération est nécessaire en tout état de grossesse. Après le septième mois, il y a plus d'espérance de sauver la mère et l'enfant; après ce temps rarement ces enfans viennent en vie.

Mais si Mauriceau et Deventer avaient eu l'idée du tampon, s'ils en eussent connu les effets, ils n'auraient point recommandé l'accouchement forcé dans ces cas.

(*Note du traducteur.*)

cas récens de ma pratique sembleraient justifier cette conjecture, que lorsque l'utérus est matériellement trop petit pour permettre l'admission de la main, l'expulsion du placenta et du fœtus pourront se faire heureusement par les seuls efforts de la nature.

On sait bien que les hémorrhagies des premiers mois de la grossesse se terminent rarement d'une manière fâcheuse, et que l'avortement plus tôt ou plus tard met un terme à cet accident. J'ai déjà fait remarquer précédemment qu'il est très-peu de femmes qui meurent d'hémorrhagie à quelque époque que ce soit de la grossesse, à moins qu'elles aient perdu soudainement une grande quantité de sang; car le danger qui entraîne une perte subite et considérable dépend évidemment du volume des vaisseaux utérins. Le calibre de ces vaisseaux étant dans une proportion exacte avec l'augmentation du volume de l'utérus, il doit en résulter que quand ces vaisseaux auront acquis assez de volume pour laisser échapper tout à coup, en cas de rupture, une grande quantité de sang, la cavité de l'utérus sera parvenue à un degré de capacité suffisant pour l'introduction de la main, et pour permettre d'opérer l'accouchement artificiel.

L'accroissement de l'utérus se fait dans une proportion beaucoup plus considérable depuis le commencement du septième mois jusqu'à la fin du neuvième. Mais il n'en serait pas ainsi ; l'utérus ne se développerait que dans les mêmes proportions qu'il se développe dans les premiers mois de la grossesse ; une fois qu'il serait parvenu au degré d'amplitude qu'il a acquis à la fin du sixième mois, son accroissement serait toujours plus sensible qu'il ne l'avait été précédemment, par rapport à sa solide capacité ; car il est bien démontré qu'un léger degré d'augmentation, dans le diamètre d'un corps sphérique d'une certaine étendue, produit un développement beaucoup plus considérable dans sa solide capacité, que le même degré d'augmentation dans le diamètre d'un corps d'une dimension beaucoup plus petite.

Si ce principe est vrai, on peut en faire l'application au développement de l'utérus par rapport aux vaisseaux de cet organe. Ainsi la plus légère augmentation des derniers ne peut avoir lieu sans une augmentation considérable du premier. Il est évident, comme je l'ai déjà fait remarquer, que lorsque les vaisseaux utérins ont acquis un volume assez considérable pour fournir tout à coup une grande quantité de sang, l'utérus lui-même a acquis dans sa capacité une très-grande dimension.

S'il était permis de déduire de ces prémices imparfaits quelques règles de pratique, on pourrait en conclure que le plus grand développement de l'utérus n'ayant lieu qu'à compter de la fin du sixième mois de la grossesse, l'hémorrhagie qui s'annonce avant cette époque, exige rarement l'accouchement artificiel, et qu'après cette époque, il est probable que l'on pourrait introduire la main pour opérer l'extraction de l'enfant.

Les cas d'hémorrhagie que j'ai rencontrés à cette époque de la grossesse sembleraient venir à l'appui de cette supposition. Dans deux cas semblables qui s'annoncèrent au sixième mois, quoique dans l'un et l'autre on sentît distinctement le placenta sur l'orifice, l'introduction de la main étant impraticable, je fus obligé d'abandonner l'accouchement aux efforts de la nature. Le placenta et le fœtus furent expulsés par les seules contractions de l'utérus.

Dans quatre autres cas d'hémorrhagie, qui ont eu lieu entre le commencement du septième et la fin du huitième mois, et qui paraissaient exiger l'accouchement artificiel, il me fut possible d'introduire la main pour opérer.

Cette conjecture paraît également appuyée par plusieurs faits rapportés par Mauriceau, dans lesquels il eut recours à la version de l'enfant, quoique dans les premiers mois de la grossesse (1). On

(1) La constitution de la femme, son état de santé, son tempérament, son âge, le volume de la main qui doit opérer, sont autant de circonstances qui, dans ces cas, doivent apporter des modifications dans le succès de l'opération artificielle, en supposant toutefois qu'elle fût indispensablement nécessaire.

(*Note du traducteur.*)

peut les trouver dans le deuxième volume de l'édition française in-4°., dont j'ai extrait ce qui suit :

Observation LV. Une malade enceinte de sept mois eut une hémorrhagie; on retourna l'enfant (1); le placenta se présentait à l'orifice.

Obs. LIX. La malade était au milieu du septième mois : elle perdait beaucoup. Après avoir attendu un temps considérable (2) les efforts de la nature pour l'expulsion de l'enfant, il jugea convenable d'introduire la main dans l'orifice de l'utérus, quoiqu'il fût peu dilaté; il y trouva le placenta. Il réussit à retourner l'enfant, et la femme se rétablit.

Obs. CVI. Une hémorrhagie occasionnée par la même cause, et qui s'annonça dans le septième mois de la grossesse; il délivra la femme en retournant l'enfant (3).

Obs. CLXX. Une semblable hémorrhagie eut lieu dans le septième mois; mais la femme n'ayant pas voulu consentir que l'on opérât la version de

---

(1) Mauriceau dit : L'enfant se présentait par les pieds.

(2) — Deux heures.

(3) L'auteur cité s'exprime ainsi : Aussitôt que je fus arrivé, je tirai l'enfant tout enveloppé de ses membranes, avec l'aide d'une forte douleur qui survint à la mère qui le *poussa* dehors presque d'elle-même, et l'arrière-faix en même temps, à cause de la médiocre grosseur de cet enfant. (*Notes du traducteur.*)

l'enfant, elle est morte sans être accouchée. — Ce cas prouve donc l'impuissance de la nature, dans cette circonstance, à l'époque du septième mois (1).

Obs. CLXXV. Cas d'hémorrhagie dans le huitième mois, accouchement au moyen de la version de l'enfant.

Obs. CCX. Deux femmes à l'époque du septième mois de leur grossesse. La perte cessa après avoir opéré l'accouchement.

Obs. CDLIV. Une femme eut une perte dans le septième mois de sa grossesse : délivrée par la version de l'enfant (2).

Obs. DII. Une autre, dans le même cas au huitième mois, fut accouchée de la même manière.

Obs. DCLI. Hémorrhagie : la femme étant enceinte de six mois fut accouchée par l'introduction de la main.

Dans un des cas rapportés par Paul Portal, déjà cité, il réussit à retourner l'enfant, quoique la malade ne fût enceinte que de six mois.

Lamotte (3) rapporte un cas d'hémorrhagie dans

---

(1) L'usage du tampon aurait pu prévenir cette terminaison funeste.

(2) La perte durait depuis trois ou quatre mois.

(*Notes du traducteur.*)

(3) Nouvelle édit. Observ. CCXLV, pag. 703.

lequel il ne put introduire que quatre doigts dans l'orifice de l'utérus, la femme étant enceinte du cinquième au sixième mois : il lui fut impossible de joindre le pouce aux autres doigts, quoiqu'ayant employé des forces considérables, et fait usage des remèdes relâchans.

Dans un recueil d'observations publiées par *Sarah Stone* (en 1737), se trouvent deux cas d'hémorrhagie des premiers mois de la grossesse, dans lesquels elle réussit à retourner l'enfant; l'un dans le sixième, et l'autre au commencement du septième mois.

Smellie (1) cite un cas d'hémorrhagie au terme de six mois de la grossesse, dans lequel il fut obligé, après plusieurs tentatives infructueuses pour dilater l'orifice de l'utérus afin d'y introduire la main, d'attendre trois ou quatre jours; alors les parties s'étant relâchées, il parvint à opérer l'accouchement, mais avec la plus grande difficulté.

Leroux rapporte un cas d'hémorrhagie chez une femme enceinte de cinq mois, à l'occasion de laquelle il dit, qu'il ne put introduire la main dans l'utérus, mais que le fœtus fut expulsé par les douleurs naturelles (2).

---

(1) Vol. III, pag. 130.

(2) Observ. XCII, page 219. Dans le cas rapporté par l'auteur, Leroux fit usage du tampon; mais il eut tort de ne pas commencer par où il finit.

Nous croyons, pour l'honneur de l'art et pour le bien de

Les événemens de ces différens cas sembleraient assez bien indiquer après quelle époque de la grossesse l'accouchement artificiel est praticable : au moins l'expérience suffit pour engager le chirurgien à tenter l'accouchement après le sixième mois; et s'il trouvait l'opération impossible avant cette époque de la grossesse, il pourrait espérer que la nature se suffirait à elle-même pour opérer l'expulsion. Cependant, quoiqu'il paraisse que l'accouchement artificiel ait été terminé avec succès dans tous les cas mentionnés qui ont eu lieu avant le sixième mois, on ne doit pas s'attendre à y réussir avec autant de facilité qu'à l'époque où l'utérus est plus développé, ni que les probabilités de succès soient aussi grandes dans les premiers cas que dans les derniers. En effet, j'ai pu apprécier la difficulté singulière que l'on éprouve à retourner le fœtus à une époque aussi éloignée du terme de la grossesse. Dans deux cas qui se représentent maintenant à ma mémoire, quoique je fusse parvenu à opérer l'accouchement, et que ce moyen eût manifestement sauvé les femmes, cependant il y avait si peu de place dans l'utérus pour l'introduction de la main, que, d'un côté, j'avais les plus grandes inquiétudes de ne pouvoir y pénétrer, et que de l'autre je craignais, en faisant

---

l'humanité, qu'il serait difficile de citer maintenant de semblables faits de pratique. (*Note du traducteur.*)

des efforts pour y parvenir, de causer quelque dommage à l'utérus.

Je recommande donc la plus scrupuleuse attention dans la pratique de cette opération, lorsque, malheureusement, la nécessité détermine à la faire à une époque aussi éloignée du terme de la grossesse. On doit attendre patiemment, et veiller avec soin à toutes les circonstances qui se présentent, afin de saisir le moment le plus favorable pour opérer. Celles d'où dépend le succès sont, la dilatation de l'orifice à un degré convenable, et le relâchement suffisant des parties : ce qu'il faut attendre aussi long-temps que la sûreté de la malade peut le permettre, afin que l'accouchement, autant que possible, puisse se terminer naturellement; que la perte, continuant le temps convenable pour ne point exposer la femme à trop de danger, amène le relâchement des parties. Je suis pleinement convaincu de l'avantage qui résulte de cet état de relâchement que produit une perte considérable, par la facilité que j'ai eue à opérer l'accouchement au terme de sept mois de grossesse chez deux femmes dans un état d'insensibilité absolue, occasionnée par une syncope. Je suis persuadé que, sans cette circonstance, je n'aurais jamais pu opérer l'accouchement, puisque je l'avais tenté plusieurs fois auparavant sans succès.

Cependant s'il se présentait un de ces cas où

l'utérus ne fût point encore assez développé pour permettre l'introduction de la main, et que l'hémorrhagie fût abondante au point de mettre la malade en danger, avant que les efforts de la nature aient expulsé le produit de la conception, le moyen recommandé par Leroux pourrait être employé avec avantage (1). Il consiste à introduire dans le vagin une quantité suffisante d'étoupes imbibées de vinaigre pour remplir exactement ce canal (2). En pressant mécaniquement sur l'orifice de l'utérus, ce tampon s'oppose à l'écoulement extérieur du sang, et détermine la coagulation de ce fluide. Le caillot, en comprimant le placenta, arrête, au moins pour quelque temps,

(1) Page 222.

(2) Le tampon fait avec une bande de linge d'environ quatre à cinq pouces de largeur, et roulée sur sa longueur de manière à former une espèce de bondon solide, de deux pouces environ de diamètre, conviendrait mieux pour opérer cette compression nécessaire de l'orifice, que ces tampons de filasse, de charpie ou de vieux linge dont on remplit le vagin. Le tampon cylindrique exerce une action directe sur la portion inférieure du col utérin, au lieu que la manière de tamponer ordinaire agrandit le vagin, dilate l'orifice de l'utérus, mais n'exerce pas sur lui une compression plus grande que sur les autres points du tube vaginal. Et si, au lieu de vinaigre, on imbibe le tampon avec de l'huile, on le rend imperméable au sang qui s'écoule de l'orifice de l'utérus, et on obtient plus promptement la coagulation du fluide qui vient s'y présenter. (*Note du trad.*)

l'hémorrhagie. Leroux pense que ce moyen d'arrêter l'écoulement du sang permet d'attendre avec sécurité que la dilatation de l'orifice soit assez grande pour pouvoir opérer l'accouchement artificiel, ou pour donner le temps à la nature d'exécuter elle-même cette fonction (1).

Lorsque l'on se propose de faire la version de l'enfant, et que l'on a eu soin de dilater l'orifice de l'utérus, si la portion séparée du placenta se présente, il faut tâcher d'en percer la substance au moyen d'un doigt, puis des autres successive-

---

(1) *Baudelocque* (page 475, 1er vol.); *Gardien* (page 402, vol. 2), conseillent de n'appliquer le tampon dans les cas d'hémorrhagies utérines des premiers mois de la grossesse, qu'après avoir fait usage de tous les autres moyens pour l'arrêter. Le tampon, dit ce dernier, agissant comme stimulant direct est propre à exciter l'action de l'utérus, et à faciliter la dilatation de son orifice (page 407). Dans le cas où le col est encore long; l'orifice trop peu ouvert pour opérer l'évacuation de l'eau de l'amnios, le dernier auteur cité préfère l'usage du tampon à la rupture des membranes pour exciter la contraction de l'utérus (pag. 424, même vol.). Mais il considère le tampon comme inutile et d'un effet douteux dans les cas d'implantation du placenta sur l'orifice utérin, à moins que ce ne soit pour irriter l'orifice, et hâter la contraction de l'utérus (page 418).

Tant que l'orifice est dur, qu'il n'a pas de disposition à s'ouvrir, on peut encore compter pendant quelque temps sur les effets du tampon.

If the os uteri be very firm, and without to open we may still trust for sometimes to the plug. (*J. Burns*, page 262).

(*Note du traducteur.*)

ment, pour en agrandir l'ouverture, jusqu'à ce qu'enfin la main puisse passer à travers, et pénétrer dans la cavité de l'utérus. On sent que, par ce procédé, le placenta ne se détachera pas plus qu'il ne faut pour l'introduction de la main, et que, par conséquent, l'hémorrhagie n'en deviendra pas beaucoup plus considérable.

Mais si cette opération était impraticable, comme je l'ai vu plusieurs fois, et comme il arrive toujours lorsque c'est le milieu du placenta qui se présente, à cause de son épaisseur vers la racine du cordon ombilical, il faudrait en détacher un des bords avec précaution, et porter la main jusqu'aux membranes. Après qu'on les aura rompues, la main se trouvant dans le fluide où nage le fœtus, on l'amène par les pieds, et on termine l'accouchement comme dans les cas de mauvaise position; mais l'extraction doit se faire avec lenteur, de crainte que l'utérus, débarrassé trop promptement, ne tombe dans l'inertie.

Le placenta, qui était greffé sur l'orifice de l'utérus, se trouvant décollé plus qu'il n'était avant l'introduction de la main, ne tardera pas à être expulsé; mais s'il avait contracté quelque adhérence, et que la perte continuât, il faudrait achever d'en faire l'extraction; ce que sa proximité rend très-facile.

Si au contraire après avoir fait l'examen que j'ai recommandé, on est convaincu que le placenta n'est point à l'orifice de l'utérus, et que ni les premières douleurs, ni les progrès du travail, ne pourront augmenter l'hémorrhagie, pourvu toutefois qu'elle ne soit pas trop abondante. Il faut se rappeler que je suppose que la femme a été examinée de bonne heure; avant qu'il n'y ait eu une perte considérable de sang. Il conviendra donc d'attendre l'effet des douleurs, et d'employer en même temps les moyens propres à arrêter l'hémorrhagie : tels que l'admission de l'air frais dans la chambre de la malade; lui faire garder le lit dans une position horizontale; lui administrer des calmans, et lui faire prendre souvent de quelques boissons rafraîchissantes et nutritives propres à entretenir ses forces, sans augmenter le mouvement du sang.

Généralement on est dans l'usage d'employer les remèdes astringens dans les cas d'hémorrhagie, à cause de la propriété qu'on leur suppose de contracter les vaisseaux, et de modérer la perte. Il est cependant douteux qu'ils possèdent cette qualité à un degré qui en justifie l'emploi dans les cas pressans. Il paraîtrait même, si l'on considère la nature particulière de l'hémorrhagie utérine dans l'état de grossesse, qu'en admettant que les astringens jouissent de la propriété qu'on leur accorde, elle doit être, dans ces cas, absolument inutile. Je suis même convaincu de l'impropriété des styptiques administrés intérieurement, surtout dans les hémorrhagies occasionnées par la division accidentelle des artères; car la cause immédiate de la suppression de la perte serait la contraction des orifices des vaisseaux sanguins. Je ne doute point qu'il soit des circonstances dans lesquelles la nature suffit pour opérer cette contraction, peut-être même est-il des moyens qui aient une sorte de tendance à produire cet effet; mais je pense que tout ce qui est stimulant au moindre degré doit produire un effet contraire.

On sait que le caractère qui distingue les vaisseaux artériels est l'élasticité; que leur propriété la plus remarquable est la contraction au moyen de laquelle ces vaisseaux tendent constamment à diminuer l'étendue de leur diamètre naturel, qu'occasionne l'afflux du sang poussé dans leur cavité par l'action du cœur. Cette faculté contractile est conservée jusque dans le dernier état de faiblesse du sujet; elle se fait même remarquer encore quelque temps après la mort.

Ainsi le système artériel jouit constamment de deux facultés : l'une de dilatation, qui est occasionnée par le choc du mouvement du sang; l'autre de contraction, qui existe dans la texture même du vaisseau. De l'action alternative de ces deux facultés résulte la pulsation artérielle.

L'effet que produisent ces deux actions opposées est d'accélérer ou de rallentir le mouvement du sang, qui s'échappe d'une artère divisée; il est évident que l'une tend à déterminer, et l'autre à supprimer l'hémorrhagie.

Dans les vaisseaux d'un petit calibre, particulièrement ceux qui sont exposés à l'action stimulante du froid extérieur, la puissance de contraction l'emportant sur celle de dilatation, l'extrémité des vaisseaux se resserre, l'hémorrhagie s'arrête, les bords de l'orifice du vaisseau contractent entre eux des adhérences, l'ouverture s'oblitère, et l'on n'a plus rien à craindre de l'hémorrhagie subséquente de la part de ce même vaisseau.

Mais dans les vaisseaux d'un gros calibre, où la colonne de sang est d'autant plus volumineuse qu'elle se trouve plus près du cœur, l'impulsion donnée à ce fluide étant plus forte, la pression intérieure qu'il exerce sur les parois du vaisseau est plus considérable; la dilatation de son orifice (accidentel) est de plus longue durée, et l'hémorrhagie est, pour l'ordinaire, plus difficile à arrêter.

Si dans ces circonstances le vaisseau est à portée de la vue et de la main, l'art peut, au moyen d'une ligature, produire l'effet que la contraction naturelle peut opérer.

Mais si le vaisseau est inaccessible, si par conséquent on ne peut y appliquer une ligature, ni y exercer un point de compression extérieure, il est évident que la seule indication qui reste à remplir est d'affaiblir la puissance de dilatation, ou, ce qui revient au même, de diminuer la force de la circulation.

Si l'on réfléchit sur ce qui se passe dans ces sortes de cas où l'art ne peut faire usage d'aucun moyen, on trouvera que c'est d'après ce principe seul que la nature opère la suppression de l'hémorrhagie.

L'effet immédiat qui résulte d'une grande et subite perte de sang est la syncope, accident que l'on peut considérer comme une suspension momentanée de la vie. Pendant la durée de la syncope, le mouvement du sang se rallentit, les battemens des artères, qui sont à quelque distance du cœur, sont à peine sensibles; la puissance qui, auparavant, opérait la dilatation du vaisseau, qui entretenait l'ouverture de son orifice, est ou totalement anéantie, ou n'exerce que très-faiblement son action. Mais, comme je l'ai déjà fait remarquer, la propriété contractile du vaisseau se conservant jusqu'à la dernière extrémité de la vie, on peut présumer que cette action continue encore pendant la durée de la syncope, assez pour opérer la contraction de l'extrémité des vaisseaux, la cause qui s'y opposait n'existant plus alors. C'est sans doute par ce moyen que l'hémorrhagie est supprimée.

Si la malade revient promptement de l'état de syncope où elle était, si le mouvement du sang reprend assez d'énergie pour l'emporter, comme auparavant, sur la force contractile du vaisseau, l'hémorrhagie reparaîtra indubitablement. Mais lorsque la syncope est considérable, de longue durée, ou que les retours en sont fréquens, il est presque certain que la contraction sera assez forte pour permettre la réunion intime des bords de l'orifice du vaisseau; le temps qu'il faut pour opérer l'oblitération d'une artère étant beaucoup plus court qu'on ne le pense communément (1).

---

(1) Les défaillances ralentissent naturellement l'hémorrhagie; si la perte se renouvelle, elle s'apaise de la même manière, et la défaillance lui succède plus promptement que la première fois. Après un ou deux accès l'utérus en est affecté, et son orifice devient plus dilatable. De légères douleurs surviennent, ou elles sont facilement excitées, si l'on essaie de dilater l'orifice. Ainsi, la syncope, en général, quoiqu'on n'ait point fait usage du tampon, quoique la malade ait été négligée, peut ralentir l'hémorrhagie et l'empêcher d'être funeste. (*Burns*, page 262.)

Hemorrhage is naturally restrained by faintness. A repetition is checked in the same way; and faintness takes place sooner then formerly. In one or two attacks the uterus suffers, and the os uteri becomes dilatable. Slight pains come on, or are readily excited by attempts to distend the os uteri. Syncope then will, in general, even when the plug has nos been used, and the patient has been neglected, restrain hemorrhage and prevent it from proving fatal until the os uteri has relaxed.

Mais que l'on ne croie pas

I will hope it will not be

Le sujet considéré sous ce point de vue, il paraîtrait assez évident que l'usage des astringens,

---

que je veuille familiariser les étudians avec ces symptômes. Lorsque l'on a le choix, il serait rarement sûr d'attendre l'effet d'une syncope; et si elle avait lieu, il ne serait pas prudent de courir les risques d'un second accès (le même, pag. 263).

imagined by the student, that I wish to make him familiar with this symptom. It is very seldom safe, when we have our choice, to wait till syncope be induced : and is it have occured, it is not usually prudent to run the risk of a second attack.

C'est d'après cette opinion sur l'effet de la syncope, que le même auteur propose l'usage de la digitale pourprée.

Il est, dit-il, des médicamens qui, par leur énergique action sur les vaisseaux sanguins, sont propres à guérir la malade dans les cas d'hémorrhagies, et avec beaucoup moins de perte de sang que ne ferait tout autre moyen.

La digitale est de cette classe. On peut souvent la donner avec beaucoup d'avantage, lorsque le pouls indique un surcroît d'action dans le système vasculaire, et lorsqu'il n'y a pas moyen d'opérer la version de l'enfant. Mais quand la perte a été légère, la digitale n'est point nécessaire, même

Some medicines possess a great power over the blood vessels and enable us in hemorrhage to cure our patient with less expence of blood than we could otherwise. The digitalis is of this class, and may offen be given with much advantage en flooding where the pulses indecates increased vascular action, and when we do not mean to proceed directly to delivery. But when the discharge has been trifling and the pulse is slow and perhaps feeble, the digitalis is unnecessary, even from the first; and if, in the progress of the

des toniques, et en général de tous les stimulans, serait impropre dans les hémorrhagies occasion-

quoique le pouls soit fort. Elle ne convient pas non plus dans les cas d'hémorrhagie, si l'estomac est affecté, si la malade a des nausées, des envies de vomir, ou des défaillances; si le pouls est faible et petit.

Dans les cas qui exigent l'application de ce remède, lorsque le pouls est irrégulier, fréquent, on peut l'administrer sous forme de teinture ou en poudre, ou donner les feuilles réduites en poudre à la dose d'un demi-grain, de deux en deux heures, jusqu'à ce que le pouls en soit affecté. Il faut la donner ensuite à des intervalles plus éloignés, afin d'entretenir la circulation dans un état modéré.

La teinture peut être aussi employée avec le même avantage. On peut en mettre deux dragmes dans quatre onces de mixture, et en donner une cuillerée de table de deux en deux heures : il faut surveiller l'effet de ce remède, et en diminuer la dose lorsqu'il est né-

disease, the stomach has become affected and the patient is sick, inclined to vomit, or faintish, or the pulse feeble and small, it is likewise improper.

In those cases which demand it, when the pulse is sharp and hrobbing and frequent, it may be given either in the form of powder, or tincture; half a grain of the dried leaves may be given every two hours, until the pulse be affected; and afterwards, at longer intervals, so as to keep the circulation moderate.

The tincture may also be employed with the same advantage. Two drams may be added to a four ounce mixture, and a table-spoonful given every two hours; watching the effect and diminushing the dose when necessary. The addition of a little well prepared hepa-

nées par la division des artères, parce que ces remèdes tendent à donner de la force à la circula-

---

cessaire. En y ajoutant un peu d'ammoniaque hépatique bien préparé, on en rend quelquefois l'effet plus prompt; mais on ne doit pas en ajouter plus de cinq gouttes à chaque dose.

En même temps que l'on tâche de diminuer ainsi l'action du système vasculaire, il faut encore, autant que possible, éloigner avec soin toutes les causes d'irritation.

Dans les cas de pléthore sanguine, la saignée est nécessaire avant d'administrer les calmans. On peut faire succéder la digitale à l'opium, ou l'omettre, selon l'état du pouls et de l'estomac.

(Le même, pag. 254 et 255).

tised ammonia, sometimes makes the effect the more spedily produced; but not more than five drops should be added to each dose.

At the same time that we thus endeavour to diminish the action of the vascular system we must also be careful to remove as far as we can every irritation.

When the vascular system is full, venesection is necessary before the anodyne be administered, and the digitalis may eitheir succeed the opiate, or be omitted according to the state of the pulse and of the stomach.

J'avais lu, il y a quatre ou cinq ans, l'Essai sur les propriétés médicales de la Digitale pourprée, par John Friar : *An Essay on medical properties of the Digitalis purpurea, or Fox-Glove* (1799). D'après les heureux résultats qu'on en avait obtenus dans les hémorrhagies actives, et dans les cas de ménorrhagies rebelles, j'avais pensé que l'on pourrait faire l'application de ce remède avec avantage dans certains cas d'hémorrhagies utérines de la grossesse. Le professeur Chaussier, à qui je communiquai alors cette idée, m'ayant dit que l'usage

tion, à augmenter la dilatation des extrémités des vaisseaux sanguins, au lieu d'en déterminer la contraction.

Mais dans quels cas d'hémorrhagie ces sortes de remèdes conviendraient-ils donc? C'est ce que je vais tâcher d'indiquer.

Il existe une différence matérielle entre les vaisseaux utérins et les artères, particulièrement parce que les premiers n'ont pas la propriété de se contracter, qu'ils ne peuvent être l'agent de la suppression de l'hémorrhagie occasionnée par la division des artères, leur contraction et leur dilatation étant absolument subordonnées à l'état de l'utérus.

Les vaisseaux utérins dans l'état de vacuité sont si petits, qu'à peine s'ils sont perceptibles;

---

de la digitale pourrait avoir les conséquences les plus funestes, je dus être fort surprise de la trouver recommandée ici par J. Burns, justement dans le même cas.

Je ne fais mention de ce moyen proposé par l'auteur anglais cité, que parce que je suppose qu'il n'est pas généralement connu. Le rédacteur de la Flore du Dictionnaire des Sciences médicales s'exprime ainsi au sujet de cette plante narcotique: « L'action excitante de la digitale et les accidens graves aux» quels elle peut donner lieu, fait assez sentir la nécessité de » s'en abstenir dans les inflammations aiguës des viscères, *dans » les hémorrhagies actives*, dans la plupart des névroses et » autres affections, accompagnées d'un état général d'irrita» tion ». N° 40, tome III, page 164.

(*Notes du traducteur.*)

mais on sait qu'ils augmentent dès que l'organe a reçu l'ovum, et qu'ils croissent dans la même proportion que s'accroît l'utérus; que celui-ci parvenu à son développement complet, ses vaisseaux ont acquis leur plus grande dimension; leur diamètre ne peut diminuer qu'autant que l'utérus diminue lui-même de volume. Ce n'est que par la contraction de toute la capacité de l'organe que les vaisseaux peuvent se resserrer, être rendus à leur dimension primitive.

Il paraîtrait donc très-difficile d'arrêter l'hémorrhagie de l'utérus dans l'état de grossesse; mais comme l'expérience démontre que la perte s'arrête quelquefois, la question est de savoir comment s'opère la suppression. Ce n'est pas par la contraction des extrémités des vaisseaux sanguins, puisqu'ils n'ont point en eux-mêmes cette propriété, qui dépend seule de l'utérus; elle ne peut pas être produite non plus par la contraction de l'utérus, puisqu'elle ne saurait avoir lieu qu'après que l'organe est totalement débarrassé de ce qu'il contient. Il n'y a donc que la formation d'un caillot à l'orifice des vaisseaux qui, en remplissant l'espace qui se trouve entre eux et la portion détachée du placenta, s'oppose, par la compression qu'il exerce, et l'adhérence qu'il contracte, à une hémorrhagie subséquente.

C'est dans le cas où la circulation se fait le plus lentement, lorsque la pression du sang sur l'orifice des vaisseaux est faible, que s'opère la formation du caillot. Non-seulement c'est à cet état de faiblesse que l'on doit attribuer la cessation de la perte, mais elle est absolument nécessaire pour prévenir le déplacement du coagulum, et par conséquent le retour de l'hémorrhagie; car si ces vaisseaux ne jouissent d'aucune propriété contractile, il est évident que, lorsque l'hémorrhagie est arrêtée, leur diamètre n'est pas pour cela diminué; l'on peut encore moins supposer l'adhérence de leur surface interne. Ainsi le caillot, quoiqu'un très-faible obstacle, est malheureusement le seul qui puisse s'opposer au retour du flux utérin (1); et c'est pour cela que trop souvent, à des époques plus ou moins éloignées de la première séparation du placenta, l'on voit reparaître l'hémorrhagie. L'usage des astringens, comme moyens propres à déterminer la contraction des orifices des vaisseaux, n'est d'aucun avantage dans les cas où ces mêmes vaisseaux ne sont point susceptibles de contraction. Les astringens seraient préjudiciables dans ce cas en proportion du degré de leur propriété stimulante, puisque la moindre augmentation dans

---

(1) C'est dans cette vue que Leroux a recommandé l'usage du tampon; et l'on fera toujours bien de l'employer dans tous les cas d'hémorrhagies utérines avant l'accouchement, lorsque l'accident résiste à tous les autres moyens, et que la version de l'enfant est impraticable. (*Note du traducteur.*)

le mouvement du sang tend à rappeler l'hémorrhagie, et par conséquent à déranger les caillots qui s'étaient formés à l'orifice des vaisseaux.

Si les stimulans étaient de quelque utilité dans certaines espèces d'hémorrhagies, le seul cas peut-être dans lequel on pût en recommander l'usage, serait celui où l'utérus est dans l'impuissance totale de se contracter comme il arrive assez souvent après l'expulsion de l'enfant et du placenta; car la contraction étant une œuvre de la nature, qui ne peut s'opérer sans une force vitale considérable, l'organe dans lequel le principe vital est affaibli ne saurait produire un tel effet; et l'expérience prouve que de toutes les hémorrhagies de cette espèce, la plus dangereuse est celle qui est occasionnée par l'inaction de l'utérus; cas qui semblerait justifier l'emploi de ces moyens, dans la vue d'exciter la contraction.

Mais on sait bien que, même dans ce cas, le stimulus qui agit immédiatement sur l'orifice est de tous le plus efficace pour exciter son action; et quoique les cordiaux administrés dans les cas d'extrême faiblesse soient convenables, on doit bien se garder d'en faire usage dans celui dont il s'agit ici, parce qu'ils sont très-défavorables à la contraction de l'utérus. Peut-être que la sensation subite du froid que l'on cause à la malade, soit en l'exposant à l'air extérieur, soit par des aspersions d'eau froide sur le visage, est plus utile, comme stimulant, que les toniques les plus énergiques, parce qu'ils agissent, pour n'en pas dire davantage, d'une manière plus immédiate.

En suivant la méthode précédemment indiquée, il pourra se faire que l'hémorrhagie s'arrête entièrement; il est même possible, si l'on fait observer le plus grand repos à la femme qui n'est point à terme, que la perte ne reparaisse pas avant le travail de l'accouchement. Mais si l'hémorrhagie continuait, et qu'elle reparût fréquemment, il conviendrait, autant que possible, de déterminer la contraction de l'utérus; ce que l'on obtient facilement en agaçant avec le doigt le col de ce viscère. Si par ce moyen on parvient à obtenir la dilatation de l'orifice à un degré suffisant pour permettre de toucher les membranes, il faut les percer avec une sonde que l'on aura introduite le long du doigt. Les eaux étant évacuées, l'utérus nécessairement se contracte à un certain degré; la perte diminue dans la même proportion; le plus souvent de légères douleurs succèdent à cette petite opération; et si l'enfant se présente bien, il est expulsé très-promptement.

Cette méthode, recommandée par Puzos dans son Mémoire sur les pertes de sang (1), est un

---

(1) Moyen recommandé par *Mauriceau*, Aphorisme 54, par *Dionis*, page 302, et qui depuis a fourni le sujet du Mémoire de Puzos, publié par Moriso-Deslandes en 1759. Cette

très-bon moyen sans doute, si l'on n'en fait usage que dans les cas d'hémorrhagie occasionnée par la séparation accidentelle du placenta. Mais il est probable qu'il n'a rencontré que de ces cas-là; il paraît même n'avoir pas pensé que cette masse pût se trouver quelquefois attachée sur l'orifice de l'utérus. Il est très-certain que, dans ce dernier cas, sa méthode serait dangereuse. Les succès qu'il a obtenus dans les hémorrhagies, qui probablement n'étaient qu'accidentelles, servent encore à fortifier l'opinion où je suis, que ces sortes de cas se termineront le plus souvent d'une manière favorable par les seuls secours de la nature.

Lorsque l'utérus est dans un état de relâchement et d'inaction, on est étonné de voir combien les plus légères douleurs influent sur cet organe. L'orifice, dans ce cas, se dilate et cède si facilement que la nature a moitié moins d'efforts à faire qu'à l'ordinaire pour expulser l'enfant. Il est également remarquable que très-souvent l'hémorrhagie se calme dès les premières douleurs; ce qui prouve combien il est nécessaire d'irriter l'utérus par les moyens que je viens d'indiquer, lorsque ceux que l'on a précédemment employés ont été infructueux. Non-seulement l'examen que

---

méthode, en faveur de laquelle Gardien se déclare, offre, dit-il, d'autant plus d'avantages que la grossesse approche de sa fin. 2e vol. pag. 412. (*Note du traducteur.*)

l'on fait de bonne heure au moyen de l'introduction de la main dans le vagin, et du doigt dans l'orifice de l'utérus, sert à faire reconnaître si le placenta n'est pas attaché sur cette partie, mais encore à la stimuler, à déterminer les douleurs, et à faciliter le travail, si le placenta n'a pas cette situation contre nature.

Le fond et les parties latérales de l'utérus étant dans un état de contraction pendant la durée de la douleur, le placenta se trouve pressé et l'écoulement du sang diminue. Ajoutons encore que, lorsque les eaux sont évacuées, le corps de l'enfant est alors en contact avec l'utérus, et que le placenta se trouvant également comprimé par le fœtus d'une part, et de l'autre par l'organe qui le renferme, les vaisseaux doivent se trouver oblitérés par l'effet de cette compression (1). C'est sans

(1) Cette compression ne peut se faire d'une manière égale qu'autant que le placenta est situé entre une large surface du corps de l'enfant et le fond, ou les parois latérales antérieures de l'utérus. Mais si le placenta correspond aux inégalités que présente la surface sternale du fœtus, où sont repliés tous ses membres, le placenta ne peut être qu'inégalement comprimé; et si la portion décollée ne se trouve que légèrement pressée par l'effet de la contraction de l'utérus, à cause des rapports de cette masse avec certaine partie de l'enfant, l'hémorrhagie continue encore, malgré la rupture des membranes. C'est sans doute pourquoi l'évacuation de l'eau de l'amnios produit des effets différens dans des cas semblables en apparences.

Pour obtenir un succès complet de la rupture des mem-

doute pourquoi l'hémorrhagie ordinairement se ralentit pendant le temps de la douleur.

Mais ce qui mérite la plus grande attention, c'est qu'il arrive tout le contraire, lorsque le placenta est fixé sur le col ou sur l'orifice de l'utérus, parce que ces parties se dilatent pendant la douleur. Dans ce cas, il faut attendre, quand on ne

---

branes, il faudrait d'abord savoir quelle région de l'utérus occupe le placenta lorsqu'il n'est pas sur l'orifice. Selon Baudelocque, cette masse occupe le plus souvent les régions moyennes de ce viscère. Mais cette connaissance est si importante par ses résultats, qu'elle vaut bien la peine de renouveler les recherches nécessaires pour l'obtenir. Ce n'est qu'à l'hospice de la Maternité, où la pratique est immense, que l'on peut tenir des notes exactes sur le lieu qu'occupe le placenta. Si l'observation venait à prouver que cet organe vasculaire est le plus souvent situé sur la région antéro-latérale gauche de l'utérus, on aurait l'explication des succès de Rigby dans sa pratique de rompre les membranes, puisque le plus souvent l'enfant présente la tête à l'orifice dans une situation telle que le dos se trouve à gauche et en devant de l'utérus. Dans ce cas, le placenta se trouverait également comprimé dans toute son étendue, et par l'action de l'utérus et par celle des muscles abdominaux. C'est encore ce qui doit arriver lorsque le placenta est greffé vers le fond de l'utérus, et que ce sont les fesses de l'enfant qui occupent cette région de l'organe. Si l'on avait des données plus certaines, plus positives sur la situation du placenta, le précepte de rompre les membranes pourrait être fondé sur la raison et l'observation, comme il paraît déjà suffisamment justifié par l'expérience. (*Note du traducteur.*)

peut, aussitôt qu'on le désirerait, s'assurer par le toucher, des causes de l'hémorrhagie.

Mais si, malgré l'emploi de ces moyens, l'hémorrhagie ne diminuait point, si elle n'était pas calmée après l'évacuation de l'eau; enfin, si de vives douleurs ne suffisaient pas pour déterminer l'expulsion de l'enfant, et qu'au contraire l'hémorrhagie augmentât encore au point de faire craindre pour la vie de la malade; il n'y aurait d'autre parti à prendre que de faire la version de l'enfant, quelle que fût la région de l'utérus qu'occupât le placenta. Quoique je n'aie jamais rencontré de cas qui exigeassent cette conduite, et que je sois persuadé qu'ils se présentent rarement, je ne prétends pas cependant qu'ils ne puissent jamais avoir lieu; car la séparation du placenta pourrait être occasionnée par quelque action violente exercée sur l'abdomen, et produire une hémorrhagie tellement abondante qu'il n'y aurait que la prompte extraction de l'enfant qui puisse l'arrêter : je veux dire seulement que dans le cas où l'on aurait été appelé dès le commencement de l'hémorrhagie, si l'on ne jugeait que d'après la quantité de sang perdue, ou d'après les forces de la malade, que la perte sera plus ou moins considérable, on courrait le risque de se tromper sur l'événement et sur le mode de traitement à employer; qu'il n'y a que la connaissance des causes de l'hémorrhagie qui, dans le premier cas, peut justifier notre inaction, et, dans le second, fournir la preuve de l'*invariable* nécessité d'opérer la version de l'enfant (1).

---

(1) Je croyais m'être assez clairement expliqué dans le paragraphe précédent, pour éveiller l'attention sur les dangers qui pourraient résulter d'une confiance sans bornes dans les ressources de la nature, toutes les fois que le placenta n'est pas greffé sur l'orifice de l'utérus; cependant j'ai appris que des praticiens, dont je respecte d'ailleurs les opinions, m'accusaient de trop compter sur les ressources de la nature pour se débarrasser dans cette circonstance, et qu'il était à craindre que mes idées tendissent à produire une espèce d'indifférence dans le traitement de ces sortes de cas, qui, quelquefois, pourrait avoir des suites très-dangereuses.

Quoique depuis la première publication de cet Essai, j'aie acquis une expérience encore plus étendue, ma confiance sur les ressources de la nature n'en a pas diminué; car, dans tous les cas d'hémorrhagie de cette espèce, et ils ne sont pas en petit nombre, l'accouchement s'est toujours terminé heureusement par les seules douleurs naturelles. Cependant je me crois obligé de répéter que je suis loin de supposer que, dans quelques cas, le placenta, quoique n'étant pas à l'orifice de l'utérus, ne puisse se détacher assez brusquement, et à une étendue assez considérable pour occasionner une hémorrhagie abondante au point d'exiger immédiatement les secours de l'art. Comme j'avoue que moi-même, dans cette circonstance particulière, je n'hésiterais pas à retourner l'enfant, je serais très-fâché que l'on négligeât ce moyen dans un tel cas, par le seul motif qu'il serait contraire au principe que j'ai établi, et que je me crois pleinement autorisé à recommander comme *généralement* propre. (*Note de l'auteur.*)

Le manque de succès que l'on a remarqué si souvent à la suite de la version de l'enfant par les pieds, a fait croire à beaucoup de praticiens que l'opération par elle-même est dangereuse, et qu'indépendamment du temps et de la manière de la pratiquer, elle donne lieu en partie aux fâcheux événemens qui lui succèdent; Puzos entre autres fait des objections qui tendraient à en détourner. Après avoir fait des remarques judicieuses sur la différence qui existe entre le travail naturel et le travail artificiel, et la manière différente dont ils agissent sur l'utérus, il en conclut que le travail artificiel est souvent la cause de l'inertie de l'utérus, après la sortie de l'enfant et du placenta. Sans doute que l'utérus souffre davantage par l'opération de l'art que par celle de la nature, et que les efforts qu'elle fait sont plus modérés, plus lents, et plus réguliers que ceux dont l'art fait usage pour effectuer la sortie de l'enfant. Mais Puzos va trop loin, lorsqu'il attribue de si fâcheux résultats à la manœuvre artificielle; car si le défaut d'action contractile de la part de l'utérus n'est dû seulement qu'au mode d'accouchement, les résultats doivent être les mêmes toutes les fois que l'on sera obligé de porter la main dans l'utérus, dans les cas de mauvaise position de l'enfant, pour l'amener par les pieds. L'utérus, dans ce dernier cas, n'offre-t-il pas plus de rigidité que lorsqu'il a fourni du sang? Il exige donc une réunion de forces plus considérable pour vaincre la résistance qu'il oppose, et par conséquent il se trouve exposé à des lésions plus graves (1); mais dans la pratique on n'est pas d'accord sur ce point. La cause la plus évidente du défaut de succès, dans tous ces cas, est, ainsi que je l'ai déjà fait remarquer, le trop long délai que l'on a mis à faire la version de l'enfant, et l'épuisement de la femme par les suites d'une perte trop considérable de sang.

D'autres auteurs ont encore ajouté cette objection sur l'accouchement artificiel : si la nature, disent-ils, ne peut suffire à expulser l'enfant, parce que l'utérus est dans un état d'insensibilité, il s'ensuit qu'après l'accouchement forcé, cet organe sera plus que jamais dans l'impuissance de se contracter; et ils ajoutent encore, qu'indépendamment des lésions qu'éprouve l'utérus par le seul fait de l'accouchement artificiel, toutes tentatives pour arrêter l'hémorrhagie seraient de nul effet. Mais il me semble que ce défaut de sensibilité, cette atonie est également occasionnée par la perte; car lorsque le placenta se présente à l'ori-

(1) On ne saurait disconvenir cependant que, s'il est plus avantageux pour la mère d'arrêter promptement l'hémorrhagie par l'extraction de l'enfant, celui-ci est exposé à une chance défavorable de plus. S'il a déjà été affaibli par l'effet de l'hémorrhagie, il est possible qu'il ne résiste pas à la compression qui résulte toujours de l'évolution qu'on lui fait exécuter pour l'amener par les pieds. (*Note du trad.*)

fice (cas qui exige la version de l'enfant), la nature ne pourrait jamais parvenir à terminer l'accouchement, puisque tous les efforts qu'elle fait tendent à séparer de plus en plus le placenta; l'hémorrhagie augmente, et les forces de la femme diminuent en proportion (1).

Mais, quelque erronée que puisse paraître cette idée, elle ne doit jamais nous porter à négliger l'unique et sûr moyen d'arrêter l'hémorrhagie,

---

(1) On trouve dans plusieurs auteurs des cas d'hémorrhagie de cette espèce qui se sont terminés naturellement, et auxquels les femmes ont survécu. Je pourrais citer quelques cas semblables; mais il me serait facile aussi d'en rapporter un plus grand nombre où les femmes ont succombé aux suites de la confiance que l'on avait mise dans les effets du tampon, même dans des cas où il n'y avait qu'un des bords du placenta sur l'orifice. Après la mort de ces femmes, on a constamment trouvé le cœur mou, vide de sang, ainsi que les principaux vaisseaux: cependant plusieurs écrivains conseillent encore de confier l'accouchement à la nature, lorsqu'il n'y a qu'une portion du placenta sur l'orifice, que la femme n'est pas encore épuisée par la perte, et que les contractions sont fortes et fréquentes; mais ce précepte, fondé sur quelques cas extraordinaires, mis en pratique, aura souvent les conséquences les plus funestes.

Je suis convaincu, dit *John Burns*, que ces exemples font un mal inappréciable, parce qu'ils autorisent le délai que l'on met à opérer; qu'ils ser-

Iam convinced that they may do inexpressible mischief by affording for delay and excusing the practitioner to himself for proscratination.

afin de prévenir cette inertie qu'une perte long-temps soutenue pourrait occasionner.

L'introduction de la main pour faire la version de l'enfant est, pour beaucoup d'accoucheurs, une opération très-désagréable, et pour ceux qui ne l'ont pas souvent pratiquée, elle paraît difficile et *formidable*, surtout lorsque l'orifice n'est presque pas dilaté. Il serait cependant à désirer que cette circonstance n'influençât jamais l'accoucheur, particulièrement les jeunes praticiens qui

---

vent à justifier le praticien qui a différé d'agir. Il n'y a pas de maladies, si graves qu'elles puissent être, qui ne fournissent d'exemples de guérison opérée par les seules ressources de la nature; mais sont-ce des motifs suffisans pour temporiser avec la vie de ceux qui ont mis leur confiance en nous? Doit-on négliger le prompt usage d'un moyen énergique, approuvé, parce qu'un malade, dans tous les cas semblables, n'aura pas péri des suites de la négligence de celui qui était appelé à le secourir?

There are scarcely so very dreadful diseases as not to afford some examples of a cure affected by the powers of nature alone; but ought we thence to tamper with the safety of those who lives are committed to our charge? Ought we to neglect the early and vigorous use of an approved remedy because the patient has not in every instance perished from the negligence of the attendant? (page 271.)

Aussi le plus sûr moyen de sauver la mère et l'enfant est d'opérer l'accouchement le plus tôt possible, comme le recommande Rigby; quand toutefois l'état du col le permet.

(*Note du traducteur.*)

ne devraient jamais négliger ni différer cette opération, telle répugnance qu'ils ressentissent à la faire.

Cette opération n'offre pas autant de difficulté qu'on se l'imagine, même dans les accouchemens contre nature, lorsque l'utérus est dense, rigide, et ne cède que difficilement. Si l'on introduit la main doucement et par gradation, on verra que cette opération n'est point impraticable, pourvu toutefois que le bassin ne soit pas trop resserré. Et ce qui doit encourager, c'est que dans les cas d'hémorrhagie on éprouve plus de facilité à opérer, parce que l'utérus étant nécessairement relâché à cause de la perte de sang considérable qui a pu se faire, il permet aisément l'introduction de la main : il est même rare que l'orifice soit resserré au point d'y mettre obstacle. On peut encore ajouter que moins la nature est en état de supporter la violence des efforts que l'on pourrait faire à cause de la perte qui a eu lieu, et moins, à proportion, elle exige de force.

Ainsi donc, si l'opération ne présente pas beaucoup de difficulté, si, étant pratiquée avec précaution, elle n'est d'aucun danger pour la malade; si l'on a acquis de bonne heure les renseignemens nécessaires pour opérer avant que la femme ait perdu beaucoup de sang, et avant que l'utérus soit privé, par l'effet de cette perte, de sa sensibilité et de sa faculté contractile; si enfin l'on a pu obtenir la connaissance de la situation du placenta par le moyen que j'ai indiqué, on ne saurait donc trop recommander cette opération aux accoucheurs. Les avantages que l'on en peut retirer sont relatifs aux circonstances favorables qui l'accompagnent. Il peut arriver cependant que l'on ait quelquefois encore du succès dans des cas où la malade paraîtrait être à la dernière extrémité.

On est souvent appelé beaucoup trop tard; lorsque la femme est presque mourante, d'autres fois le sang afflue avec tant de rapidité qu'en très-peu de temps la femme y succombe. Mais, comme je viens de le faire observer tout à l'heure, la version de l'enfant ayant été quelquefois accompagnée de succès, même dans les circonstances les plus désespérantes, il est du devoir de l'accoucheur d'employer le seul moyen qui lui reste pour tâcher de sauver la malade.

Je sais qu'on peut alléguer des motifs pour se justifier de l'abandon qu'on ferait d'une femme réduite à cet état affligeant, parce qu'en général comme on ne juge que par l'événement, s'il est malheureux, ce qui n'arrive que trop souvent, le blâme retombe sur l'accoucheur, et sa réputation peut s'en trouver injustement altérée. Mais cette excuse, qui pourrait passer dans le commerce du monde, est inadmissible en morale, où tout ce qui est bon en soi ne dépend ni de l'opinion d'autrui, ni des conséquences que l'on peut en tirer. Je ne vois pas d'ailleurs pourquoi un accoucheur craindrait tant de compromettre sa réputation; s'il est incertain sur les événemens de l'opération qu'il doit faire, qu'il en prévienne les personnes qui s'intéressent à la malade; qu'il fasse même appeler un confrère pour justifier de sa conduite, pour être témoin de l'opération, ou pour aider à la faire : ce moyen est de tous le plus convenable pour se garantir du blâme. Il n'est pas difficile de se procurer de tels secours, surtout dans un pays où les hommes qui exercent cette profession ont entre eux des égards et des procédés (1).

J'ai hasardé de placer sous un nouveau point de vue un sujet des plus importans dans l'art des

---

(1) Il paraît qu'ils ne sont pas de même pour les sages-femmes, car *Rowley* s'exprime ainsi à ce sujet :

On ne doit attribuer l'éloignement que témoignent les sages-femmes pour appeler du secours, qu'aux mauvais traitemens qu'elles éprouvent le plus souvent de la part des accoucheurs, et leurs plaintes à cet égard ne sont que trop bien fondées. Je me permettrai de dire en passant qu'il est tout-à-fait inconvenant à un homme délicat de profiter de l'ignorance réelle ou supposée d'une femme pour chercher à lui nuire dans l'esprit de celle qui lui avait donné sa confiance. On pourrait bien soupçonner ceux qui tiennent une conduite si contraire aux bons procédés, de vouloir établir leur réputation aux dépens de celle de la personne qu'ils oppriment. (*It is there just as tis here.*) *A Pratical treatise on disease of the breath of women. Introduction*, pag. 15. (*Note du trad.*)

accouchemens; j'ai tâché d'établir une pratique, jusqu'à présent incertaine, sur des bases plus solides et plus constantes, en déterminant les cas où il faut laisser agir la nature et ceux où il convient de procéder à l'accouchement. J'ai fait en sorte aussi d'indiquer à quel moment on doit faire cette opération pour en rendre l'issue plus favorable. J'ai essayé de réfuter les objections que l'on a faites relativement aux difficultés que présente cette opération, aux dangers qui l'accompagnent et à l'inutilité dont on la suppose.

D'après ce que j'ai dit, il paraîtrait que le placenta se trouve implanté sur l'orifice de l'utérus beaucoup plus souvent qu'on ne l'a pensé jusqu'à présent (1); et lorsqu'il est situé sur cette partie, il n'y a que l'extraction de l'enfant qui puisse faire cesser l'hémorrhagie. Mais lorsque le placenta est greffé sur toute autre région de l'utérus, la nature le

---

(1) La plupart des hémorrhagies abondantes et alarmantes sont occasionnées par la présence du placenta, ou l'implantation d'un de ses bords sur l'orifice de l'utérus; et par conséquent, la plupart des cas qui exigent l'accouchement forcé, sont de cette espèce.

J. Burns, déjà cité, note pag. 270.

The greatest number or profuse or alarming hemorrhagies proceed from the presentation of placenta, or the implantation of its margin over the os uteri; and consequently, the greatest number of cases requiring delivery are of this kind.

(*Note du traducteur.*)

plus souvent se suffira à elle-même pour expulser le produit de la conception. Ainsi il est très-important de s'assurer de bonne heure si cette circonstance a lieu; d'ailleurs la connaissance de la position du placenta à l'égard de l'utérus peut s'acquérir facilement et sûrement : il faut donc, dans tous les cas, faire cette recherche avant qu'il y ait eu beaucoup de sang de perdu; c'est la connaissance qui résulte de cette recherche qui doit nous diriger dans la conduite que nous avons à tenir dans ce cas. En effet, si l'on trouve le placenta à l'orifice de l'utérus, il faut faire la version de l'enfant; si le placenta n'affecte pas cette situation, si l'hémorrhagie n'est pas très-abondante, si la perte a été peu considérable, il faut tâcher d'arrêter l'hémorrhagie par les moyens palliatifs indiqués en pareils cas, et attendre de la nature l'expulsion de l'enfant; et ce mode de pratique présente évidemment plus d'avantages que le mode incertain qu'on avait adopté jusqu'à présent; parce que, lorsqu'on aura pris une détermination, on saura que c'est pour le parti le plus sûr et le plus satisfaisant. Si, par exemple, on a résolu d'attendre, c'est que l'on sait que, selon toutes les probabilités, la nature pourra se suffire à elle-même pour expulser l'enfant; si, au contraire, on s'est déterminé à en faire l'extraction, on aura encore la satisfaction de savoir que c'était le seul moyen de venir au secours de la femme, et que les douleurs qu'on est forcé de lui causer ne lui seront pas inutiles. Enfin, l'on saura qu'en opérant l'accouchement avant que la perte ait été trop considérable, le succès n'en sera que plus certain, et que ce sera un moyen de prévenir, en quelque sorte, les événemens funestes qui ont terminé jusqu'à présent la plupart des accidens dont nous avons fait mention; accidens qui, plus souvent qu'on ne pense, n'ont eu lieu que parce qu'on n'avait pas un mode de traitement convenable.

RECUEIL
DES OBSERVATIONS DE RIGBY.

REMARQUE.

Les femmes, qui font le sujet des Observations suivantes, indigentes pour la plupart, avaient auprès d'elles une sage-femme, lorsque je fus appelé pour leur donner mes soins dans des cas d'hémorrhagies qui duraient déjà depuis un temps considérable. Ces cas s'étant présentés sous les rapports les plus désavantageux, ils n'en seront que plus propres à justifier ce que j'ai osé avancer dans le précédent Essai.

Ire OBSERVATION.

En 1769, DÉCEMBRE le 29, on me fit appeler dans l'après-midi pour une nommée *Balls*. Cette femme, arrivée à la fin du huitième mois de sa grossesse, avait été suprise la veille au soir d'une hémorrhagie utérine. Les douleurs ne s'étaient point encore fait sentir, et le sang ne s'écoulait qu'en petite quantité; mais la perte ayant augmenté par degré, elle était très-considérable lorsque j'entrai chez la malade. Elle n'avait que de légères douleurs, et la dilatation commençait à peine à se faire. Je fis renouveler l'air de la chambre; je fis prendre à la malade une boisson rafraîchissante et nutritive pour soutenir ses forces. Comme les douleurs continuaient, j'attendis que les membranes fussent assez engagées et distendues pour pouvoir les déchirer avec l'ongle. Je parvins enfin à les rompre, l'eau s'en échappa et l'hémorrhagie s'arrêta aussitôt. Les douleurs augmentèrent, et peu de temps après je sentis un des pieds de l'enfant qui se présentait; je l'entraînai, et je fis aisément l'extraction d'un enfant d'un petit volume, et qui était mort.

Le placenta sortit environ un quart d'heure après; l'hémorrhagie diminua par degrés, et cette pauvre femme, quoique très-affaiblie par la quantité de sang qu'elle avait perdue, fut rétablie à l'époque ordinaire des couches.

IIe OBSERVATION.

1770, FÉVRIER le 10, une femme nommée *Stannard*, de petite stature, d'une constitution faible et valétudinaire, ayant eu déjà plusieurs enfans, fut surprise d'une hémorrhagie vers la fin du huitième mois de sa grossesse, sans avoir éprouvé de douleurs ni aucun autre symptôme de travail. Il y avait déjà plusieurs heures que durait l'hémorrhagie lorsque je vis la malade dans la même soirée. Mais, quoique la perte fût peu considérable, cette femme était néanmoins faible et languissante. Après que j'eus fait ôter plusieurs couvertures du lit de la malade, que j'eus fait renouveler l'air de la chambre, la perte diminua sensiblement. Je trouvai l'orifice souple et un peu ouvert; je l'examinai plusieurs fois, et la dilatation augmentait de plus en plus; ce que j'attribuais à l'irritation légère qu'occasionnait le toucher répété à plusieurs reprises. Les membranes s'engagèrent assez pour que je pusse y porter le doigt et les rompre. L'hémorrhagie aussitôt s'est ralentie; quelques douleurs survinrent, et environ une demi-heure après la rupture des membranes la femme accoucha avec une singulière facilité d'un enfant petit, mais vivant. Le placenta ayant été expulsé, l'hémorrhagie s'est modérée, et elle s'arrêta au temps convenable. La femme s'est parfaitement rétablie.

IIIe OBSERVATION.

1772, MARS le 12, une femme nommée *Cousins*, d'une constitution faible et maladive, mère de plusieurs enfans, approchant du terme de sa grossesse, fut surprise le matin d'une hémorrhagie. On m'envoya chercher aussitôt. Ma demeure étant près de celle de la malade, j'arrivai chez elle avant qu'elle eût perdu beaucoup de sang, quoique l'hémorrhagie fût alors considérable. Elle n'éprouvait point de douleurs; l'orifice de l'utérus était un peu ouvert. La chambre de la malade étant fort petite, je fis aussitôt ouvrir portes et fenêtres pour en renouveler l'air qui était chaud et impur. J'ouvris aussi les rideaux du lit et j'en ôtai plusieurs couvertures. Lorsque la femme eut éprouvé un peu de froid, la perte diminua considérablement. Je lui prescrivis les calmans et les rafraîchissans, et la quittai en lui recommandant de me faire appeler lorsque les douleurs se feraient sentir, ou si l'hémorrhagie reparaissait.

Le soir on vint me chercher; l'hémorrhagie était revenue et considérablement augmentée, de sorte que la femme était extrêmement affaiblie. Elle avait ressenti quelques légères douleurs; lorsqu'il lui en prit une, je la touchai, et je sentis les membranes qui pressaient fortement sur l'orifice de l'utérus. Je les rompis avec l'extrémité d'une sonde que j'avais introduite le long de mon doigt. L'hémorrhagie à l'instant diminua; de légères douleurs se succédèrent, et la femme accoucha heureusement et avec facilité d'un enfant vivant. Comme le cordon ombilical était grêle, il se rompit malgré les tentatives ménagées que j'avais faites pour extraire le placenta. J'attendis que la nature en fît l'expulsion; et en effet, au bout d'une demi-heure il descendit dans le vagin; je l'accrochai du doigt et l'amenai dehors. Quoique très-faible, par la perte qu'elle avait éprouvée, cette femme fut parfaitement rétablie quelques semaines après son accouchement.

IVe OBSERVATION.

1772, AOUT, le 12, au soir, je fus appelé pour donner des secours à une nommée *Leman*, femme d'un pauvre de la ville. Elle avait auprès d'elle une sage-femme, qui m'apprit que sa malade avait perdu depuis le matin une certaine quantité de sang, et qu'il y avait à peu près une heure que la perte était considérablement augmentée. Je trouvai qu'en effet l'écoulement du sang était abondant, que l'orifice était à peine entr'ouvert, et qu'il n'y avait point de douleurs. Cette femme paraissait être plus affaiblie que celles qui font le sujet des observations précédentes. Je renouvelai l'air de sa chambre, etc., et fis ce qui était nécessaire pour arrêter l'hémorrhagie. Elle se calma pour quelques instans; mais comme elle revint presque aussitôt, et que la femme paraissait menacée d'un danger imminent, je pensai qu'il conviendrait de faire l'extraction de l'enfant. Avant de l'entreprendre, je voulus avoir l'avis d'une personne de l'art. Je fis donc appeler un accoucheur très-exercé, qui me dit, après avoir vu la femme, qu'il ne la croyait pas en état de supporter l'opération, et qu'il craignait qu'elle y succombât, ainsi que deux femmes sur lesquelles il l'avait tentée. D'après son avis, j'abandonnai donc le parti que j'avais pris de retourner l'enfant. J'attendis qu'il survînt quelques douleurs qui me missent à même de sentir les membranes et de les rompre, ou de tenter l'extraction de l'enfant, si elle était praticable, dans le cas où la perte viendrait à augmenter.

M'étant constitué garde-malade auprès de cette femme, j'eus l'attention d'entretenir l'air frais dans sa chambre, de la faire tenir dans un repos absolu, de lui donner souvent, et peu à la fois, d'une boisson calmante, rafraîchissante et nutritive. Par l'emploi de ces moyens j'empêchais l'écoulement du sang d'augmenter, en même temps que je tâchais d'en réparer la perte. J'attendis ainsi environ deux heures : pendant ce temps j'examinais souvent l'état de l'orifice; je l'agaçais; il survint enfin une légère douleur qui me mit à même de toucher les membranes. J'introduisis la sonde comme j'avais fait dans les autres cas, et les membranes étant rompues, il en résulta les mêmes effets qu'auparavant. L'hémorrhagie aussitôt cessa, les douleurs se succédèrent, la dilatation se fit, la tête s'avança, et, malgré l'état alarmant où se trouvait cette femme il n'y avait qu'un instant, elle accoucha heureusement et avec facilité par les seuls secours de la nature. L'enfant était mort.

Ve OBSERVATION.

1772, NOVEMBRE le 5, on me vint chercher pour une femme nommée *Middleton*, qui avait perdu un peu de sang dans le courant de la journée;

mais l'écoulement ayant considérablement augmenté vers les onze heures du soir, la sage-femme qui était auprès de la malade témoigna le désir de me faire appeler. Je la trouvai sans douleurs; l'orifice de l'utérus nullement ouvert, et l'hémorrhagie moins considérable que dans le dernier cas. Je prescrivis l'emploi des moyens dont j'ai déjà fait mention, et je quittai la malade après avoir recommandé que l'on me fît appeler s'il survenait quelque chose de nouveau.

A six heures du matin on vint me dire que la perte était très-considérable; que néanmoins elle avait été fort peu de chose pendant la nuit, et que la malade avait bien dormi. Cependant la nature paraissait favorablement disposée; car il survint plusieurs douleurs qui déterminèrent l'orifice à s'ouvrir; les membranes étant devenues assez accessibles pour que je pusse les rompre, il s'ensuivit la suppression de l'hémorrhagie et le redoublement des douleurs qui, en moins d'une heure, déterminèrent l'accouchement. L'enfant était mort.

VIe OBSERVATION.

1772, DÉCEMBRE le 1er, vers minuit on m'appela pour une autre femme indigente, nommée *Welden*. Elle avait auprès d'elle une sage-femme qui me dit que la malade avait une hémorrhagie qui durait depuis long-temps, et qu'elle avait perdu une quantité de sang considérable. L'état où se trouvait cette infortunée ne confirmait que trop le rapport de ce qui s'était passé ; car elle était d'une faiblesse extrême, et réunissait tous les symptômes du plus pressant danger.

En examinant cette femme, je trouvai l'orifice beaucoup plus ouvert que dans les cas précédens, et le placenta qui s'y présentait de manière à n'en point douter. Comme d'attendre il n'en pouvait résulter aucun bien pour la malade, je résolus donc d'opérer l'accouchement. J'introduisis ma main dans l'utérus pour aller chercher les pieds de l'enfant, et j'en fis l'extraction avec beaucoup plus de facilité que je ne me l'étais imaginé; car l'utérus ne m'opposa que très-peu de résistance : j'avais essayé de pénétrer à travers la substance du placenta; mais n'ayant pu y parvenir, je le séparai par un de ses bords jusqu'à ce qu'il y ait eu assez d'espace pour y faire pénétrer ma main.

La femme resta faible et languissante encore long-temps après l'accouchement; mais comme elle fut traitée avec beaucoup de soin, elle se rétablit peu à peu, et fut en état de sortir vers la fin du mois. Son enfant est né mort.

VIIe OBSERVATION.

1772, DÉCEMBRE le 29, sur les six heures du matin je fus appelé pour une femme pauvre, nommée *Freeman*, qui, depuis plusieurs heures, avait une hémorrhagie tellement considérable que je la trouvai presque mourante. Elle avait auprès d'elle une sage-femme. En examinant la malade, je trouvai l'orifice aussi ouvert que dans le dernier cas, et le placenta situé de la même manière; je me déterminai à employer le même moyen, puisqu'il m'avait si bien réussi.

Quoique le bassin fût resserré, j'introduisis ma main dans l'utérus, et fis la version de l'enfant avec assez de facilité; je l'amenai même au dehors jusqu'au cou, sans éprouver beaucoup plus de difficulté que dans les cas de bonne conformation. Mais la tête resta si fortement serrée entre les os du bassin, que, quoique je portasse mes doigts dans la bouche de l'enfant (la face était tournée vers le sacrum), et qu'en même temps je fisse de fortes tractions sur le tronc, la tête n'en demeura pas moins immobile (1); de sorte que les vertèbres du cou finirent par céder. Cet accident me

---

(1) Si la tête, dans cette situation, était arrêtée au détroit abdominal, quel que bien conformé qu'eût été le bassin dans son diamètre sacro-pubien, elle aurait toujours eu de la peine à le franchir, puisqu'elle offrait son plus grand diamètre au plus petit de ce détroit. Il aurait donc fallu changer la position de la tête, lui donner une situation diagonale : mais comme l'auteur ne s'explique pas, ni sur le degré de resserrement du bassin, ni sur la région resserrée de cette cavité osseuse, on ne saurait prononcer d'une manière positive sur sa conduite dans ce cas.

(*Note du traducteur.*)

fit renoncer à l'espoir de terminer seul l'accouchement.

Ayant fait appeler un de mes confrères, il fit plusieurs tentatives qui n'eurent pas plus de succès que les miennes. Nous convînmes donc qu'il n'y avait d'autre parti à prendre pour faire passer la tête, que d'en diminuer le volume en évacuant le cerveau; ce qui n'était pas facile à exécuter. Il proposa de percer le crâne par la voûte du palais; il essaya d'y introduire la pointe d'une paire de ciseaux; je m'efforçai d'en agrandir l'ouverture, mais inutilement. Après avoir parcouru avec le doigt toutes les régions accessibles de la tête, je jugeai qu'il serait possible de plonger un instrument courbe derrière l'oreille, à l'extrémité inférieure du temporal. Mais comme nous n'avions que des ciseaux droits, je ne pus m'en servir pour cette opération. On remarquera que l'enfant était mort et presque putréfié : c'est sans doute pourquoi les vertèbres du cou se sont si facilement séparées, lorsque j'avais tenté d'extraire la tête. Le tissu du cuir chevelu étant donc extrêmement lâche, j'enfonçai, après beaucoup de difficultés, l'extrémité d'un crochet mousse au-dessous de l'os temporal; j'en agrandis l'ouverture au moyen du doigt, et avec l'extrémité d'une branche du forceps, je parvins enfin à en retirer quelque portion du cerveau. La tête se trouva plus affaissée, et l'on en fit l'extraction. Mais la fatigue extrême que la femme avait éprouvée, et la perte de sang qu'elle avait eue avant l'opération, l'avaient tellement affaiblie qu'elle mourut le lendemain matin (1).

VIIIe OBSERVATION.

1773, JANVIER le 4, une femme indigente nommée *Bygrave*, après avoir éprouvé quelques douleurs de l'enfantement, eut une hémorrhagie : il y avait à peu près deux heures qu'elle durait lorsqu'on m'envoya chercher. La perte était alors très-considérable, et le travail assez avancé pour qu'il me fût possible d'atteindre aux membranes, et de les rompre. L'enfant présentait une main et un pied ; je saisis ce dernier, et fis l'extraction d'un enfant vivant sans qu'il survînt le moindre accident.

IXe OBSERVATION.

1773, FÉVRIER le 3, la nommée *Clarke* eut à plusieurs reprises une hémorrhagie considérable pendant la durée du dernier mois de sa grossesse. On l'arrêtait chaque fois qu'elle se renouvelait par les moyens dont nous avons fait mention ; enfin la femme parvint jusqu'à la fin du neuvième mois.

---

(1) Je me suis procuré depuis, dans Lombard-Street, les ciseaux courbes de Cargill, à peu près semblables à ceux des amigdales, dont on peut faire usage avec succès dans les cas qui exigent de vider le crâne lorsqu'on a fait l'extraction du tronc de l'enfant. (*Note de l'auteur.*)

Pendant la durée de son travail, le sang ne coulait qu'en petite quantité, quoique trois jours auparavant elle eût eu une hémorrhagie très-abondante. Elle accoucha naturellement d'un enfant vivant et très-volumineux; mais à peine fut-il expulsé que le sang ruisselait d'une manière effrayante. Je me hâtai de porter la main dans l'utérus, et ne tardai pas fort heureusement à en extraire le placenta : aussitôt après, l'utérus s'étant contracté, l'hémorrhagie a cessé.

Xe OBSERVATION.

1773, FÉVRIER le 12, une nommée *Marshal*, femme indigente, parvenue à son dernier mois de grossesse, eut pendant deux heures une hémorrhagie si considérable qu'elle mourut presque aussitôt après que je fus entré dans l'atelier où elle se trouvait.

Je fis l'ouverture du cadavre le lendemain matin; je trouvai les membranes adhérentes dans toute l'étendue de l'utérus, au moyen du *spongy-chorion* (decidua); ayant mesuré l'eau contenue dans le sac membraneux, il s'en trouva trois pintes. L'enfant était situé de manière que sa tête occupait obliquement le côté droit de l'utérus, la face tournée du côté du rachis de la mère; les pieds et les mains étaient portés vers la face, en sorte que c'est le siége qui se serait présenté. Le placenta était greffé sur l'orifice utérin; la portion qui s'en était séparée, et qui avait donné lieu à cette funeste hémorrhagie, avait au plus un pouce d'étendue. Lorsque j'avais touché cette femme un peu avant sa mort, j'avais trouvé l'orifice peu ouvert, mais je n'avais point découvert le placenta.

REMARQUE.

Ce cas prouve qu'il peut arriver quelquefois que la dilatation de l'orifice n'offre pas les dimensions que l'on a jugé nécessaires pour opérer l'accouchement avec succès, et que, par conséquent, il ne conviendrait pas toujours d'attendre qu'elle eût acquis plus d'étendue. Il est certain que, si j'eusse été appelé plus tôt auprès de cette femme, j'aurais tenté de faire l'extraction de l'enfant, parce que l'hémorrhagie ayant été abondante dès son début, je suis sûr qu'il en était résulté, de la part de l'utérus, un relâchement assez considérable pour qu'il m'eût été possible d'opérer l'accouchement.

XIe OBSERVATION.

1773, MAI le 15, vers le soir, je fus appelé pour une femme nommée *Maltward*, qui, pendant sa grossesse, m'avait prié de lui donner des soins quand elle serait pour accoucher. Parvenue à son terme, elle éprouva quelques symptômes de travail, accompagnés d'une légère hémorrhagie. Je lui prescrivis quelques calmans; je l'engageai à se tenir fraîchement, et à me faire prévenir si les accidens venaient à augmenter.

A quatre heures du matin, on vint m'avertir que l'écoulement du sang était plus considérable; cependant elle n'avait encore éprouvé que quelques légères douleurs. L'ayant examinée plusieurs fois pendant l'espace d'une demi-heure, les membranes s'engagèrent assez pour que je pusse les rompre. L'hémorrhagie se calma, les douleurs devinrent plus rapprochées, et l'enfant s'engagea dans le vagin en présentant le siége; mais comme la femme était bien conformée, elle accoucha facilement, sans les secours de l'art, d'un enfant mort.

XIIe OBSERVATION.

1773, JUIN le 25, je fus appelé pour la nommée *Sherwood*, qui était sous les soins d'une sage-femme. Cette malade était extrêmement affaiblie par l'effet d'une hémorrhagie considérable qui durait depuis plusieurs heures. Je fis usage, pour l'arrêter, des moyens que j'avais employés dans les cas précédens : j'irritai doucement l'orifice de l'utérus quand l'occasion s'en présenta; je rompis les membranes, et, de même, son accouchement se termina heureusement sans autres secours que ceux de la nature. L'enfant était mort.

XIIIe OBSERVATION.

1773, JUIN le 27, une sage-femme me fit appeler

pour une nommée *Playford*, qui, depuis plusieurs heures, avait une hémorrhagie considérable : l'orifice était tout-à-fait fermé. Cette femme était si faible qu'elle ne ressentait plus la moindre douleur, quoiqu'elle en eût éprouvé d'assez fortes lorsque l'hémorrhagie avait commencé. Les accidens s'annonçaient sous un aspect tellement sinistre, que je craignais beaucoup de ne pouvoir être d'aucune utilité. Je communiquai mes craintes à la sage-femme et aux personnes qui s'intéressaient à la malade, et j'ajoutai que la seule ressource qui nous restait était d'opérer l'accouchement.

Les parens ayant désiré avoir l'avis d'une autre personne de l'art, je désignai un accoucheur que l'on fit appeler, et qui confirma ce que j'avais dit sur les dangers auxquels cette femme était exposée. Il convint avec moi qu'il n'y avait qu'une prompte délivrance qui pût la sauver. Mais il doutait que l'opération fût praticable, à cause du peu de dilatation de l'orifice. Je m'attendais bien à avoir les plus grandes difficultés à vaincre; je craignais également que, dans le cas où je parviendrais à faire l'extraction de l'enfant, la mère ne survécût pas à la quantité de sang qu'elle avait déjà perdue : mais comme dans un cas à peu près semblable j'avais obtenu du succès au-delà de mon attente, je me déterminai à opérer l'accouchement. J'introduisis mes doigts successivement dans le vagin, puis ma main entière; mais en introduisant un doigt dans le col, je sentis, ce que je n'avais pu découvrir auparavant, le placenta qui était attaché sur l'orifice interne. J'essayai de pénétrer à travers sa substance; mais n'ayant pu y réussir, je séparai un de ses bords, et je glissai ma main entière dans la cavité de l'utérus. La tête de l'enfant se présentait; je passai outre, pour aller saisir les pieds que j'amenai au dehors, et je terminai l'accouchement avec la même facilité que dans le dernier cas, où je fis la version de l'enfant. La femme, pendant plusieurs heures, resta dans un état de faiblesse à laisser douter de son existence. Mais en lui administrant souvent, et à petites doses, des boissons froides et nutritives, et avec tous les autres soins qu'exigeait sa situation, elle se rétablit parfaitement en très-peu de temps.

REMARQUE sur l'Observation précédente.

Ce cas paraît avoir beaucoup d'affinité avec celui de la femme *Marshall* (de l'Observation X), qui mourut sans être accouchée : chez l'une et l'autre l'hémorrhagie était fort abondante, et l'orifice très-peu ouvert; la différence dans l'événement vient de ce qu'un heureux hasard me fit appeler quelques instans plus tôt auprès de la femme *Playford.* La facilité que j'eus à faire l'extraction de l'enfant, et le succès qui s'en est suivi, confirment la remarque que j'ai déjà faite, qui est que l'on peut se permettre quelquefois de tenter d'opérer l'accouchement, quoique la dilatation n'offre pas un diamètre de plus d'un *shilling* (7 à 8 lignes).

XIVe OBSERVATION.

1774, JANVIER le 1er, on me fit appeler l'après midi par une femme pauvre nommée *King*, enceinte et à terme de son quatrième enfant. Elle fut surprise, sans qu'aucun accident parut y donner lieu, de quelques légères douleurs semblables à celles d'un travail naissant, accompagnées d'un écoulement de sang très-peu considérable. Je trouvai cette femme assise au coin de son feu, n'ayant encore perdu que très-peu de sang, n'éprouvant point de faiblesse. Le col de l'utérus était un peu mou et l'orifice fermé. Comme elle n'eut point de douleurs pendant le temps que j'étais près d'elle, je l'engageai à se mettre au lit, à garder le repos et à se tenir fraîchement. Je recommandai à sa sage-femme de m'envoyer chercher si elle s'apercevait que la perte augmentât.

L'usage de ces moyens fit cesser la perte; la femme put reposer l'après midi; mais vers le soir les douleurs revinrent accompagnées d'une hemorrhagie des plus violentes. Avant que j'eusse le temps d'arriver chez la malade, elle avait perdu une si prodigieuse quantité de sang que je la trouvai dans le plus imminent danger. Auparavant, le pouls était bon; le teint vermeil annonçait la santé; mais alors le pouls était à peine sensible, le visage pâle, les lèvres livides, etc.; et par l'effet de la faiblesse extrême où elle était reduite, les douleurs et l'hémorrhagie avaient entièrement cessé. Ainsi l'orifice étant resté fermé, la malade étant presque mourante, ne pouvant plus compter sur le retour des douleurs, il ne nous restait de ressources que dans une prompte extraction de l'enfant.

L'accoucheur que je fis appeler pour être témoin de ma conduite convint que ce moyen, tout faible qu'il était, paraissait le seul que l'on pût raisonnablement tenter. Ma proposition étant approuvée, et les parens de la malade y ayant souscrit, je procédai à l'accouchement.

Lorsque j'eus introduit un doigt dans l'utérus, je trouvai le placenta situé comme dans le dernier cas, et je pus, cette fois-ci, pénétrer à traverser sa substance; ce qui, comme je l'ai déjà observé, est d'un grand avantage (1).

L'enfant était dans une position naturelle; mais j'allai prendre les pieds que j'amenai, et fis l'extraction avec autant de facilité qu'on pouvait le désirer. La femme, pendant quelques instans qui suivirent la délivrance, semblait se ranimer par

---

(1) On trouvera sur ce point, et sur quelques autres encore, des remarques dans le texte et dans les notes du Traité de *Stewart*. (*Note du traducteur.*)

les boissons nutritives qu'on lui fesait prendre; mais la nature ne pouvant réparer assez promptement la perte de sang que cette femme avait éprouvée, elle mourut environ six heures après.

XVe OBSERVATION.

1774, JANVIER le 21 soir, le même accoucheur dont j'ai fait mention dans la dernière Observation me fit appeler pour avoir mon avis sur une femme nommée *Bond*, qui se trouvait dans un état aussi alarmant que celui de la femme pour laquelle je l'avais consulté.

Il m'apprit qu'il avait vu sa malade la veille au soir; qu'il l'avait trouvée avec l'apparence de la meilleure santé, quoiqu'elle lui témoigna des craintes sur les suites d'une légère hémorrhagie qui venait de lui prendre; qu'après l'avoir saignée, il lui avait prescrit quelques calmans; et il l'avait quittée en lui recommandant de se tenir fraîchement et de garder le repos. Le lendemain matin l'ayant revue, il apprit que la nuit s'était bien passée, et que la perte n'avait point augmenté; mais, dans la soirée, elle était devenue abondante au point de réduire la malade à l'état déplorable où je la voyais. En effet, cette femme paraissait mourante.

Comme nous étions convenus qu'il ne nous restait d'autres moyens que d'opérer l'accouchement, il m'en chargea. J'introduisis ma main dans le vagin ; l'orifice de l'utérus était fermé, quoique souple. Aussitôt que j'y eus introduit un doigt, je sentis le placenta. Ne pouvant pénétrer à travers cette masse, je le séparai, d'un côté, jusques aux membranes que je rompis. J'allai saisir les pieds, et je fis l'extraction de l'enfant avec la même facilité que dans l'autre cas. Mais le succès ne fut pas plus heureux ; la femme mourut une demi-heure après la délivrance.

REMARQUE.

L'événement malheureux dont il est fait mention dans les deux dernières Observations, semblerait en contradiction avec la remarque que j'ai faite quelques pages auparavant : on pensera peut-être qu'il eût été plus prudent de différer davantage l'accouchement, à cause du peu de dilatation qu'offrait l'orifice dans l'un et l'autre cas.

Mais, loin de penser que la version de l'enfant ait été faite prématurément, je suis convaincu, au contraire, que le défaut de succès, dans ces derniers cas, dépend uniquement de ce que l'on a différé trop long-temps à la faire ; car, lorsque je procédai à l'accouchement, ces femmes avaient tous les symptômes d'une mort prochaine.

Quoique mon principal but en opérant l'accouchement (seul moyen à employer) était de tâcher de sauver ces deux femmes, j'avouerai cependant que le désir de connaître la position du placenta, qui alors commençait à exciter mon attention, entrait pour quelque chose dans la résolution que j'avais prise de faire l'extraction de l'enfant. Je me rappelle très-bien qu'ayant fait valoir ce second motif à mon confrère, il m'objecta seulement qu'il ne croyoit point qu'elles fussent en état de supporter cette opération, à cause de la perte considérable de sang qu'elles avaient éprouvée.

La facilité que j'eus à opérer l'accouchement dans ces deux cas, est, selon moi, une preuve évidente qu'il ne peut résulter aucun inconvénient à faire l'inversion de l'enfant; car j'ai déjà fait remarquer que la difficulté que l'on éprouve à pratiquer cette opération est un signe du danger qu'il y aurait à la faire; et que la facilité indique le contraire.

Si je ne m'étais déterminé à opérer l'accouchement chez ces deux femmes, il est très-probable que je n'aurais pas eu l'occasion d'en faire l'ouverture après la mort, et que par conséquent je n'aurais rien su de la situation du placenta. Il m'eût donc été impossible de faire, avec autant de certitude, la distinction que j'ai faite depuis entre les hémorrhagies *accidentelles*, et celles qui sont vraiment *inévitables*.

Il n'est peut-être pas déplacé de faire remarquer que dans le traitement des cas que j'ai rapportés jusqu'ici, je n'étais dirigé par d'autre circonstances que celles qui accompagnent ordi nairement les hémorrhagies ; c'est-à-dire, que je portais uniquement mon attention sur la quantité de sang qu'avait perdue la malade et sur l'état de ses forces. Car, quoique la découverte que je fis du placenta sur l'orifice de l'utérus chez les femmes *Welden* et *Freeman* (Observations VI et VII.) dût me déterminer à opérer l'accouchement ; cependant l'idée que cette circonstance peut se rencontrer fréquemment, ne m'avait pas encore frappé. Il n'y eut que l'état où se trouvèrent les femmes qui font le sujet des observations X, XIII, XIV et XV, les nommées *Playford*, *Marshall*, *Kind* et *Bond*, qui fixa mon attention. Jusque alors je n'avais point encore senti toute l'importance qu'il y avait d'être instruit de bonne heure de la situation du placenta, s'il était attaché ou non sur l'orifice de l'utérus, lorsque les deux derniers cas se présentèrent. Ils étaient tellement évidens, que si j'en avais été instruit plus tôt, j'aurais fait l'extraction de l'enfant avant que la perte fût parvenue à un degré aussi considérable ; et il est presque certain que l'on aurait sauvé la mère et l'enfant.

XVIe OBSERVATION.

1774, JANVIER le 24, je fus appelé dans la soirée par le même accoucheur avec lequel je m'étais trouvé auprès des femmes qui font le sujet des deux dernières observations, pour lui donner mon avis sur une nommée *Flood*. Cette femme, arrivée à la fin de sa grossesse, avait été surprise par une hémorrhagie utérine, mais qui, jusqu'à ce moment, n'avait pas été très-considérable.

J'engageai mon confrère à examiner avec attention le col de l'utérus pour savoir si le placenta n'y était pas attaché ; car la conduite à tenir dans ce cas, dépendait de cette circonstance. L'examen fait, nous fûmes convaincus que l'orifice était dans l'état ordinaire. Nous nous bornâmes en conséquence à prescrire l'usage de quelques calmans ; et en la quittant nous recommandâmes à cette femme de garder le repos et de se tenir fraîchement.

Pendant plusieurs heures l'hémorrhagie s'est calmée ; elle ne reparut que vers le matin, accompagnée de légères douleurs qui devinrent plus fortes, en agaçant doucement l'orifice utérin avec l'extrémité du doigt. Les membranes de l'amnios bombant assez pour qu'il fût possible de les rompre, les douleurs devinrent plus vives, plus rapprochées, et donnèrent lieu à un accouchement facile et heureux.

XVIIe OBSERVATION.

1774, AVRIL le 7, je fus appelé dans la matinée pour une femme pauvre nommée *Howlett*, parvenue au dernier mois de sa grossesse, et qui avait une hémorrhagie. Après l'avoir examinée de la même manière que la précédente, m'étant assuré que le placenta n'était pas sur l'orifice, je prescrivis la même conduite que dans le dernier cas. L'hémorrhagie, de même, s'est ralentie, et vers le soir la femme accoucha naturellement sans autres secours que ceux de la sage-femme que j'avais trouvée auprès d'elle.

XVIIIe OBSERVATION.

1774, MAI le 18, une dame d'une constitution lâche et délicate, étant au commencement du neuvième mois de sa première grossesse, ressentit aussitot après avoir déjeuné un léger écoulement de sang par le vagin, occasionné, à ce qu'elle pensait, par une forte secousse qu'elle avait éprouvée en éternuant; elle se fit mettre immédiatement au lit et m'envoya chercher.

A mon arrivée auprès de la malade, la perte durait encore, mais elle n'était point augmentée; une demi-heure se passa avant que l'occasion s'offrît d'examiner l'état du col de l'utérus; je le trouvai dur, l'orifice tout-à-fait clos; l'orifice externe du vagin était fort resserré, parce que la perte n'avait pas encore été assez abondante pour en favoriser le relâchement. L'introduction de la main ne pouvant se faire alors sans causer de vives douleurs et sans alarmer la malade, sur un danger dont elle n'avait pas la plus légère idée, je crus devoir différer un examen plus exact, et me contentai d'employer les moyens usités pour modérer l'hémorrhagie.

Je restai près de la malade et fis tout mon possible pour empêcher que l'hémorrhagie augmentât. Mais dans la nuit elle devint si abondante, que je jugeai qu'il y aurait de l'imprudence à demeurer plus long-temps sans chercher à en connaître la cause; je l'examinai donc de la manière que j'ai indiquée, et j'y eus assez de facilité. N'ayant point trouvé le placenta sur l'orifice de l'utérus, j'attendis l'effet des contractions que je tâchais d'exciter en stimulant légèrement l'orifice. Au bout de deux heures, les douleurs s'étant annoncées, les membranes s'étant engagées, j'en fis la rupture, et aussitôt l'hémorrhagie se calma. La tête de l'enfant descendit par l'effet des contractions qui étaient faciles, mais répétées; et enfin cette dame accoucha naturellement. L'enfant était mort.

XIXe OBSERVATION.

1764, JUILLET le 14, vers les onze heures du soir, je fus appelé par une nommée *Fearman*, parvenue au neuvième mois de sa grossesse, qui avait une hémorrhagie légère d'abord, mais qui avait augmenté progressivement. Cette femme était faible et sans douleurs. Je l'examinai attentivement, et lorsque j'eus la certitude que le placenta n'était pas sur l'orifice de l'utérus, je la tranquillisai en lui donnant l'espoir qu'elle accoucherait naturellement.

Je fis rafraîchir l'air de la chambre; je débarrassai le lit de la malade de plusieurs couvertures, et tâchai d'exciter les douleurs en irritant doucement l'orifice. L'hémorrhagie diminua, mais il ne survint point de contraction. Je quittai la malade, après avoir recommandé à la sage-femme que j'avais trouvée auprès d'elle, de m'envoyer chercher s'il survenait du changement.

Quelques heures après, on vint me dire que l'hémorrhagie avait reparu. Je réitérai mes efforts pour déterminer les douleurs; enfin elles commencèrent à se faire sentir; les membranes s'étant un peu engagées, je les rompis, comme dans les cas précédens; les contractions s'étant soutenues, l'hémorrhagie s'arrêta, et à l'étonnement de la malade et de ceux qui l'entouraient, elle accoucha peu de momens après, d'un enfant vivant, au moyen de quelques légères douleurs.

XXe OBSERVATION.

1774, NOVEMBRE le 9, on m'envoya chercher pour une pauvre femme domiciliée à *Ringland*, à environ six milles de cette ville. Le messager me dit que cette femme avait une hémorrhagie qui, alternativement, se calmait et augmentait depuis plusieurs jours; mais que depuis le matin elle était devenue beaucoup plus considérable; que la sage-femme qui était auprès de la malade en était très-alarmée, et qu'elle ne pensait pas pouvoir la secourir. D'après cet exposé, je dis qu'il n'était guère probable que nous trouvassions la malade encore vivante. Et en effet, mes conjectures se trouvèrent réalisées. Il y avait à peu près une heure que la femme était morte, lorsque nous arrivâmes chez elle.

La sage-femme, qui ne manquait pas d'intelligence, me dit que la personne pour laquelle on m'avait fait appeler était enceinte de neuf mois ; que pendant le cours de sa grossesse elle avait constamment joui d'une assez bonne santé ; qu'il y avait six jours que l'hémorrhagie s'était annoncée avec quelques douleurs, et que tout avait cessé en même temps ; mais que, depuis, les douleurs s'étaient renouvelées à plusieurs reprises, et que, pendant leur durée, l'hémorrhagie augmentait ; que plusieurs fois elle avait touché cette femme, et que toujours elle avait trouvé l'orifice de l'utérus fermé ; que ce même matin l'hémorrhagie était devenue beaucoup plus abondante ; mais qu'alors les douleurs étaient si fortes et si expulsives, qu'elle croyait que l'accouchement allait se terminer ; que dans un de ces momens elle avait touché la femme, et qu'alors elle avait trouvé l'orifice très-dilaté ; qu'elle avait retiré beaucoup de sang coagulé qui était dans le vagin et dans l'orifice de l'utérus, et qu'au lieu de sentir la tête de l'enfant, elle n'avait touché, pour me servir de son expression, qu'un *étrange morceau de substance fibreuse* (a strange lump of stringy substance), comme elle n'en avait jamais rencontrée; que la perte avait toujours continué; que le sang s'échappait par torrens à chaque douleur, jusqu'à ce qu'enfin cette pauvre créature fût tombée dans une syncope mortelle.

J'aurais désiré faire l'ouverture du cadavre pour me convaincre de la situation du placenta; mais les parens s'y refusèrent. Tout me porte à croire cependant que cette masse était attachée sur l'orifice de l'utérus, comme l'indique ce *morceau de substance fibreuse* mentionnée par la sage-femme, et les obstacles qui s'opposaient à l'expulsion de l'enfant, malgré les douleurs vives et fréquentes qu'éprouvait la malade. Je demandai à cette sage-femme si quelquefois elle avait trouvé le placenta dans cette situation : elle me répondit que de plusieurs centaines de femmes qu'elle avait accouchées, aucune n'avait eu d'hémorrhagie avant l'accouchement; mais qu'elle croyait bien que l'événement qui venait d'avoir lieu n'avait eu d'autre cause que la présence du placenta sur l'orifice.

XXIe OBSERVATION.

1774, NOVEMBRE le 20, une sage-femme avec laquelle je m'étais trouvé plusieurs fois, vint me demander conseil sur l'état d'une femme nommée *Bailey*. Elle me dit que cette malade, qu'elle avait vue la veille, avait une légère hémorrhagie qui s'était calmée par le repos et un régime rafraîchissant; mais que l'accident venait de se renouveler.

Comme il ne convenait pas que j'accompagnasse cette sage-femme, je l'engageai à examiner sa malade avec attention, pour savoir s'il n'y avait pas quelque chose d'extraordinaire à l'orifice de l'utérus; que dans ce cas elle m'envoyât chercher; que s'il en était autrement, elle pouvait attendre avec tranquillité que les douleurs se déclarassent, et continuer l'usage des moyens qu'elle avait déjà employés.

Le lendemain, la sage-femme me rendit compte de ce qui s'était passé. Elle me dit, que lorsque l'orifice avait été assez dilaté pour l'examiner avec attention, elle n'avait rien trouvé qui ressemblât à ce que je lui avais décrit; que, d'après mon conseil, quoique l'hémorrhagie eût continué, elle avait attendu l'effet des douleurs, et que sa malade était accouchée heureusement et naturellement ce même matin de bonne heure.

XXIIe OBSERVATION.

1774, DÉCEMBRE le 16, la nommée *Smith*, femme d'une constitution robuste et d'une bonne santé, dans le dernier mois de sa grossesse me fit appeler pour une hémorrhagie qu'elle avait depuis quelques heures. Je l'examinai aussitôt. J'introduisis ma main dans le vagin et un doigt dans l'orifice de l'utérus qui était très-souple; je crus y découvrir le placenta; mais après un examen plus exact, je reconnus que ce n'était qu'une portion de sang coagulé; car je sentis très-distinctement la tête du fœtus à travers les membranes. La dilatation qu'occasionna cet examen aurait suffi pour permettre l'introduction de la main dans l'utérus, s'il eût été nécessaire de faire la version de l'enfant. Mais comme il était probable, pour ne pas dire certain, que les efforts de la nature suffiraient pour l'expulser en temps convenable, je me bornai à employer les autres moyens propres à arrêter l'hémorrhagie, et j'attendis les douleurs. Je m'applaudissais d'avoir pris ce parti; tout paraissait promettre que la malade irait jusqu'à son terme, si elle continuait de se tenir fraîchement et de garder le repos; car l'hémorrhagie avait été deux jours sans reparaître. Mais elle revint le troisième, parce que sans doute la malade s'était imprudemment livrée à quelque exercice. Les douleurs étant survenues, l'orifice s'est dilaté, l'enfant s'est engagé; la mère le mit au monde avec la plus grande facilité.

L'hémorrhagie n'augmenta qu'après la sortie de l'enfant, le placenta n'ayant pas été expulsé aussi promptement qu'à l'ordinaire; mais après en avoir fait l'extraction, la perte cessa entièrement.

XXIIIe OBSERVATION.

1774, DÉCEMBRE le 21, je fis une visite à mistriss L...., qui était dans le dernier mois de sa grossesse. Elle avait été prise la veille d'une légère hémorrhagie qui venait de cesser au moment où j'entrai chez elle. Comme il n'y avait point de douleurs, je n'eus point occasion d'examiner l'état du col de l'utérus; je me contentai d'engager la malade à garder le repos, et à m'envoyer chercher pour peu que l'hémorrhagie reparût.

L'après-midi du 25 l'hémorrhagie était revenue, et plus abondamment qu'auparavant. J'examinai aussitôt l'orifice, ainsi que dans le dernier cas, et je crus distinguer un des bords du placenta attaché sur la parois postérieure du col de l'utérus. Mais en faisant circuler mon doigt autour de l'orifice, je sentis distinctement la tête à travers les membranes. Je résolus donc d'attendre, et j'assurai la malade qu'elle n'avait à craindre aucun danger, et qu'elle accoucherait heureusement sans autre secours que les moyens ordinaires. Après avoir renouvelé l'air de l'appartement, l'hémorrhagie se calma encore, et ne reparut pas de la journée.

Le lendemain 26, vers neuf heures du matin, la malade fut alarmée par le retour de l'hémorrhagie, qui était devenue alors très-abondante. Après avoir examiné de nouveau le col de l'utérus, il me revint à la pensée qu'un des bords du placenta y était attaché. Mais comme il ne pouvait y en avoir qu'une très-petite portion qui n'était point susceptible de mettre obstacle à la dilatation de l'orifice, ni à la sortie de l'enfant; l'hémorrhagie, d'ailleurs, se calmant au lieu d'augmenter pendant la durée des douleurs qui venaient de se déclarer, je crus qu'il était prudent d'attendre encore. Je fis plusieurs tentatives pour rompre les membranes, et je n'y parvins qu'après quelque difficulté. L'hémorrhagie diminua, mais les douleurs cessèrent. Je recommandai à la malade de ne pas faire le plus léger mouvement, et de se tenir le plus fraîchement possible. La perte, pendant cette journée et la nuit suivante, ne fut pas très-considérable.

Le 27, vers six heures du soir, on revint me chercher avec plus de précipitation que jamais. Voyant que les douleurs étaient très-faibles, et que le retour fréquent de l'hémorrhagie avait occasionné une perte de sang considérable, je commençais à avoir de l'inquiétude; je m'accusais presque d'avoir compté trop long-temps sur les ressources de la nature. Je restai quelques momens incertain sur le parti que je devais prendre; enfin je fis renouveler l'air de l'appartement; ce qu'on avait négligé de faire pendant mon absence. L'hémorrhagie s'arrêta encore une fois; cette circonstance favorable vint ranimer mon espoir, et j'attendis encore; mais fort heureusement que pendant ce temps, qui a duré deux heures, les accidens n'ont point augmenté. Les douleurs devinrent plus fortes, la dilatation se fit, la tête du fœtus, quoique volumineuse, traversa, lentement il est vrai, les détroits du bassin qui étaient un peu resserrés; enfin l'accouchement s'est terminé naturellement le 28, vers une heure du matin.

L'hémorrhagie ne fut pas très-considérable après la délivrance, et la malade, quoique très-affaiblie, et d'ailleurs d'une constitution délicate, se rétablit parfaitement.

Le placenta offrait des particularités dans sa forme et dans sa texture, qui méritent d'être remarquées comme ayant pu contribuer à donner lieu à l'hémorrhagie.

Au lieu d'être circonscrit et de former, comme à l'ordinaire, une espèce de gâteau circulaire, épais dans son centre, aminci graduellement vers ses bords, il présentait, au contraire, une masse inégale, très-mince en différens endroits, superficiellement répandue et attachée sur un côté de l'utérus. Les bords se terminaient par des prolongemens et des échancrures plus ou moins considérables. On ne saurait mieux comparer la figure de ce placenta qu'à ces îles irrégulières que l'on remarque sur les cartes géographiques : un lambeau de cette masse, qui formait presque un lobe détaché, descendait sur un des côtés de l'orifice interne de l'utérus. Je fus alors convaincu que c'était cette portion que j'avais sentie à différentes fois en examinant la malade, et qui avait produit l'hémorrhagie.

Mais cet accident était principalement occasionné, à en juger à la décoloration du placenta, par le décollement d'une autre portion de cette masse située sur une des régions supérieures de l'utérus.

XXIVe OBSERVATION.

1775, JUIN le 19, je fus appelé pour une nommée *Hoole*, qui s'était confiée aux soins d'une sage-femme. Elle avait une hémorrhagie qui durait depuis plusieurs heures; mais il y avait à peu près une demi-heure qu'elle était considérablement augmentée. Ne pouvant atteindre, avec un seul doigt, qu'à l'orifice utéro-vaginal, j'introduisis ma main dans le vagin, et je pus alors découvrir le placenta qui était greffé sur l'orifice interne. Sans cette découverte, quoique la malade fût très-faible et qu'elle eût déjà perdu une quantité de sang considérable, je ne me serais pas déterminé à faire la version de l'enfant; mais étant convaincu du danger qu'il y aurait à différer l'accouchement dans cette circonstance, je pris le parti d'opérer, après avoir préalablement fait appeler l'accoucheur avec lequel je m'étais déjà trouvé dans plusieurs cas semblables.

Lorsqu'il fut arrivé, je lui rendis compte de ce qui s'était passé, et je l'engageai à toucher la femme avec un seul doigt : ce qu'il fit; mais il ne découvrit rien d'extraordinaire. Il usa ensuite du moyen que j'avais employé, d'introduire la main dans le vagin, et aussitôt il sentit le placenta ; alors il convint avec moi de la nécessité de terminer promptement l'accouchement.

J'introduisis ma main dans l'utérus ; je repoussai la tête qui se présentait dans une position naturelle; j'allai prendre les pieds que j'amenai avec facilité, et je fis l'extraction de l'enfant qui était mort.

La femme resta encore pendant quelques momens dans un état de faiblesse extrême. Mais, malgré le dénûment absolu où elle se trouvait, n'ayant à peine que pour quelques heures d'une nourriture grossière, et manquant même d'air pur par la faute des gens ignorans qui l'entouraient, cependant elle se rétablit parfaitement.

REMARQUE.

Cette femme, d'après son rapport, n'était enceinte que de sept mois et demi; ce que la ténuité de son enfant paraissait justifier. Je m'attendais à éprouver de la difficulté à introduire ma main dans l'utérus qui n'était pas encore complétement développé. Mais quoique l'orifice fût peu ouvert, il céda avec la même facilité que j'ai toujours remarquée dans ce cas, et l'accouchement s'opéra sans que la malade se plaignît de violentes douleurs.

J'ai déjà fait remarquer combien il est nécessaire d'introduire la main dans le vagin, et le doigt dans le col de l'utérus, pour savoir avec certitude si le placenta est, ou n'est pas, attaché sur l'orifice interne; plusieurs des observations déjà rapportées, prouvent combien cette connaissance est importante. Je n'ai reconnu la situation du placenta, chez les femmes *Playford*, *King* et *Bond* (1), qu'après avoir introduit la main dans l'orifice de l'utérus, lorsque j'allais faire la version de l'enfant. On a vu, qu'à l'égard de la femme *Marshal* (2), quoique j'eusse fait usage de l'examen ordinaire, avant sa mort, je ne reconnus la région qu'occupait le placenta qu'à l'ouverture de l'utérus. Chez la femme qui fait le sujet de la présente observation, le placenta n'a pu être découvert d'abord, par deux personnes differentes, par la manière de toucher ordinaire. Ce dernier cas est une preuve évidente de la nécessité du précepte que j'ai posé. J'ai cru devoir le rappeler dans cette occasion, afin qu'il frappât plus fortement l'esprit du lecteur.

XXVe OBSERVATION.

1775, JUILLET le 1er, la nommée *Sherringham*, ayant eu pendant une semaine, et à plusieurs reprises, une hémorrhagie utérine qui avait augmenté considérablement le matin du huitième

---

(1) Observations XIII, XIV et XV.

(2) *Idem* X[e].

jour, fit appeler sa sage-femme. La perte continua toute la journée encore, accompagnée de douleurs. Mais la malade commençant à s'affaiblir, on m'envoya chercher à six heures du soir.

Je l'examinai comme il est dit précédemment; ayant senti très-distinctement la tête qui se présentait à l'orifice, je fus persuadé que le placenta *n'était point* attaché sur cette partie. Je résolus donc d'attendre et de tâcher de déterminer le travail. Dès que se présenta le moment opportun, je rompis les membranes; les douleurs devinrent plus fortes, l'orifice se dilata, et l'hémorrhagie cessa entièrement. Je croyais que, comme dans les autres cas, l'accouchement allait promptement se terminer; mais cette fois je fus trompé, car le travail devint très-long. La tête de l'enfant s'engagea si lentement, que la femme n'accoucha qu'à une heure du matin. Il est vrai que l'enfant, qui est né vivant, était très-volumineux. Après l'extraction du placenta, l'hémorrhagie se trouva réduite à fort peu de chose, et la malade s'est très-bien rétablie.

XXVIe OBSERVATION.

Mistriss B. qui fait le sujet de l'observation suivante, était entre les mains de l'accoucheur dont j'ai déjà parlé dans quelques-unes des observations précédentes. Elle était enceinte de son septième enfant; d'une constitution faible, et valétudinaire depuis quelques années.

Le 20 août 1775, étant alors au terme de sa grossesse, cette dame ressentait depuis la veille de légères douleurs vers les lombes, qu'elle croyait être les signes précurseurs de l'accouchement. A neuf heures du matin les douleurs devinrent tout à coup plus violentes, accompagnées de pesanteurs vers le col de l'utérus et d'une effusion considérable d'un fluide que la malade prit d'abord pour les eaux de l'amnios; mais elle reconnut bientôt que c'était du sang qui venait de s'échapper avec tant d'impétuosité; elle fit aussitôt appeler son accoucheur, qui, vers les dix heures, se rendit auprès d'elle. Les douleurs l'avaient entièrement quittée et le sang continuait de couler, mais plus modérément. Dès qu'il s'en présenta l'occasion, l'acccoucheur examina sa malade, *en introduisant sa main dans le vagin*, et reconnut distinctement le placenta qui était greffé sur l'orifice interne de l'utérus. Il m'envoya chercher; j'arrivai à onze heures.

La malade était encore sans douleurs. Le sang qui coulait en moindre quantité, était plus décoloré. J'usai, pour examiner cette dame, du même moyen qu'avait employé mon confrère : comme lui, je trouvai le placenta à l'orifice, dont la dilatation était de la largeur d'un *shilling* (7 à 8 lignes). Ayant essayé d'y introduire trois doigts, ils se trouvèrent tellement serrés par la contraction de l'orifice que je n'insistai pas davantage, jugeant bien qu'il y aurait trop de difficultés à vaincre pour opérer l'accouchement. L'hémorrhagie étant alors presque entièrement arrêtée, et la perte de sang n'ayant pas été assez considérable pour mettre la malade en danger, nous résolûmes d'attendre que l'hémorrhagie eût apporté du relâchement dans les parties, ou qu'elles fussent dilatées davantage par l'effet des douleurs.

Nous restâmes auprès de la malade, ayant le soin de la toucher alternativement d'heure en heure, et d'examiner souvent ses linges, afin de pouvoir apprécier la quantité de sang qu'elle perdait.

Vers trois heures de l'après-midi, il survint des douleurs semblables à celles qu'elle avait eues la nuit précédente; mais elles ne produisirent point d'effets sensibles sur l'orifice, et par conséquent l'hémorrhagie n'augmentait pas.

Sur les cinq heures, les douleurs devinrent beaucoup plus vives; la dilatation de l'orifice s'agrandit considérablement, et le placenta se trouvant détaché en proportion de cette prompte dilatation, l'effusion du sang en fut plus rapide et plus abondante.

Tout semblait donc indiquer la nécessité d'opérer promptement l'accouchement. L'orifice était plus relâché, plus souple et plus disposé à céder à l'introduction de la main. L'hémorrhagie était alors si considérable, qu'un plus long délai eût été suivi du plus grand danger. L'accoucheur fit la version de l'enfant; ce qu'il exécuta très-lentement, mais avec la plus grande facilité, et amena un enfant vivant.

Immédiatement après la délivrance, et pendant l'espace d'une demi-heure que nous restâmes encore auprès de la malade, l'hémorrhagie était réduite à un écoulement très-modéré. Mais elle augmenta dans la soirée; on me fit appeler. Je trouvai la malade beaucoup plus faible qu'elle n'avait été auparavant. Après avoir fait renouveler l'air et fait quelques frictions sur la région de l'utérus, l'hémorrhagie cessa; la malade passa une assez bonne nuit. Le lendemain matin, elle se trouvait aussi bien que dans les autres couches à pareille époque.

REMARQUE.

L'heureux événement qui est résulté de la conduite que l'on a tenue à l'égard de la femme qui fait le sujet de l'Observation précédente, et qui est conforme aux préceptes que j'ai établis, fournit une preuve complète de leur utilité : car, en supposant que l'on eût suivi dans ce cas le mode de pratique communément adopté, on n'aurait pas aussitôt reconnu la situation du placenta; il eût même été possible qu'on n'eût point du tout pensé à cette circonstance. Alors, comme la première hémorrhagie n'était pas très-considérable, et qu'elle n'était point accompagnée de douleurs, je suis presque sûr que pas un homme de l'art ne se serait fait scrupule de quitter, l'après-midi, la malade dans cet état. Il est probable aussi que l'on n'eût renvoyé chercher l'accoucheur que vers le soir, lorsque les douleurs sont devenues si vives et que l'hémorrhagie était si abondante. Mais le temps d'aller le chercher et qu'il soit arrivé, aurait suffi pour mettre sa malade dans le même état que celles dont on a fait mention dans les Observations XV et XVI, et ses secours, trop tardifs, devenaient inutiles.

Il ne paraîtra sans doute pas déplacé non plus de faire observer ici que le moment convenable pour opérer a été saisi à propos; car si l'on avait procédé à l'accouchement avant que l'orifice de l'utérus eût été suffisamment relâché, on aurait sans doute éprouvé beaucoup de difficulté à l'opérer, et la femme eût souffert bien davantage des efforts que l'on aurait employés pour y parvenir. D'un autre côté, si l'on avait attendu que la dilatation fût plus grande, ce qui n'aurait pu se faire sans que l'hémorrhagie en augmentât, il est presque certain que la malade aurait succombé à une perte de sang aussi considérable, surtout celle-ci, qu'un état habituel de mauvaise santé rendait moins susceptible encore de supporter l'une ou l'autre de ces extrémités.

XXVIIe OBSERVATION.

1775, SEPTEMBRE le 16, vers quatre heures de

l'après-midi, j'allai voir une pauvre femme nommée *Olley*, qui était à peu près arrivée au terme de sa grossesse. Depuis un mois elle avait une hémorrhagie qui, sans être abondante, se calmait et augmentait tour à tour, selon que la malade prenait du repos ou faisait de l'exercice. Ce même jour, cependant, l'hémorrhagie ayant considérablement augmenté, et étant accompagnée de douleurs, elle devenait très-alarmante.

J'introduisis ma main dans le vagin, et, après avoir attentivement examiné l'orifice de l'utérus, je fus convaincu que le placenta ne s'y *trouvait pas*. En faisant cette recherche, je rompis les membranes; il s'en échappa une grande quantité d'eau, et l'hémorrhagie aussitôt cessa. Mais, quoiqu'il ne survînt pas de fortes douleurs, la femme accoucha naturellement, sept heures après la rupture des membranes, d'un enfant volumineux et vivant.

XXVIIIe OBSERVATION.

1775, SEPTEMBRE le 18, je fus appelé vers le minuit pour une autre femme indigente nommée *Baxter*, qui avait auprès d'elle une sage-femme. J'appris que, pendant les dernières semaines, la malade avait été incommodée d'une hémorrhagie utérine, qui venait d'augmenter considérablement depuis deux jours. Quoiqu'elle fût très-près du terme de sa grossesse, cette femme n'avait aucun symptôme de travail, et n'avait point encore ressenti de douleurs. Elle était extrêmement faible; son pouls était à peine sensible; enfin l'état d'épuisement où elle paraissait être annonçait le plus pressant danger.

J'introduisis ma main dans le vagin que je trouvai rempli de sang coagulé; avec le doigt j'examinai attentivement l'orifice de l'utérus, qui, quoique peu ouvert, était cependant très-souple et très-susceptible de dilatation, à cause de la longue durée de la perte. Ayant acquis la certitude que le placenta *n'était pas* à l'orifice de l'utérus, je tâchai de rompre les membranes; mais j'y trouvai plus de difficulté que dans le dernier cas. Cependant, après plusieurs tentatives répétées, je parvins à les rompre; il s'en échappa une grande quantité d'eau, et l'hémorrhagie fut aussitôt supprimée.

Je continuai d'agacer l'orifice de l'utérus; les douleurs s'annoncèrent et augmentèrent progressivement; la dilatation s'agrandit, et deux heures après mon arrivée chez cette femme, elle accoucha heureusement d'un enfant vivant et vigoureux, malgré la perte considérable qu'elle avait éprouvée, et qui avait entièrement cessé. La malade resta languissante encore quelques jours après la délivrance. Le quinzième jour de sa couche, elle ne se plaignait d'autre incommodité que de n'avoir pas assez de forces.

REMARQUE.

L'hémorrhagie ayant été très-considérable, la malade extrêmement affaiblie, et n'ayant pas éprouvé la moindre douleur, on pourra penser, avec quelque apparence de raison, que j'aurais dû me déterminer à faire la version de l'enfant dès que je vis la malade. Mais l'expérience m'ayant prouvé combien la nature est féconde en ressources pour expulser l'enfant, surtout lorsque le placenta n'est point un obstacle à la dilatation, je crus devoir, en cette occasion, laisser agir ce grand maître, surtout ayant à ma disposition les moyens de l'aider en excitant la contraction de l'utérus par de légères titillations sur les bords de son orifice; d'ailleurs l'état de débilité de la femme ne permettait pas de tenter la dilatation artificielle : les moyens que la nature emploie, toujours modérés, gradués, étaient bien plus convenables à la situation de la malade. L'accouchement forcé et précipité n'offrait aucune espérance de succès avantageux.

XXIXe OBSERVATION.

1775, DÉCEMBRE le 18, mistriss *F*..., dont la santé était fort altérée depuis plusieurs années par une menstruation abondante, était à cette époque au commencement du neuvième mois de sa première grossesse.

Sans aucun malaise, sans aucune douleur antécédente, elle fut surprise tout à coup par une hémorrhagie considérable. Arrivé chez elle presqu'au moment où l'accident venait de s'annoncer, je trouvai l'orifice très-peu ouvert, mais suffisamment relâché pour permettre l'introduction du doigt. Le placenta *n'étant pas* sur l'orifice, j'employai, pour la faire cesser, les moyens déjà mentionnés tant de fois; aussitôt l'écoulement du sang diminua, et, quelques heures après les premières plaintes de la malade, les douleurs s'annoncèrent, l'orifice s'ouvrit, et quoique présentant les fesses, l'enfant, peu volumineux, s'engagea. Les parties de la femme étant souples, l'enfant fut expulsé vivant avec beaucoup de facilité. La mère ensuite se porta bien.

XXXe OBSERVATION.

1776, AVRIL le 18, une dame qui demeure à quelque distance de Norwich, mère de plusieurs enfans, étant alors au commencement du huitième mois de sa grossesse, avait eu quelques jours auparavant une décharge de sang de l'utérus. Elle s'était confiée aux soins d'un chirurgien du voisinage, qui, voyant que l'hémorrhagie augmentait, témoigna le désir de me consulter. Lorsque j'arrivai, l'hémorrhagie n'était pas très-considérable; ayant procédé à l'examen, et ne *trouvant pas* le placenta sur l'orifice, nous recommandâmes l'usage des palliatifs ordinaires dans le cas où l'hémorrhagie reparaîtrait. Elle ne revint que deux jours après, accompagnée de douleurs assez fortes pour expulser un enfant très-petit, mais vivant.

XXXIe OBSERVATION.

1776, MAI le 1er, mistriss *H....*, demeurant à environ neuf milles de cette ville, cliente d'un chirurgien établi dans le même lieu, était parvenue au terme de sa grossesse lorsqu'elle fut prise des douleurs de l'enfantement, accompagnées d'hémorrhagie. Comme l'accident augmentait en proportion des douleurs, l'accoucheur conseilla de m'envoyer chercher, pour l'aider de mes avis dans cette circonstance. Étant alors auprès d'une malade qui ne voulut pas me permettre de la quitter, j'envoyai un de mes confrères à ma place.

Mais arrivé près de la malade, il avait trouvé un second accoucheur que l'on avait envoyé chercher. J'appris que l'hémorrhagie, qui avait duré plusieurs heures, était occasionnée par la *présence du placenta* sur l'orifice; que la malade avait perdu beaucoup de sang; qu'on avait fait la version de l'enfant par les pieds, seul moyen de sauver la mère.

XXXIIe OBSERVATION.

1776, MAI le 21, la nommée *Jeary*, femme pauvre auprès de laquelle était une sage-femme, étant parvenue à son terme, venait d'être surprise par une perte de sang considérable qui durait depuis une heure lorsque j'arrivai chez elle.

Par l'examen nécessaire, je reconnus que le placenta *n'était pas* sur l'orifice qui était assez dilaté pour permettre *la ponction* des membranes. Au même moment l'hémorrhagie cessa ; bientôt survinrent de légères douleurs qui expulsèrent un enfant mort, avec la même facilité qui accompagne toujours cet état de relâchement du col de l'utérus.

XXXIIIe OBSERVATION.

1776, MAI le 26, mistriss *N*... était au commencement du neuvième mois de sa grossesse ; elle gardait le lit depuis quelques jours, pour une légère hémorrhagie accompagnée d'un peu de fièvre, mais sans aucun symptôme de travail.

L'hémorrhagie ayant considérablement augmenté, on m'envoya chercher. La quantité de sang déjà perdue avait quelque chose de très-alarmant, par la faiblesse où la malade était réduite. L'ayant examinée, je ne *trouvai point* le placenta. Je tâchai d'exciter la douleur en stimulant l'orifice, ce qui me réussit tellement bien, que je pus rompre les membranes. L'hémorrhagie s'est calmée, la dilatation à continué de se faire, la femme fut facilement et promptement délivrée, d'un petit enfant mort.

XXXIVe OBSERVATION.

1776, JUILLET le 7, la nommée *Chaplin*, étant

dans le dernier mois de sa grossesse, avait une hémorrhagie qui durait depuis la veille, mais sans douleurs. Lorsque je fus appelé, la perte était augmentée de beaucoup; elle était alors si considérable, que la malade en était très-affaiblie. Le placenta *n'étant pas* greffé sur l'orifice, j'excitai les contractions comme dans le dernier cas; les douleurs survinrent, et elle accoucha avec une singulière facilité, d'un enfant vivant.

XXXVe OBSERVATION.

1776, AOUT le 27, la nommée *Craske* avait déjà eu plusieurs enfans et était alors vers la fin de sa grossesse; depuis plusieurs jours elle éprouvait de légères douleurs, accompagnées d'une hémorrhagie qui augmentait progressivement; au moment où l'on se décida à m'envoyer chercher, elle venait de s'accroître avec une telle violence, que la malade avait perdu une prodigieuse quantité de sang avant que je fusse arrivé auprès d'elle. L'ayant trouvée extrêmement faible, je me hâtai de l'examiner, et je *trouvai le placenta* sur l'orifice. Dans l'état où était la malade je crus devoir procéder à l'accouchement sans différer plus long-temps; l'orifice, quoique peu ouvert, était assez souple pour me faire espérer de réussir; et, en effet, je n'éprouvai pas plus de difficulté que dans tous les autres cas de cette nature.

L'enfant était mort, mais la mère, quoique extrêmement faible et languissante, s'est parfaitement rétablie.

XXXVIe OBSERVATION.

1776, OCTOBRE le 15, mistriss *W*..., domiciliée à environ deux milles de chez moi, était au commencement du neuvième mois de sa grossesse, lorsqu'elle fut tout à coup surprise par une hémorrhagie accompagnée des douleurs de l'enfantement.

M'ayant fait appeler aussitôt, je la trouvai dans un état de syncope. J'introduisis ma main dans le vagin, je ne *trouvai pas* le placenta. Après avoir renouvelé l'air de l'appartement, la perte se calma. Je restai auprès de la malade jusqu'à ce que l'hémorrhagie fût tout-à-fait cessée; et, comme rien n'annonçait un travail prochain, je la quittai malgré la distance qui nous séparait. Je prescrivis la conduite à tenir pendant mon absence, et je recommandai de me faire appeler dès que l'hémorrhagie reparaîtrait, ou lorsque les douleurs se feraient sentir.

Deux fois on m'envoya chercher, et chaque fois l'hémorrhagie fut aussi facilement arrêtée que la première; mais je ne pouvais encore parvenir à rompre les membranes. Enfin, le soir du troisième jour de la perte, la nature vint à mon secours; les douleurs s'annoncèrent; par un examen fréquent, j'ouvris graduellement l'orifice, et un petit enfant vivant fut expulsé avec assez de facilité. Depuis, l'hémorrhagie a totalement cessé; aucun accident n'est venu troubler la marche ordinaire des couches.

XXXVIIe OBSERVATION.

1776, NOVEMBRE le 28, mistriss *P...*, qui avait eu déjà plusieurs enfans, et dont les accouchemens avaient été très-pénibles, se plaignit de beaucoup de malaise, depuis les deux derniers mois de sa grossesse.

C'est surtout pendant les trois ou quatre dernières semaines qu'elle avait eu, de temps en temps, un écoulement de sang de l'utérus, mais qui n'avait pas été assez considérable pour la déterminer à garder le lit ou à prendre de conseil sur cet état.

Dans la journée du 18 novembre, se croyant à terme, la malade, pensa que les douleurs légères qu'elle éprouvait, étaient les signes précurseurs du vrai travail. Elles devinrent plus fortes pendant la nuit. L'hémorrhagie ordinaire n'avait pas reparu depuis vingt-quatre heures; mais alors elle revint d'une manière alarmante. On me fit appeler; demeurant près de la malade, je ne tardai pas à me rendre chez elle; les douleurs avaient cessé, l'hémorrhagie s'était calmée, et même elle s'arrêta entièrement. J'introduisis ma main dans le vagin: je *sentis* très-distinctement le *placenta*; et de là je conclus qu'il était nécessaire de retourner l'enfant; mais l'orifice n'était ni assez ouvert, ni assez relâché pour qu'il fût possible d'opérer sur-le-champ. J'attendis donc le retour des douleurs et de l'hémorrhagie; je restai toute la nuit et le jour suivant auprès de la malade qui, pendant ce temps, n'eut ni douleurs ni perte. Comme elle n'était pas très-affaiblie et que d'ailleurs elle avait eu, de temps à autre, un peu de sommeil; ne voyant point reparaître aucun symptôme de travail, je me hasardai de quitter la malade; mais ce ne fut pas sans inquiétude, car j'avais à craindre que les douleurs reprissent brusquement et que la perte qui pouvait en résulter, fût assez considérable pour exiger du secours, avant que je pusse être arrivé pour en donner. Pour obvier à cet inconvénient, j'invitai un chirurgien du voisinage à me remplacer en cas d'accident, et de m'envoyer chercher dès l'apparition des moindres symptômes.

La malade resta dans ce fâcheux état d'anxiété, jusqu'au 28 au soir que les symptômes du travail reparurent. J'étais heureusement auprès d'elle avant que l'hémorrhagie fût considérable; mais le sang coulait avec plus d'abondance à mesure que l'orifice s'ouvrait. J'introduisis encore ma main dans le vagin; je sentis encore mieux qu'auparavant un des bords du placenta. Cette masse n'étant point située centre pour centre sur l'orifice qui était favorablement disposé à céder, je fis pénétrer ma main du côté de la portion décollée du pla centa; et comme c'était les fesses de l'enfant qui se présentaient, je n'eus pas besoin de pénétrer fort avant pour rencontrer les pieds. Je fis l'extraction d'un gros enfant vivant, sans qu'il survînt le moindre accident qui ait pu faire craindre pour la vie de la mère.

REMARQUE.

Le laps de temps qui s'est écoulé entre la première fois que je découvris le placenta, et le moment favorable à l'extraction de l'enfant, fut de si longue durée, que je me vis dans la nécessité de dévier à la règle que j'ai établie dans cet Essai, comme essentiellement nécessaire pour le salut de la femme, règle qui consiste à ne point quitter la malade qui se trouve dans cette circonstance, sous quelque prétexte que ce soit. Il ne serait donc pas mal à propos d'indiquer les moyens qui pourraient nous aider à déterminer jusqu'à quel point on peut se hasarder de suivre la pratique de ce cas embarrassant, dans ceux de même nature, qui pourraient se rencontrer par la suite. L'hémorrhagie, dans ce cas, est subordonnée à l'époque et au progrès du travail; mais les symptômes qui caractérisent le début du travail sont si équivoques; les signes propres à faire reconnaître la disparition et le retour de ces symptômes sont si incertains, que je crois qu'il serait très-difficile d'établir des données entièrement satisfaisantes sur ce sujet. Car, excepté la règle que j'ai établie, et sur laquelle j'insiste fortement, même dans les cas tels que celui-ci, lorsque ses autres affaires peuvent permettre au chirurgien de s'y conformer, j'avoue que je n'en connais aucune qui ne soit plus ou moins hasardeuse. Tout ce que je pourrais dire de plus satisfaisant à ce sujet, et qui eût quelque influence sur ma détermination dans le dernier cas, ce serait de rechercher avec attention la cause qui peut donner lieu à la cessation des douleurs; de tâcher de distinguer, autant que possible, celles qui dépendent de la nature, et qui occasionnent la *cessation* entière du travail, de celles qui naissent de circonstances accidentelles, et qui ne produisent que la *suspension* de la marche du travail de l'accouchement.

Tout le monde sait, par exemple, que quelquefois la crainte qu'éprouve la malade en voyant l'accoucheur; l'aspect inattendu de plusieurs personnes de la profession; les paroles qu'on laisse échapper et qui intéressent vivement la malade; l'événement imprévu de quelques circonstance fâcheuses, sont autant de causes propres à porte le trouble et l'agitation dans son esprit, et à occasionner la cessation des douleurs, lors même qu le travail est dans sa plus grande activité. Il arriv encore très-souvent, ainsi qu'on a pu le voir dai les cas précédens, que la syncope occasionnée p la perte de sang produit le même effet.

Ainsi, lorsque la suspension des douleurs est occasionnée par une des causes de cette nature, il est raisonnable d'attendre qu'elle ait cessé d'exercer son influence sur la malade et de compter sur leur prochain retour; et comme ces causes ne peuvent exister long-temps, il est très-probable que les douleurs ne tarderont pas à reparaître, d'autant plus, qu'elles ne sont point précédées de ces symptômes qui s'annoncent dès le début du travail ordinaire. Il est donc évident, lorsque l'hémorrhagie est supprimée par la *suspension* du travail, occasionnée par les causes dont je viens de faire mention, qu'il serait très-imprudent de quitter la malade.

Mais il arrive fréquemment, et même avant le travail le plus naturel et le plus facile, que la femme éprouve des douleurs qui ont beaucoup d'analogie avec celles du vrai travail; elles opèrent même un léger degré de dilatation de l'orifice, et quelquefois, par leur intensité, elles donnent à la femme et à ceux qui l'entourent l'espoir d'une délivrance prochaine. Cependant, quelques instans après, sans aucune cause apparente, ces douleurs cessent entièrement; la femme redevient calme comme à son ordinaire; les douleurs ne se font plus sentir qu'à l'époque de l'accouchement, qui, dans quelque cas, n'a lieu que quelques jours, même quelques semaines, après les premiers symptômes.

Si cette dernière circonstance avait lieu, dans

le cas où le placenta est greffé sur l'orifice de l'utérus, voici les effets qui, *probablement*, en résulteraient : à la première invasion de ces fausses douleurs, il y aurait hémorrhagie ; les douleurs venant à cesser, le sang ne coulerait plus ; et si la femme gardait constamment le lit, l'hémorrhagie ne reparaîtrait qu'à l'époque du véritable travail, qui ainsi que je l'ai déjà fait remarquer, pourrait être encore fort éloigné ; les parties étant restées dans le même état que s'il n'y eût point eu de fausses douleurs, le travail serait précédé de symptômes qui laisseraient encore assez de temps pour se procurer la personne chargée de donner des soins à la malade, avant même que la perte ait fait des progrès considérables.

Tel est, à ce qu'il me paraît, le cas exact dans lequel se trouve le sujet de la dernière observation. A en juger au moins par ses résultats, il est probable qu'après une *cessation* totale du travail, de la nature de celle que je viens de décrire, on n'aurait rien à craindre de fâcheux pour la femme en la quittant.

Cependant, je n'entends tirer d'autres conséquences des circonstances qui peuvent accompagner cette hémorrhagie, que celle-ci : si le travail n'était seulement que suspendu, on aurait le plu grand tort de quitter la malade. Si l'on a attend assez long-temps pour être convaincu que le tra vail a cessé entièrement, quoiqu'il soit plus sûr d rester auprès de la femme, cependant il y a quelque raison de croire qu'on peut la quitter sans risque. Mais dans le cas où l'on s'arrêterait à ce dernier parti, ce ne doit jamais être sans avoir l'assurance que la cessation des douleurs n'est produite par aucune des circonstances accidentelles dont j'ai fait mention, et plus particulièrement par la faiblesse ou la syncope.

XXXVIIIe OBSERVATION.

1777, MARS le 24, la nommée *Darking*, sur la fin du huitième mois de sa grossesse, fut éveillée vers deux heures du matin, par une hémorrhagie abondante, accompagnée de douleurs et de quelques symptômes de travail. La perte s'étant calmée au bout d'une demi-heure, la femme ne crut pas nécessaire de faire appeler du secours. Mais vers six heures l'accident reparut, et avec tant de violence que l'on m'envoya chercher. Je trouvai la femme dans une syncope. L'hémorrhagie durait encore : je m'assurai, par le toucher, que le placenta *n'était pas* sur l'orifice; pendant l'examen, il survint quelques douleurs, et les membranes s'ouvrirent; la dilatation s'étant promptement faite, un petit enfant mort fut expulsé une demi-heure après mon arrivée, et sans inconvénient pour la mère, qu'un peu de faiblesse qui dura encore quelque temps.

XXXIXe OBSERVATION.

1777, Avril le 10, je fus appelé pour mistriss *G....*, résidente dans un village éloigné d'à peu près huit milles de Norwich. Étant occupé ailleurs, un de mes confrères, familiarisé avec ma manière de pratiquer dans ces sortes de cas, se chargea d'aller à ma place. Il trouva auprès de la malade un chirurgien habile et expérimenté du voisinage, qui lui dit qu'elle approchait du terme de sa grossesse; qu'elle avait eu dans l'après-midi de légères douleurs, accompagnées d'une perte qui, jusqu'alors, n'avait pas été très-considérable, mais qui depuis allait toujours en augmentant. Il fut donc résolu de faire les recherches nécessaires pour le placenta, afin de se conduire en conséquence de sa situation. Ayant introduit la main dans le vagin, on *sentit distinctement le placenta* sur l'orifice de l'utérus; mais alors l'hémorrhagie était beaucoup moindre; l'orifice, peu ouvert, dur, rigide, n'était point assez favorablement disposé pour la dilatation artificielle que le cas exigeait; surtout le premier chirurgien ayant fait observer que les accouchemens précédens avaient été longs et pénibles, à cause de la résistance particulière de l'orifice.

On différa donc d'opérer l'accouchement jusqu'à ce que l'orifice eût acquis plus de soupless par l'effet de la perte, et une dilatation plus grand par l'effet des contractions. Ils attendirent pendant un temps considérable ; mais les douleurs se passèrent et l'hémorrhagie s'arrêta. Très-incertain alors du moment où reviendraient les douleurs, l'un des deux chirurgiens se retira ; l'autre passa la nuit auprès de la malade, et une partie encore de la matinée, autant que ses affaires pouvaient le lui permettre. Les douleurs et l'hémorrhagie ne reparurent que vers le midi, mais heureusement avec assez de modération pour donner le temps d'aller chercher les deux accoucheurs avant que la perte eût été très-abondante. Le travail alors paraissait s'établir, et l'hémorrhagie n'était pas très-considérable. Mais ayant trouvé l'orifice beaucoup plus souple, on décida qu'il fallait opérer l'accouchement. Lorsqu'on eut fait pénétrer la main dans le vagin, que l'on eut perforé le placenta pour y faire pénétrer les doigts, et que la main fut parvenue dans l'utérus, on fit l'extraction de l'enfant avec succès et facilité. L'hémorrhagie avait peu augmenté pendant l'opération ; elle s'arrêta lorsque l'utérus fut complétement débarrassé. La femme eut des suites de couches heureuses.

REMARQUE.

Les circonstances qui accompagnent ce cas sont en tout semblables à celles de l'Observ. XXXVII. Les remarques auxquelles elle a donné lieu sont exactement applicables au cas actuel, et ce second exemple de l'abandon de la femme dans cette situation, sans qu'elle en ait éprouvé aucun dommage, vient à l'appui du raisonnement que j'ai établi en semblable conjoncture. Mais je serais très-fâché que les résultats heureux de ces deux déviations particulières à la règle générale que j'ai établie, autorisassent de s'exposer au hasard de quitter la femme dans des circonstances qui ne seraient point exactement semblables à celles-ci. Dans tous les cas, on ferait toujours mieux de rester auprès de la malade lorsque les autres affaires le permettent.

XLe OBSERVATION.

1777, AVRIL le 15, après midi, je fus appelé pour secourir une nommée *Fulsham*, enceinte à terme, ayant une sage-femme auprès d'elle depuis plusieurs heures. Jamais je n'avais encore vu d'hémorrhagie aussi abondante; aussi la malade était-elle tombée dans une syncope des plus alarmantes. Mais la nature vint bientôt à son secours; l'orifice qui était *libre* s'ouvrit progressivement, et livra passage à un petit fœtus mort, qui fut expuls avec une facilité remarquable, sans presque aucun secours; après quoi l'hémorrhagie s'arrêta, et l femme se rétablit.

XLIe OBSERVATION.

1777, JUIN le 27, mistriss *C*... était vers la moit du huitième mois de sa première grossesse. El éprouva la veille un sentiment vif de frayeur qui fut suivi d'une hémorrhagie. Ayant été appelé, je fis l'examen nécessaire. Le placenta *n'était pas* sur l'orifice; l'hémorrhagie cessa par l'usage des palliatifs ordinaires. Elle resta dans le même état jusque vers l'après-midi du jour suivant que la perte reparut. Mais la nature étant favorablement disposée, le produit de la conception se trouva si promptement expulsé, que, quoique l'enfant présentât les pieds, la femme se trouva accouchée et délivrée sans avoir reçu aucun secours.

XLIIe OBSERVATION.

1777, OCTOBRE le 10, la femme *Wilkins*, enceinte de deux enfans, était sous les soins d'une sage-femme. Après la sortie du premier enfant, il survint une hémorrhagie excessive. N'étant pas chez moi lorsqu'on me fit appeler, le même chirurgien qui m'avait déjà remplacé tant de fois, se chargea encore des soins à donner à cette femme. Il était évident que la présence du placenta sur l'orifice *n'était point* ici la cause de l'accident actuel; néanmoins l'hémorrhagie était tellement effrayante, qu'il craignait d'être obligé de retourner l'enfant. Mais en faisant la ponction sur les membranes, en stimulant légèrement l'orifice, les contractions se ranimèrent, et en même temps qu'elles firent cesser la perte, elles expulsèrent un enfant vivant.

La mère n'en éprouva d'autres suites qu'une grande faiblesse.

XLIIIe OBSERVATION.

1777, OCTOBRE le 26, la nommée *Stannard*, la même qui fait le sujet de l'Observation II, était alors vers la trentième semaine de sa grossesse. Elle éprouvait depuis un mois environ une perte utérine qu'elle attribuait à une chute qu'elle avait faite. Il y avait plusieurs jours que la perte augmentait considérablement; mais elle était parvenue à un degré effrayant lorsque je vis la malade. Je l'examinai par la méthode recommandée; et quoique j'eusse éprouvé de la difficulté à introduire le doigt dans l'orifice de l'utérus, j'y trouvai le placenta. Elle avait de temps en temps de légères douleurs, qui chaque fois amenaient un nouveau flot de sang. J'étais extrêmement tourmenté de la crainte de ne pouvoir opérer l'accouchement, à cause du peu de développement de l'utérus et de son orifice, dont l'état ne permettait pas l'introduction de la main pour tourner et extraire l'enfant; opération qui cependant paraissait indispensablement nécessaire pour la sûreté de la femme. Je fis plusieurs efforts pour faire pénétrer deux ou trois doigts, mais sans succès. J'attendis donc; mais je fus extrêmement inquiet sur l'événement. Les douleurs et la perte continuaient toujours; la malade s'affaiblissait de plus en plus.

Je lui donnais du gruau aussi souvent qu'elle pouvait en prendre; et, quoiqu'elle en bût peu à la fois, il se trouva qu'au total elle en avait pris une certaine quantité. Enfin, une heure et demie environ après mon arrivée, au moment où elle buvait, il survint tout à coup un flot de sang suivi de nausées, de vomissement, et de la syncope la plus effrayante dont j'aie été témoin. Les assistans croyaient que la pauvre femme venait d'expirer. Je crus devoir saisir ce moment de relâchement général pour tenter l'introduction de la main. Je trouvai l'orifice de l'utérus dans un état de laxité complet; et il s'ouvrit aussi facilement que le volume de la main pouvait le permettre, mais assez cependant pour pouvoir pénétrer dans l'utérus et atteindre à un des pieds que j'amenai dans le vagin, et au moyen duquel j'achevai l'extraction d'un petit enfant mort.

Le placenta fut expulsé quelques momens après, et l'hémorrhagie cessa. La malade fut donc arrachée au plus imminent danger; et moi, soulagé de la plus grande anxiété que j'aie jamais eue en semblable occasion dans le cours de ma pratique.

REMARQUE.

Quoique dans ce cas la présence du placenta sur l'orifice aurait produit *inévitablement* l'hémorrhagie à l'expiration du terme de la grossesse; quoique, ainsi que dans tous les cas de semblables situations du placenta, la nature ne puisse venir au secours de la malade, cependant la cause de la perte, à cette époque de la grossesse, n'était qu'*accidentellement* occasionnée par la chute de la malade. Ces deux causes, réunies dans un seul cas, prouvent la nécessité de s'assurer toujours, par l'examen manuel, de l'état de l'orifice de l'utérus.

Car, en supposant que dans le cas présent l'on eût attribué l'hémorrhagie à la chute de la femme; et que l'on n'eût considéré cette cause que comme purement accidentelle; que l'on eût confié un cas semblable aux soins d'une sage-femme (1) (ce que l'on aurait pu faire sans danger, si le placenta n'eût pas été sur l'orifice), il est très-probable que le moment opportun eût été perdu, et que l'accident se serait terminé d'une manière funeste.

XLIVe OBSERVATION.

1777, OCTOBRE le 26, la nommée *James*, indigente, que je trouvai entre les mains d'une sage-femme, laquelle m'informa que sa patiente était parvenue au terme de sa grossesse; qu'après avoir

(1) Une sage-femme (élève de l'hospice de la Maternité de Paris), n'aurait pas tenté de dilater l'orifice de l'utérus chez une femme enceinte de sept mois. Elle aurait d'abord employé tous les autres moyens de modérer la perte; et si elle eût jugé l'accouchement indispensable, elle aurait auparavant fait usage du *tampon*, qui, comme moyen de compression et d'irritation, aurait ralenti l'hémorrhagie et excité les contractions de l'utérus.

eu de légères contractions pendant quelques heures, il survint une décharge considérable de sang de l'utérus. Il y avait à peu près une heure que la malade était dans cet état lorsque j'arrivai près d'elle. Mais les membranes s'étant rompues, il s'en était échappé une grande quantité d'eau, et l'hémorrhagie était un peu calmée. J'introduisis ma main dans le vagin, que je trouvai rempli de caillots; l'orifice de l'utérus était très-ouvert, les bords très-souples; le placenta n'y *était pas*, mais une main de l'enfant s'y présentait. Quoique la perte alors fût très-modérée, la situation de l'enfant exigeant l'accouchement artificiel, j'introduisis immédiatement ma main dans l'utérus, et je saisis un des pieds que j'amenai avec beaucoup de facilité; et en très-peu de temps, comme le bassin était bien conformé, que toutes les parties de la femme étaient dans un relâchement occasionné par la perte, je fis l'extraction d'un enfant très-fort et bien portant. Le placenta fut promptement expulsé; l'hémorrhagie cessa, et la femme se rétablit.

REMARQUE.

Il est évident que l'on n'a eu recours, dans ce cas, à la version de l'enfant, que parce qu'il était mal situé, et non à cause de l'hémorrhagie, qui était due à une séparation accidentelle du placenta. Ainsi l'on ne peut pas dire que j'aie été en contradiction avec la règle générale que j'ai adoptée relativement à l'hémorrhagie qui provient d'une cause accidentelle, attendu que, dans ces cas, la nature se suffit à elle-même pour expulser l'enfant. La prompte dilatation de l'orifice, l'engagement de la partie qui s'y présentait, prouvait suffisamment que, si cette partie eût été toute autre, la nature, ainsi que dans tous les cas dont il est fait mention, aurait, par ses propres efforts, expulsé l'enfant assez tôt pour la sûreté de la mère.

XLVe OBSERVATION.

1778, AVRIL le 3, je fus appelé auprès de la nommée *Garrard*, femme pauvre, de la charité de Norwich, enceinte depuis environ vingt semaines, et qui venait d'être surprise d'une hémorrhagie utérine, quelques heures avant que j'arrivasse chez elle ; déjà elle éprouvait quelques légères douleurs. Lorsque je l'examinai, je trouvai le vagin rempli de sang coagulé; ayant introduit un doigt dans l'orifice de l'utérus, j'y *découvris distinctement le placenta.* L'utérus était trop peu développé pour qu'il fût possible d'y introduire la main ; j'en fus convaincu par les douces tentatives que je fis, et que je crus ne pas devoir répéter; mais j'attendis auprès de la femme, espérant, non sans inquiétude, que la nature parviendrait à expulser le fœtus. Je fis garder le repos à la malade, j'entretins l'air frais dans la chambre, et l'hémorrhagie s'apaisa. Quoiqu'à chaque douleur le sang s'écoulât davantage, cependant une heure suffit pour expulser le fœtus et le placenta. La femme n'eut plus rien à craindre de la perte.

REMARQUE.

Ce cas fut un des premiers, à une époque aussi rapprochée de celle de la conception, dans lequel je remarquai l'implantation du placenta sur l'orifice; et ce fut, par conséquent, le premier exemple qui me fournit l'occasion d'observer que la nature pouvait opérer seule l'expulsion du fœtus. Je ne doute pas que la même circonstance ne se fut déjà présentée dans le cours de ma pratique. Mais comme, en général, on n'appelle pas toujours l'accoucheur dans le cas d'avortement, et que, lorsqu'il a lieu dans les premiers mois, il est rarement nécessaire d'examiner les parties, il peut s'être présenté des cas qui aient échappé à mon attention. Il serait cependant à désirer que dans les cas d'avortement, spécialement dans ceux du quatrième au cinquième mois, l'état de l'orifice fût examiné aussi souvent que l'occasion pourrait le permettre. Ce n'est que par ce moyen que l'on pourrait s'assurer si, dans les premiers mois de la grossesse, la nature peut constamment expulser le fœtus, dans le cas où le placenta est greffé sur l'orifice.

XLVIe OBSERVATION.

1778, AVRIL le 16, on me fit appeler pour mistriss *W...*, qui était alors en travail de son troisième enfant : elle était à son terme, et sous les soins d'une sage-femme.

Les douleurs légères qui annonçaient un travail naissant, étaient accompagnées d'une hémorrhagie, d'abord peu considérable, mais qui augmentait en proportion de l'énergie des douleurs. Lorsque je vis la malade, les contractions se soutenaient avec force et l'hémorrhagie était fort abondante. Ayant examiné les parties, je trouvai l'orifice très-souple, et dilaté au point de pouvoir y introduire plusieurs doigts. Je reconnus la *présence du placenta;* je profitai de la disposition favorable des parties pour opérer. L'extraction du fœtus, qui était mort, fut faite avec beaucoup de facilité. La mère fut rétablie à l'époque ordinaire de ses couches.

XLVIIe OBSERVATION.

1778, JUILLET le 3, on me fit demander pour me rendre auprès de la nommée *Field*, indigente, qui était entre les mains d'une sage-femme. Arrivée à son terme, la malade avait depuis plusieurs heures une hémorrhagie tellement considérable, qu'elle avait perdu une énorme quantité de sang avant que je pusse lui donner le moindre secours. Je la trouvai dans une défaillance extrême : l'ayant examinée, je *trouvai le placenta.* L'orifice était assez dilaté pour permettre l'introduction de la main.

Je procédai sur-le-champ à la version de l'enfant, que j'amenai sans difficulté; mais lorsque je voulus opérer la délivrance, je trouvai le placenta adhérent au col de l'utérus; il y était si fortement attaché, que j'employai près d'une heure et demie à le séparer avec ma main. L'hémorrhagie ayant continué encore pendant ce long espace de temps, je craignais beaucoup que la femme succombât aux fatigues de la délivrance laborieuse, à l'état de faiblesse où elle était. En effet, elle mourut douze heures après son accouchement.

REMARQUE.

Dans ce cas malheureux, quoique la quantité de sang que la femme avait déjà perdue avant que je fusse auprès d'elle me donnât des craintes sur les suites de l'événement, je ne puis cependant m'empêcher de croire que, sans la difficulté d'extraire le placenta, cette femme se serait rétablie. On peut au moins admettre que la circonstance de l'adhérence du placenta et des manœuvres qu'elle a occasionnées, n'aient entretenu l'hémorrhagie beaucoup plus long-temps que si cette circonstance n'avait point eu lieu : car les douleurs qui en sont résultées pour la femme ont dû contribuer pour beaucoup à la terminaison fatale de cet accident.

La retention du placenta est un cas qui exige toujours beaucoup de soins. Il n'est pas facile de déterminer le meilleur mode de traitement à suivre en de telles circonstances. Les plus fameux praticiens ne sont point d'accord entre eux sur ce point. Les uns veulent que l'on fasse l'extraction forcée du placenta ; d'autres que l'on en confie à la nature l'expulsion. Mais dans les cas d'hémorrhagie, on ne saurait disconvenir de la nécessité de tâcher d'extraire le placenta le plus promptement possible, puisque le délai, dans les cas de cette nature, exposerait la malade au plus grand des dangers.

XLVIIIe OBSERVATION.

1779, JANVIER le 25, la nommée *Walterton*, indigente, parvenue au dernier mois de sa grossesse, avait auprès d'elle une sage-femme qui me fit appeler à cause d'une hémorrhagie légère qu'éprouvait sa malade depuis plusieurs jours, et qui venait d'augmenter considérablement.

Je *trouvai le placenta* greffé sur l'orifice de l'utérus ; celui-ci étant suffisamment souple et relâché, je me déterminai sur-le-champ à y introduire la main ; ce que je fis sans éprouver plus de difficultés qu'à l'ordinaire. J'amenai l'enfant par les pieds ; l'hémorrhagie aussitôt s'arrêta. L'accident ne s'étant point renouvelé, la femme se rétablit promptement.

XLIXe OBSERVATION.

1779, MARS le 6, je fus appelé pour secourir la nommée *Weatherick*, enceinte et à terme, qui venait d'être surprise par une hémorrhagie considérable. Ayant examiné l'état des parties je *trouvai le placenta* sur l'orifice, dont la dilatation était suffisante pour me déterminer à faire, sur-le-champ, la version de l'enfant que j'amenai vivant, quoique très-volumineux. La malade, fortement constituée, ayant perdu peu de sang avant l'accouchement, se rétablit de ses couches dans le temps ordinaire.

L^e OBSERVATION.

1779, AVRIL le 4, mistriss *W*..., de Ketteringham, à environ quatre milles de Norwich, venait d'être surprise d'une hémorrhagie considérable, lorsque arriva près d'elle un médecin de son voisinage, homme intelligent et soigneux.

Lorsqu'il eut examiné sa malade, il trouva que l'accident était causé par la *présence du placenta* sur l'orifice. Désirant avoir mon avis sur la conduite à tenir dans ce cas, il me fit appeler; j'arrivai aussi promptement que la distance des lieux pouvait le permettre, assez tôt cependant pour que la malade n'ait pas eu le temps de perdre une grande quantité de sang. M'étant assuré par l'examen de l'exactitude du fait annoncé par le médecin de la malade, je conseillai la version de l'enfant. Comme les parties étaient souples, dilatables, je pensai qu'il était convenable d'opérer sur-le-champ; ce que je fis, sur l'invitation du médecin. J'introduisis ma main sous un des bords du placenta; l'enfant présentait les fesses, je ne tardai pas à amener les pieds et je terminai l'accouchement avec assez de facilité. La délivrance fut naturelle; la malade eut des suites de couche heureuses.

LIe OBSERVATION.

1779, JUIN le 30, la nommée *Thorpe*, mère de plusieurs enfans, d'une constitution délicate, ayant la fibre molle, laxe, était, à cette époque, sur les derniers temps de sa grossesse. Depuis deux jours elle avait une hémorrhagie considérable, qui cessait et reparaissait alternativement plusieurs fois le jour. Étant devenue beaucoup plus abondante qu'auparavant, la malade m'envoya chercher.

Après avoir examiné cette femme avec la plus grande attention, j'eus la certitude que le placenta *n'était pas* sur l'orifice, qui était assez ouvert pour me permettre de rompre les membranes: lorsque l'eau fut évacuée, l'hémorrhagie se calma; quelques heures après les douleurs se firent sentir, et la femme accoucha heureusement.

LIIe OBSERVATION.

1779, AOUT le 25, je fus appelé pour donner mes soins à la nommée *Aloridge*, indigente, qui était entre les mains d'une sage-femme. Je trouvai la malade en travail, ayant une hémorrhagie qui durait depuis quelques heures. Le placenta *n'étant pas* sur l'orifice, je jugeai convenable d'attendre que la dilatation fût assez grande pour rompre les membranes; ce que je fis. Alors les douleurs hâtèrent la dilatation des parties, et la femme accoucha par les seuls efforts de la nature.

LIIIe OBSERVATION.

1779, NOVEMBRE le 1er, la nommée *Cutbird*, indigente, parvenue au dernier mois de sa grossesse, avait depuis la veille une hémorrhagie devenue alors si considérable, que la sage-femme qui était près d'elle témoigna le désir de me faire appeler. Ayant introduit ma main dans le vagin, l'état des parties ayant pu le permettre sans occasionner beaucoup de douleurs, j'eus la certitude que le placenta *n'était pas* sur l'orifice. Je me conduisis donc comme dans le dernier cas; et l'accouchement se termina de même par les seules contractions de l'utérus.

LIVe OBSERVATION.

1780, MARS le 24, la nommée *Ward*, enceinte et à terme, en travail de son troisième enfant, avait depuis quelques heures une hémorrhagie excessivement abondante. L'ayant examinée, je trouvai le vagin rempli de sang coagulé, et le *placenta attaché sur l'orifice*. Elle avait perdu une si grande quantité de sang, qu'elle était tombée dans une profonde syncope. Je pensai qu'il n'y avait pas de temps à perdre pour opérer l'accouchement : ce qui ne présenta pas beaucoup de difficulté, l'orifice étant très-souple. Je craignais beaucoup que la malade ne pût y survivre, à cause de la prodigieuse quantité de sang qu'elle avait perdue. Mais je fus agréablement surpris ; car, quoiqu'elle restât encore très-faible pendant plusieurs semaines, son rétablissement fut parfait. Depuis, elle eut même encore deux enfans.

LVe OBSERVATION.

1780, JUIN le 19, la nommée *Jackson* fut surprise d'une hémorrhagie à l'époque où elle comptait sur son accouchement. La sage-femme qui était près d'elle, voyant que l'accident devenait plus grave, me fit appeler. Le placenta *n'étant pas* sur l'orifice, qui n'était alors que très-peu dilaté, j'engageai la sage-femme à prendre patience, à tenir la malade fraîchement ; en la quittant, je l'invitai de m'envoyer chercher si l'hémorrhagie augmentait, ou si le travail n'avançait pas.

La perte continua encore pendant quelques heures ; l'enfant fut expulsé par les douleurs naturelles, ainsi que le placenta. L'écoulement du sang fut, après la délivrance, ce qu'il est dans les cas ordinaires.

LVIe OBSERVATION.

1780, JUILLET le 1er, la nommée *Lacohee*, pauvre femme à qui j'avais déjà donné des soins dans deux cas qui avaient exigé la version de l'enfant, venait de me faire appeler pour une hémorrhagie considérable qui avait précédé le travail de l'accouchement dont elle ressentait alors les douleurs.

Procédant à l'examen nécessaire, je sentis distinctement le *placenta qui se présentait.* L'état de l'orifice m'ayant permis d'introduire la main dans l'utérus, j'amenai l'enfant par les pieds. L'hémorrhagie s'arrêta, et la femme fut sauvée de l'état hasardeux où elle se trouvait.

LVIIe OBSERVATION.

1780, JUILLET le 23, la nommée *Lee* me fit appeler le soir pour une hémorrhagie qu'elle avait depuis le matin, accompagnée des douleurs de l'enfantement. Ayant reconnu que l'accident était occasionné par la *présence du placenta* sur l'orifice, j'y introduisis la main; je retournai l'enfant, et je terminai l'accouchement sans avoir eu besoin de recourir à d'autres moyens : la malade se rétablit promptement.

LVIIIe OBSERVATION.

1780, DÉCEMBRE le 28, on m'envoya chercher pour la nommée *Baxter*, habitante d'un village distant de Norwich d'environ six milles. Cette malade, enceinte de huit mois, avait une hémorrhagie, accompagnée des douleurs de l'enfantement. Sa sage-femme fit appeler un chirurgien du voisinage, qui, ayant trouvé le placenta sur l'orifice, et l'hémorrhagie excessivement abondante, avait témoigné le désir d'avoir mon avis.

La distance de Norwich exigeait un temps considérable avant que je fusse arrivé près de la malade. Je la trouvai presque épuisée de la perte qu'elle avait déjà éprouvée. Le *placenta était* en effet sur l'orifice; les parties étant molles, souples, j'introduisis ma main dans l'utérus, et, avec peu de difficulté, je fis l'extraction de l'enfant et du placenta.

La femme était sensiblement mieux après l'accouchement; et comme depuis l'hémorrhagie était diminuée de beaucoup, j'espérais que la malade pourrait se rétablir. Jusqu'au troisième ou quatrième jour, il n'était survenu aucun symptôme fâcheux; mais alors il s'annonça de la fièvre, qui, quelques jours après, eut une terminaison fatale.

LIXe OBSERVATION.

1781, JANVIER le 30, la nommée *Feake*, près du terme de sa grossesse, avait depuis trois jours une légère hémorrhagie qui cessait de temps en temps; enfin, le troisième jour elle augmenta de beaucoup, et elle était devenue très-abondante lorsque j'arrivai près de la malade. Mon premier soin fut d'examiner le col de l'utérus : le placenta n'y *était pas*. J'attendis les douleurs naturelles qui devinrent assez fortes pour expulser l'enfant sans danger pour la femme, et beaucoup plus promptement que je ne m'y étais attendu.

LXe OBSERVATION.

1781, NOVEMBRE le 29, la nommée *Pitcher* se trouvait, sous tous les rapports, dans le cas du sujet de la dernière Observation. Le placenta *n'étant pas* sur l'orifice de l'utérus, l'accouchement se termina par les seuls efforts de la nature.

LXIe OBSERVATION.

1782, FÉVRIER le 4, la nommée *Bully*, dans le huitième mois de sa grossesse, fut subitement saisie d'une abondante hémorrhagie de l'utérus. Sa sage-femme, qui déjà lui avait reçu plusieurs enfans, trouvant que la situation de la malade était très-hasardeuse, ne comptant pas d'ailleurs sur le soulagement que pourraient apporter les douleurs du travail, conseilla de me faire appeler.

Après m'être assuré de l'état de l'orifice, j'y *trouvai le placenta*. J'attendis encore quelque temps pour introduire ma main dans l'utérus; mais j'y éprouvai beaucoup plus de difficulté qu'à l'ordinaire : cependant l'accouchement n'eut aucune suite fâcheuse, et la malade se rétablit.

LXIIe OBSERVATION.

1782, FÉVRIER le 24, la nommée *Green*, enceinte et à terme, fut surprise d'une hémorrhagie qui s'annonça avec les douleurs de l'enfantement. Déjà quelques heures s'étaient écoulées avant que j'eusse vu la malade. Elle avait auprès d'elle une sage-femme.

Après l'examen ordinaire, je *trouvai le placenta* sur l'orifice de l'utérus; la dilatation étant suffisante, j'opérai sur-le-champ. J'y eus beaucoup plus de facilité que dans le dernier cas, et la femme eut un heureux rétablissement.

LXIIIe OBSERVATION.

1782, MARS le 21, la nommée *Ferry* avait une hémorrhagie très-considérable; mais comme elle était parvenue au terme de sa grossesse, et que le placenta *n'était pas* sur l'orifice, j'attendis les douleurs de l'enfantement. Elles devinrent assez fortes pour expulser l'enfant avant que la malade ait éprouvé une trop grande perte, et elle se rétablit dans le temps ordinaire.

LXIVe OBSERVATION.

1782, AVRIL le 1er, la nommée *King* me fit appeler pour une hémorrhagie qui durait depuis plusieurs heures, et qui était accompagnée des douleurs de l'enfantement. Le placenta *n'était pas* sur l'orifice; mais un bras de l'enfant s'y présentait. Cette circonstance m'obligea de retourner l'enfant, et de l'amener par les pieds sans qu'il en résultât rien de fâcheux pour la mère.

LXVe OBSERVATION.

1782, AVRIL le 11, la nommée *Coleman*, enceinte de huit mois, fut, sans aucune cause apparente, saisie tout à coup d'une hémorrhagie considérable. Elle avait auprès d'elle, depuis plusieurs heures, une sage-femme qui, voyant augmenter l'affluence du sang, m'envoya chercher. Après avoir introduit ma main dans le vagin, *n'ayant pas trouvé le placenta*, j'engageai la malade et la sage-femme à attendre avec patience les vraies douleurs : cependant elles ne s'annoncèrent pas ce jour-là. Comme on avait eu le soin de tenir la femme fraîchement, l'hémorrhagie s'était calmée. Ayant reparu le lendemain avec plus d'abondance qu'auparavant, on me fit appeler de nouveau. Alors je trouvai la nature mieux disposée à aider la femme ; je pus faire la ponction des membranes avec une sonde ; l'eau s'est écoulée, et les douleurs se sont succédées avec assez de force pour que l'accouchement se soit terminé heureusement.

LXVIe OBSERVATION.

1782, AVRIL le 14, au soir, je fus appelé pour une femme nommée *Short*, petite, d'une constitution faible et délicate ; elle était à la fin de sa grossesse, et se plaignait, depuis plusieurs jours, de malaise dans le dos, et de douleurs dans la région de l'utérus. Il y avait environ deux heures que les douleurs de l'enfantement avaient beaucoup augmenté, et qu'un écoulement considérable de sang accompagnait chaque douleur; ce qui avait déterminé la sage-femme qui était auprès d'elle à m'envoyer chercher.

Quoiqu'on eût peu tardé à me faire appeler, l'orifice s'étant promptement ouvert, la malade avait déjà perdu beaucoup de sang. Le *placenta se trouvant à l'orifice*, je procédai aussitôt à l'extraction de l'enfant et du placenta; ce que je fis avec assez de facilité, et assez tôt, pour sauver la vie de la femme; car, épuisée déjà comme elle le paraissait, il était douteux qu'elle pût survivre à une perte de sang aussi considérable.

LXVIIe OBSERVATION.

1782, MAI le 4, mistriss *W*..., habitant la campagne à environ quatre milles de Norwich, à qui j'avais déjà donné des soins lors de son premier accouchement, dont le travail avait été très-long et très-pénible, me fit appeler cette fois beaucoup plus tôt pour une hémorrhagie légère qui lui était survenue.

J'examinai l'état du col de l'utérus; l'orifice était peu ouvert, mais assez pour que j'aie pu me convaincre que le placenta n'y *était pas*. L'hémorrhagie continua; mais on l'empêcha d'augmenter par le soin que l'on eut d'admettre de l'air frais dans la chambre, etc.; et au bout de quelques heures, je pus rompre les membranes. L'hémorrhagie diminua sensiblement; l'orifice s'ouvrit de plus en plus, et l'enfant fut expulsé par les douleurs naturelles.

LXVIIIe OBSERVATION.

1782, AOUT le 20, la nommée *Francis*, au terme de sa grossesse, eut pendant plusieurs heures une hémorrhagie accompagnée de légères douleurs. Cette femme avait eu déjà plusieurs enfans. Lorsque je l'examinai, je sentis le *placenta sur l'orifice* de l'utérus, qui était considérablement dilaté, et assez souple pour me déterminer à y introduire la main. J'opérai l'accouchement sans beaucoup de difficulté; et quoique l'enfant fût volumineux, j'en fis l'extraction aussi promptement que je pouvais le désirer pour le salut de la femme.

LXIXe OBSERVATION.

1782, NOVEMBRE le 21, la nommée *Wright* eut une hémorrhagie occasionnée par l'implantation du *placenta sur l'orifice* de l'utérus, dont la séparation eut lieu en conséquence de l'approche du travail. La femme perdit une grande quantité de sang avant que l'orifice fût assez ouvert pour permettre d'opérer l'accouchement. Mais quoique j'eusse été forcé d'attendre plus long-temps dans ce cas que dans la plupart des derniers dont j'ai fait mention, cependant je pus à la fin terminer l'accouchement, et sans qu'il en résultât rien de fâcheux pour la malade.

LXXe OBSERVATION.

1783, AVRIL le 3, le sujet de cette observation est une dame faible et délicate qui a déjà eu plusieurs enfans. Elle avait été sujette à diverses indispositions pendant le cours de sa grossesse; et depuis plusieurs jours elle se plaignait de malaise, qu'elle attribuait à l'époque prochaine de son accouchement.

La nuit du 3, cette dame avait été fort agitée, et vers le matin elle fut prise subitement par une hémorrhagie qui, cependant, se calma une heure et demie après son apparition. Mais au bout de quelques heures l'accident s'étant renouvelé, on me fit appeler.

M'étant aussitôt rendu chez la malade, je jugeai convenable, quoique elle n'eût que de légères douleurs, d'examiner le col de l'utérus. Le placenta *ne s'y trouvait pas*. J'engageai la malade à attendre que les douleurs vinssent à son secours, pour opérer l'accouchement, et l'assurai qu'il n'aurait besoin d'aucun moyen extraordinaire pour se terminer heureusement.

Je ne pouvais alors rompre les membranes; l'hémorrhagie continuait toujours, et la femme s'affaiblissait. Je tachai d'exciter la contraction de l'utérus en agaçant doucement son orifice; enfin il s'ouvrit assez pour admettre une longue sonde, au moyen de laquelle je rompis les membranes.

Il s'en échappa une grande quantité d'eau et l'hémorrhagie cessa entièrement. Pendant plusieurs heures les douleurs n'étaient point assez fortes pour produire un grand effet; mais comme la perte ne se renouvelait pas, j'étais sans inquiétude sur le reste. Cependant le vrai travail s'établit et un enfant vivant et bien portant fut expulsé par les douleurs naturelles, et la dame eut des suites de couches fort ordinaires.

LXXIe OBSERVATION.

1783, JUILLET le 20, mistriss *F*..., à qui j'avais donné précédemment des soins dans trois accouchemens naturels, huit jours avant la date ci-dessus, en se retournant dans son lit, fut surprise par une hémorrhagie abondante, qui commençait à se calmer lorsque j'arrivai auprès d'elle. J'examinai le col utérin; quoique peu ouvert, je ne pensai pas que le placenta fût greffé sur l'orifice. Il n'y avait point encore de douleurs; l'hémorrhagie avait cessé et ne reparut pas pendant les trois heures que je restai chez la malade. Lui ayant prescrit le repos le plus absolu, et surtout de rester au lit, la perte fut quatre jours sans reparaître. Elle revint alors, mais moins abondante qu'auparavant, et cessa beaucoup plus tôt. Enfin dans la matinée du 23, quelques symptômes de travail s'étant annoncés, l'hémorrhagie reparut. On m'envoya chercher. En arrivant chez la malade, je la trouvai dans une syncope. L'orifice commençait à s'ouvrir, je pus alors me convaincre que le placenta ne *s'y trouvait pas*. Cependant la perte était encore très-alarmante, et quoique je fusse parvenu à rompre les membranes, la perte se calmait beaucoup moins que dans les autres cas après l'écoulement des eaux. Je commençais à craindre d'être obligé d'avoir recours à la version de l'enfant. Je l'aurais sans doute faite si je n'avais été à portée d'apprécier tant de fois combien la nature est féconde en ressources extraordinaires, dans les circonstances les plus désespérantes, quand toutefois le placenta n'est pas greffé sur l'orifice.

Je me hasardai donc d'attendre encore, et l'événement justifia la nature qui, seule, expulsa enfin un gros enfant vivant. Quoique la femme fût très-fatiguée et excessivement faible pendant plusieurs semaines encore, cependant elle recouvra entièrement sa santé et ses forces.

LXXIIe OBSERVATION.

1783, AOUT le 11, la nommée *Broadhurst*, auprès de laquelle était une sage-femme, me fit appeler pour une hémorrhagie qui durait depuis plusieurs heures. Ayant examiné les parties, j'obtins la certitude que le placenta *n'était pas* sur l'orifice : je fis sur-le-champ la rupture des membranes; l'hémorrhagie aussitôt cessa; il survint quelques douleurs; j'espérais que l'enfant allait être promptement expulsé, mais le travail dura encore quatre heures. L'accouchement s'est terminé naturellement, entre les mains de la sage-femme, parce que j'avais été appelé, il y avait à peu près deux heures, pour une autre malade.

LXXIIIe OBSERVATION.

1783, NOVEMBRE le 7, mistriss *F...*, d'une forte constitution, enceinte et à terme de son second enfant, très-bien conformée pour accoucher avec facilité, entrait en travail lorsqu'il lui survint une hémorrhagie très-considérable.

L'ayant examinée, je fus assuré que le placenta *n'était pas* sur l'orifice de l'utérus, qui déjà offrait une dilatation suffisante pour y admettre la main s'il eût été nécessaire de faire la version de l'enfant; mais comme il n'y avait point de nécessité, je me bornai à la rupture des membranes, et je laissai à la nature le soin de l'accouchement, qui eut lieu environ une heure après l'évacuation de l'eau.

L'enfant, très-bien portant, est né sans aucune circonstance alarmante pour la mère.

LXXIVe OBSERVATION.

1783, NOVEMBRE le 19, mistriss ..., enceinte pour la onzième fois, quoique habituellement bien portante, le grand nombre d'enfans qu'elle avait eus dans un court espace de temps avait affaibli sa constitution : elle était parvenue alors au terme de sa grossesse. Indisposée depuis quelques semaines je lui avais fait plusieurs visites; elle avait même une garde auprès d'elle. La malade avait mal passé la nuit du 19. De grand matin, il était survenu une perte; comme elle ne tarda pas à se calmer, la garde ne crut pas nécessaire de me faire appeler. L'hémorrhagie reparut et cessa à plusieurs reprises. L'ignorante garde, qui ne voyait nulle conséquence dans cet accident, fut cause que je ne vis la malade qu'à onze heures; la perte était alors très-considérable. J'étais très-fâché qu'on eût laissé perdre tant de sang avant de me faire prévenir. M'étant assuré de l'état des parties, je ne *trouvai pas*, fort heureusement, le placenta sur l'orifice. Je fis la ponction des membranes avec une sonde et je ne doutai nullement que le travail se terminât aussi promptement et aussi heureusement pour la malade, que dans ses accouchemens précédens; le fœtus étant ordinairement expulsé en quelques douleurs après l'évacuation de l'eau. La rupture des membranes produisit le bon effet que j'en attendais. La femme accoucha avec facilité par les douleurs naturelles. Après l'expulsion du placenta, l'écoulement du sang fut plus considérable qu'il ne l'est d'ordinaire. Mais il n'en résulta rien qui pût retarder le rétablissement de l'accouchée.

LXXVe OBSERVATION.

1783, DÉCEMBRE le 14, mistriss *D....*, mère de

plusieurs enfans, petite, faible, valétudinaire, ayant eu successivement plusieurs maladies qui l'avait reduite à un état d'émaciation complète, fut prise d'une perte considérable vers le troisième mois de sa grossesse. Il était à présumer que cet accident, joint à son état de faiblesse, ne lui permettrait pas de parvenir à son terme. Mais malheureusement, quoique l'hémorrhagie durât depuis plusieurs jours, la malade continua de vaquer à ses occupations journalières. Depuis cette époque l'accident se renouvela à différentes fois, jusqu'au milieu du septième mois; alors la perte devint tout à coup très-abondante. Ce ne fut encore que deux heures après que je fus appelé pour la première fois.

Jamais je n'avais vu créature dans un état aussi déplorable. Déjà épuisée par les pertes précédentes, j'étais étonné qu'elle vécût encore après celle qu'elle venait de supporter. L'ayant examinée, je découvris le placenta; l'orifice était si peu ouvert, le col si peu développé à cette époque de la grossesse, que je craignais de n'y pouvoir pas introduire la main. Cependant, l'urgence du cas semblait justifier l'emploi des moyens extraordinaires, et m'imposer la nécessité de ne point différer plus long-temps à tenter l'accouchement. Ainsi je me déterminai à opérer sur-le-champ : j'introduisis successivement deux, trois doigts, puis je parvins à faire pénétrer la main entière. Mais quoique l'état de faiblesse où était cette femme donnât à toutes ses parties la souplesse convenable, cependant le défaut d'amplitude de l'utérus devenait un grand obstacle pour l'exécution nécessaire des mouvemens de la main, et j'eus beaucoup de peine, lorsqu'elle fut introduite, à parvenir jusqu'aux pieds de l'enfant qui étaient au fond de l'utérus. La crainte que j'avais que la femme expirât avant que j'eusse terminé l'opération, ajoutait encore à mon embarras. J'avoue que jamais en semblable occasion je n'éprouvai tant de tourmens et d'anxiété. Cependant, avec une prudente persévérance, je parvins à faire avancer ma main jusqu'aux pieds du fœtus, et les amenai dans le vagin. Lorsque j'eus gagné ce point important, je m'arrêtai pour donner à la malade un peu de répit; enfin, au bout d'un quart d'heure, j'achevai l'entière extraction de l'enfant. Je n'eus point de peine à extraire le placenta; il était décoloré d'une manière remarquable sur un de ses points, par suite de la longue séparation de cette portion décollée d'avec l'utérus.

Quoiqu'il s'échappât peu de sang après la délivrance, la malade en avait tant perdu précédemment, qu'il ne me restait aucun espoir de la sauver. Cependant, et à ma grande surprise, elle se ranima assez pour pouvoir prendre quelque cordiaux. Je la trouvai beaucoup mieux le lendemain, et même hors de l'imminent danger où ell s'était trouvée. Quoique pendant plusieurs semaines elle conservât encore l'apparence d'un squelette vivant, et qu'elle fût même plusieurs mois sans pouvoir marcher, cependant elle se trouva dans un passable état de santé neuf mois après sa délivrance.

LXXVIe OBSERVATION.

1784, JANVIER le 19, mistriss *H...*, d'une constitution délicate, dont la santé avait été altérée par plusieurs grossesses successives dans un court espace de temps, était à cette époque dans le huitième mois de sa grossesse. Elle venait d'être surprise par une hémorrhagie considérable lorsqu'elle me fit appeler. Mais me trouvant à quelque distance de chez moi, je ne pus me rendre chez la malade qu'une heure après qu'on m'eut fait demander.

Le placenta *n'étant pas* sur l'orifice, quoique celui-ci fût très-peu ouvert, je rompis les membranes; l'eau s'en étant échappée, les contractions survinrent, l'orifice s'ouvrit, et l'enfant, qui présentait les pieds, fut amené sans difficulté. Il n'y eut aucun retour de l'hémorrhagie, et la femme se trouva bien.

LXXVIIe OBSERVATION.

1784, FÉVRIER le 3, je fus appelé de grand matin chez une nommée *Armes,* indigente, qui était sous les soins d'une sage-femme. La malade était dans le huitième mois de sa grossesse, et avait une hémorrhagie qui durait depuis quelques heures, accompagnée de légères douleurs. Lorsque je me fus assuré par l'examen que le placenta ne se *présentait pas*; que l'orifice n'était encore que fort peu dilaté, je prescrivis le repos, l'emploi de tous les moyens rafraîchissans, et j'exposai à la sage-femme les motifs qui me faisaient espérer que l'accouchement se terminerait naturellement.

Vers huit heures du matin, on me fit appeler de nouveau, parce que l'hémorrhagie était considérablement augmentée depuis une heure. Ayant alors trouvé l'orifice beaucoup plus ouvert, je pus rompre les membranes; mais l'hémorrhagie était encore bien plus considérable que je ne m'y serais attendu après l'évacuation de l'eau de l'amnios. Cependant, comme l'orifice avait de la disposition à se dilater; que les douleurs commençaient à se faire sentir, j'espérais encore; heureusement, elles augmentèrent au point qu'une heure après l'enfant fut expulsé sans danger pour la malade.

LXXVIIIe OBSERVATION.

1784, FÉVRIER le 5, dans la soirée, on me fit appeler de Kirby, village à trois milles distant de Norwich, pour une pauvre femme nommée *Clifton*, qui avait auprès d'elle une sage-femme.

Habituellement d'une mauvaise santé, cette malade avait eu précédemment un accouchement prématuré dont le travail avait été compliqué de convulsions violentes. Elle était alors enceinte de cinq mois; elle éprouvait des douleurs accompagnées d'une hémorrhagie utérine très-abondante. L'ayant examinée, je reconnus distinctement la *présence du placenta*.

Après quelques efforts, je parvins à passer un doigt à travers la substance du placenta, et je distinguai au-delà un bras de l'enfant qui se présentait. Quoique l'hémorrhagie et la situation du fœtus semblassent exiger l'accouchement forcé, l'utérus était si peu développé, que cette opération était impraticable (1); car, n'ayant pu introduire que deux doigts, à peine s'il me fut possible de saisir le bras. Je fus donc obligé d'abandonner toute espèce de tentatives, et d'attendre de la nature l'expulsion de tout ce qui était contenu dans l'utérus. L'eau qui s'était échappée lorsque je fis pénétrer mon doigt à travers le placenta, n'avait point causé la suppression de l'hémorrhagie; mais elle était considérablement diminuée. La femme n'ayant point de douleurs, je n'étais pas sans inquiétude sur l'événement. Il se passa ainsi quatre heures sans que la perte augmentât; mais il survint fort heureusement quelques contractions qui suffirent pour expulser le

(1) Voyez la note, page 58.

fœtus qui s'engagea, en présentant la tête et le bras.

L'hémorrhagie a cessé tout-à-fait. La malade, quoique faible encore pendant plusieurs semaines, reprit peu à peu son premier état de santé.

LXXIXe OBSERVATION.

1784, AVRIL le 21, étant dans une campagne à environ quatre milles de Norwich, où j'avais été appelé, je fus invité à me rendre auprès d'une femme qui était entre les mains d'une sage-femme. J'appris que la malade avait une hémorrhagie qui durait depuis plusieurs heures. L'ayant examinée, je trouvai l'orifice très-dilaté; le placenta n'y *était pas*; les douleurs étaient fortes; l'hémorrhagie était considérable au point d'alarmer tous les assistans. Je fis sur-le-champ la rupture des membranes; il s'en échappa une grande quantité d'eau, et la perte s'arrêta. De fortes douleurs se succédèrent; et comme cette femme avait eu déjà des enfans, et qu'elle était bien conformée, elle fut accouchée en moins d'une demi-heure après la rupture des membranes.

LXXXe OBSERVATION.

1784, MAI le 27, la nommée *Midleton*, dans le huitième mois de sa grossesse, avait une hémorrhagie qui durait depuis deux heures. Je procédai à l'examen : je trouvai le vagin rempli de caillots; mais le placenta n'*était pas* sur l'orifice. Quoique les membranes se fussent rompues naturellement, l'hémorrhagie continuait, et la femme était sans douleurs. Je pensai qu'il convenait d'attendre, et j'engageai la sage-femme à compter sur les contractions pour expulser l'enfant. Cependant plusieurs heures s'étaient écoulées, et les douleurs n'étaient pas plus fortes; la perte, quoique plus modérée, durait toujours; enfin, vers le soir, les contractions étant devenues plus fréquentes, la femme accoucha, avec une facilité particulière, d'un enfant mort.

LXXXIe OBSERVATION.

1784, JUILLET le 6, je fus appelé dans la nuit par un chirurgien qui désirait avoir mon conseil pour un cas d'hémorrhagie utérine. Me trouvant alors à quelque distance de chez moi, je ne pus me rendre que deux heures après chez la malade indiquée. L'accident s'était terminé d'une manière bien malheureuse. La femme était accouchée, mais elle mourut quelques momens après.

Cette pauvre femme avait eu auprès d'elle une sage-femme pendant fort long-temps. Depuis plusieurs semaines elle avait une hémorrhagie qui alternativement paraissait et s'arrêtait, et chaque fois il en était résulté une grande perte de sang. Le 5 au soir il était survenu quelques symptômes de travail qui avaient été accompagnés d'une nouvelle perte, qui augmentait en proportion de l'intensité des douleurs. Enfin, elle était devenue tellement considérable que lors de l'arrivée du chirurgien qu'on avait fait appeler, la femme était à la dernière extrémité.

Lorsqu'il eut examiné la femme, il reconnut, à n'en pouvoir douter, *la présence du placenta*; l'orifice étant très-lâche, il se détermina à faire usage du seul moyen qui fût à sa disposition. Il opéra l'accouchement; mais quoique l'extraction de l'enfant ait été faite sans la moindre difficulté, la femme expira une demi-heure après.

LXXXIIe OBSERVATION.

1784, JUILLET le 11, la nommée *Hakeney*, âgée de près de quarante-deux ans, d'une très-faible constitution, fut atteinte dans le huitième mois de sa grossesse d'une fièvre maligne.

Je fus appelé près de cette femme le huitième jour de sa maladie, pour une hémorrhagie utérine qui s'était annoncée depuis deux heures, et qui était accompagnée de quelques douleurs analogues à celles de l'enfantement. Je la trouvai très-mal; le pouls était petit et très-fréquent. La malade paraissait affaissée et indifférente sur tout ce qui se passait autour d'elle. Quoique la perte de sang dût l'affaiblir considérablement, cependant l'état de stupeur où je la trouvai paraissait être principalement occasionné par la nature même de la fièvre.

Ayant examiné la malade, je trouvai l'orifice de

l'utérus souple, dilatable, et le placenta qui y *était attaché*. Je me déterminai à opérer sur-le-champ la version de l'enfant. Avant de l'entreprendre je prévins les assistans que les dangers qui suivent ordinairement l'hémorrhagie étaient encore augmentés dans le cas actuel, par la maladie dont la femme était atteinte, et que l'événement était fort incertain ; après quoi je terminai l'accouchement avec autant de facilité que j'en eus dans les cas précédens. L'extraction du placenta ne présenta pas la moindre difficulté : après la délivrance l'hémorrhagie était très-modérée, et je crois que la perte de sang aurait eu peu d'influence sur le rétablissement de cette femme, si elle fût accouchée en bonne santé. Cependant les symptômes de la maladie prirent un caractère plus grave, et quoique l'accouchée ait pu prendre, pendant quelques jours encore, une certaine quantité de nourriture, elle fut victime de sa maladie avant la fin de la semaine.

REMARQUE.

Il paraîtra sans doute assez évident que le cas dont il vient d'être fait mention, ne dut principalement sa terminaison fatale qu'à l'état défavorable où était la malade par rapport à son accouchement.

La fièvre était aussi certainement la cause de l'accouchement prématuré, que la présence du placenta sur l'orifice de l'utérus était la cause principale de l'hémorrhagie; mais comme la fièvre, par son caractère de malignité, était propre à occasionner la séparation du placenta, il est probable que, dans le cas présent, comme dans d'autres dont j'ai déjà fait mention, elle fut une cause *accidentelle;* et que la cause *inévitable* de l'hémorrhagie se présentait en même temps sur le même sujet.

Il ne sera sans doute pas déplacé de faire remarquer ici que les efforts que fit la nature pour établir le travail de l'accouchement lorsque la femme était menacée de danger, est un exemple frappant de ce qui a toujours lieu lorsqu'il survient quelques circonstances fâcheuses pendant la grossesse; et c'est une des nombreuses preuves des sages précautions que met la nature dans ses opérations pour conserver les espèces, et principalement dans celles dont la durée est, pour elle, un objet si immédiat.

LXXXIIIe OBSERVATION.

1784, SEPTEMBRE le 7, la nommée *Carver,* pauvre femme de l'atelier de charité, étant enceinte et à terme de son neuvième enfant, éprouva les douleurs de l'enfantement, accompagnées d'hémorrhagie de l'utérus. Vers une heure après midi, sa sage-femme étant auprès d'elle, les douleurs devinrent plus fortes; la perte augmenta à un tel point, que la femme eut une syncope qui fit cesser les douleurs; cependant la perte persistait, mais elle était moins abondante.

Le soir, je fus appelé pour voir cette femme; quoique depuis environ quatre heures les douleurs fussent très-faibles, et l'hémorrhagie beaucoup moins considérable que le matin, cependant la femme était presque épuisée.

Par l'examen, je trouvai l'orifice très-dilaté, entièrement occupé par la *présence du placenta*. Je n'hésitai pas à y faire pénétrer ma main. La femme étant bien conformée, je fis aisément l'extraction d'un gros enfant vivant, avec très-peu de difficulté, et sans inconvénient pour la mère.

LXXXIVe OBSERVATION.

1784, SEPTEMBRE le 9, la nommée *Brookes*, indigente, en travail pour accoucher de son cinquième enfant, fut surprise tout à coup d'une hémorrhagie considérable. La sage-femme qui était auprès d'elle, ayant senti que les membranes s'avançaient dans l'orifice, se hasarda de les rompre. Une grande quantité d'eau s'en étant échappée, la perte se calma. Déjà plus de deux heures s'étaient passées sans que les douleurs reparussent. Ne pouvant distinguer la partie qui se présentait, craignant d'ailleurs le retour de l'hémorrhagie, la sage-femme me fit appeler.

La malade alors perdait peu de sang; mais la faiblesse où elle était, la quantité des caillots qu'elle avait rendus prouvaient que la perte avait été considérable. Ayant examiné la malade je trouvai l'orifice mou, très-dilaté, et un pied de l'enfant qui s'y présentait. Je fis l'accouchement sans beaucoup de difficulté. La mère et l'enfant se sont bien portés.

LXXXVe OBSERVATION.

1784, SEPTEMBRE le 16, mistriss *P*..., d'une constitution naturellement délicate, avait été affaiblie encore l'année précédente par l'effet d'une fièvre continue, d'un caractère putride. Elle se trouvait alors au commencement du neuvième mois de sa grossesse, dont la durée avait été accompagnée de fréquens malaises, mais plus particulièrement depuis une quinzaine de jours, qu'elle ne sentait plus remuer son enfant.

Dans l'après-midi du 16, elle fut saisie tout à coup d'une perte considérable. Mais sans éprouver aucune douleur, elle se plaignait d'un sentiment de pesanteur vers le bas. L'hémorrhagie continua le reste du jour; elle rendit une grande quantité de sang fluide et plusieurs caillots noirâtres.

Je fus appelé vers les dix heures du soir. La perte alors n'était pas très-considérable; mais la femme se plaignait toujours de cette pesanteur incommode dans la région inférieure de l'abdomen. Ayant examiné la malade, je trouvai le col de l'utérus très-élevé dans le bassin ; l'orifice si peu ouvert, que j'eus beaucoup de peine à y introduire l'extrémité du doigt. Je crus cependant toucher les membranes, mais pas assez distinctement pour être certain que le placenta ne se trouvait pas près de l'orifice, et pour me déterminer à faire évacuer les eaux de l'amnios. Ayant reconnu, dans les examens subséquens, que l'hémorrhagie n'était point accompagnée de contractions, et que, lorsqu'il survenait quelques légères douleurs, la perte n'augmentait pas, je pris le parti de quitter la malade, en l'invitant de m'envoyer chercher s'il survenait quelques changemens.

Je ne fus appelé que le lendemain matin, quoique l'hémorrhagie eût reparu à diverses reprises dans le cours de la nuit, et qu'il en fût résulté une perte considérable de sang. Le col de l'utérus était encore très-élevé dans le bassin ; mais ayant alors introduit ma main dans le vagin, je pus faire pénétrer un doigt dans l'orifice, et m'assurer que le placenta ne *s'y trouvait pas*. Ayant glissé une sonde dans le creux de ma main, je la dirigeai avec mes doigts dans le col de l'utérus jusques sur les membranes, que je rompis par ce moyen. Il s'en échappa une grande quantité d'eau fétide, et le sang cessa de couler. Les douleurs ne s'annonçant toujours point, l'orifice restant toujours dans le même état, je quittai encore la malade ; mais un quart d'heure après qu'il fut survenu de légères douleurs, l'enfant et le placenta furent expulsés avant que j'eusse le temps d'arriver.

L'hémorrhagie n'avait point augmenté, ni avant ni après l'accouchement. Le rétablissement a été plus prompt que ne devait le faire espérer la perte de sang considérable que la femme avait éprouvée, et le mauvais état de sa santé.

LXXXVIe OBSERVATION.

1784, NOVEMBRE le 2, la nommée *Bradfield*, femme indigente, fut surprise pendant le cours de son travail d'une hémorrhagie qui, allant toujours croissant, avait déterminé sa sage-femme à me faire appeler. N'ayant *point trouvé le placenta* sur l'orifice, dont la dilatation me permit de faire la rupture des membranes, l'hémorrhagie s'est calmée, et la femme est accouchée heureusement par l'effet des douleurs naturelles.

LXXXVIIe OBSERVATION.

1784, DÉCEMBRE le 30, la nommée *Farrington* était parvenue au terme de sa quatrième grossesse, lorsque le travail s'annonça par une effrayante hémorrhagie. La sage-femme qui lui donnait des soins, voyant que l'accident continuait, ne sachant pas quelle partie de l'enfant se présentait, me fit appeler.

Je trouvai la femme très-accablée et dans un danger pressant, à cause de la perte considérable qu'elle venait d'avoir. L'ayant examinée, je sentis, comme je m'y attendais, d'après l'aspect menaçant de l'hémorrhagie, le *placenta qui était greffé* sur l'orifice de l'utérus. Les parties étant convenablement relâchées, je me déterminai à opérer sur-le-champ la version de l'enfant; ce que je fis avec assez de facilité. Après l'accouchement, la femme resta encore quelques heures dans un tel état de faiblesse, qu'il me restait les plus grandes inquiétudes sur son sort; cependant elle eut le bonheur de se rétablir.

LXXXVIIIe OBSERVATION.

1785, FÉVRIER le 15, la nommée *Déarn* était une autre pauvre femme pour laquelle me fit appeler la sage-femme qui était auprès d'elle. La perte était considérable et occasionnée par la *présence du placenta* sur l'orifice. Je n'éprouvai pas la moindre difficulté à retourner l'enfant que j'amenai vivant. La malade n'eut d'autres suites de son hémorrhagie qu'un peu de faiblesse.

LXXXIXe OBSERVATION.

1785, FÉVRIER le 28, la nommée *Wels*, d'une constitution faible et délicate, dont les forces et la santé avaient été altérées par des indispositions fréquentes et plusieurs grossesses successives et rapprochées, eut une hémorrhagie qui s'annonça avec les premiers symptômes du travail. Malheureusement je ne fus appelé auprès d'elle qu'après qu'elle eut perdu une grande quantité de sang. L'état où je la trouvai me donnait beaucoup d'inquiétude sur l'issue de l'événement, surtout lorsque je reconnus, par l'examen, que le *placenta se présentait* sur l'orifice. Je ne mis pas le moindre délai à opérer l'accouchement que je terminai sans beaucoup de difficulté. L'enfant était vivant; la mère paraissait se ranimer, mais le troisième jour de la couche il survint de la fièvre, à laquelle elle ne survécut pas long-temps.

XC^e OBSERVATION.

1785, JUILLET le 27, mistriss *P*..., à qui j'avais donné mes soins dans six couches précédentes, me fit appeler beaucoup plus tôt qu'à l'ordinaire, à cause d'une hémorrhagie utérine qui lui était survenue. Quoiqu'elle eût des douleurs à peine sensibles, je crus prudent de l'examiner. Le placenta *n'étant point* à l'orifice, je prescrivis le repos dans une situation horizontale, l'admission de l'air frais dans sa chambre, et l'hémorrhagie se calma. Mais elle reparut à diverses reprises avant que le travail fût bien établi ; ce qui n'eut lieu que le lendemain. L'accouchement s'est fait naturellement et la perte n'eut point de suite.

XCI^e OBSERVATION.

1785, AOUT le 29, la nommée *Blaxter*, pauvre d'un des ateliers de charité de cette ville, ayant été surprise d'une hémorrhagie pendant le cours du travail, me fit appeler pour lui donner des secours. Déjà elle avait perdu une grande quantité de sang; mais l'hémorrhagie n'étant point occasionnée par la présence du placenta sur l'orifice, celui-ci étant déjà très-ouvert, je fis la rupture des membranes, avec l'assurance que l'événement se terminerait d'une manière favorable, et sans le secours de l'accouchement artificiel. Ce qui en effet arriva deux heures après, sans autre assistance que celle de la sage-femme que j'avais trouvée auprès d'elle.

XCII[e] OBSERVATION.

1785, OCTOBRE le 12, la nommée *Crowe*, petite, d'une constitution délicate, affaiblie par l'effet de plusieurs maladies antécédentes, en travail de son troisième enfant, venait d'être surprise d'une hémorrhagie fort abondante. Comme je fus appelé presque aussitôt que l'accident s'était annoncé, je m'attendais, en voyant la quantité de sang qu'elle avait perdu en si peu de temps, que j'allais trouver le placenta greffé sur l'orifice; mais l'examen me détrompa : il *n'y était pas*. J'employai les moyens que j'avais si souvent mis en usage, et l'accouchement fut heureux et naturel.

XCIII[e] OBSERVATION.

1786, JANVIER le 1er, mistriss *P*..., que j'avais suivie dans plusieurs de ses couches, avait eu déjà dans un des accouchemens précédens une hémorrhagie utérine. Elle était alors dans le huitième mois de sa grossesse lorsqu'il lui survint une perte accompagnée de légères douleurs et d'autres symptômes de travail. Quoique l'orifice de l'utérus fût peu ouvert, j'avais la certitude cependant, que le placenta *n'y était pas*. L'hémorrhagie se rallentit sensiblement, et après une heure de travail, l'utérus expulsa un enfant mort. L'adhérence d'une portion du placenta sur la parois interne et supérieure de l'utérus ayant apporté quelque difficulté à la délivrance, la perte augmenta; mais malgré cette circonstance et l'état de faiblesse où était la malade, elle se rétablit parfaitement.

XCIV^e OBSERVATION.

1786, FÉVRIER le 7, la nommée *Baxter*, enceinte de sept mois, avait fait appeler sa sage-femme à cause d'une hémorrhagie qui lui était survenue subitement. L'accident s'étant prolongé d'une manière alarmante, je fus appelé; la présence du placenta sur l'orifice de l'utérus *n'étant pas* la cause de la perte, je fis la rupture des membranes; je sentis alors que les fesses de l'enfant se présentaient. Néanmoins l'expulsion s'en fit par les seules contractions de l'utérus, et la perte s'est bornée à ce qu'elle avait été avant l'accouchement.

XCV^e OBSERVATION.

1786, AVRIL le 9, la nommée *Ferry*, enceinte et

à terme, fut surprise au moment où le travail était dans sa plus grande activité, d'une hémorrhagie tellement considérable, que la sage-femme me fit appeler sur-le-champ. Je pris connaissance de l'état de l'orifice, le placenta *n'y était pas ;* mais j'y rencontrai le cordon ombilical et une main de l'enfant. Cette dernière circonstance me détermina à opérer l'accouchement. La femme étant bien conformée, j'amenai sans difficulté un enfant vivant. Depuis, rien ne s'opposa au rétablissement de l'accouchée.

XCVI^e OBSERVATION.

1786, SEPTEMBRE le 30, la nommée *Stevens*, enceinte de sept mois, fut surprise d'une hémorrhagie considérable. Lorsque je fus appelé, elle avait déjà perdu une grande quantité de sang. L'ayant examinée, je trouvai le *placenta greffé sur l'orifice* de l'utérus. Je me hâtai de faire la version de l'enfant, et j'y réussis beaucoup plus facilement que je ne m'y attendais, à une époque aussi éloignée du terme de la grossesse. L'enfant est né vivant. Les suites de couches ont été heureuses.

XCVII^e OBSERVATION.

1786, DÉCEMBRE le 8, mistriss *W*..., d'une constitution faible et délicate, ayant eu déjà plusieurs enfans, fut prise d'une légère hémorrhagie dans le septième mois de la grossesse qui fait le sujet de la présente observation. Cet accident paraît avoir eu pour cause un exercice pénible, des soins fatigans auprès d'une parente malade qui l'intéressait vivement. Le repos, la tranquillité, suffirent pour faire cesser la perte, qui n'était point assez considérable pour exiger, à cette époque, les recherches sur la situation du placenta. Mais environ six semaines après, vers le commencement du neuvième mois de la grossesse, l'hémorrhagie reparut d'une manière effrayante. La malade examinée, je trouvai le placenta *greffé sur l'orifice* utérin. Quoique peu ouvert, l'état de souplesse de cette partie était tel que je me déterminai à opérer l'accouchement; ce que je fis avec un heureux succès, et sans beaucoup plus de difficulté qu'à l'ordinaire : l'enfant, qui est né vivant, quoique pendant longtemps il soit resté petit et délicat, est maintenant en très-bonne santé. Cette dame se rétablit à peu près à la même époque de ses autres couches.

XCVIII^e OBSERVATION.

1787, MARS le 13, je fus appelé pour une nommée *Swell*, d'un village éloigné d'environ neuf milles de Norwich. Cette malheureuse femme faisait partie des pauvres de la maison de charité du lieu; jamais la misère ne s'offrit à moi sous un aspect aussi hideux que la première fois que j'entrai dans cette maison. La malade, parvenue au terme de sa grossesse, éprouvait depuis deux jours les douleurs de l'enfantement, accompagnées d'une hémorrhagie qui l'avait réduite à la dernière extrémité. Soit l'ignorance du danger de sa position, soit la grossière indifférence des autres malheureux qui habitaient cette misérable cabane, toujours est-il que personne n'avait pensé à appeler du secours. Cependant elle avait reçu la visite d'un chirurgien qui, ayant examiné l'état de l'orifice, avait reconnu la présence du placenta. Instruit de la nature de l'hémorrhagie, convaincu de la nécessité de faire l'extraction de l'enfant, il n'osait l'entreprendre, parce que cette femme était mourante. De cet extrême état de faiblesse, était résultée la cessation totale de la perte. Il pensa qu'il serait convenable de ranimer la femme par quelques cordiaux avant de tenter de la délivrer. Pendant ce temps, il m'envoya chercher. La malade resta dans cet état, qui annonce une mort prochaine. Cependant l'hémorrhagie n'avait pas augmenté, sans quoi il eût terterminé l'accouchement (1). J'arrivai à la chute du jour dans cette retraite, aussi dégoûtante que malsaine; un petit feu de broutilles y répandait

(1) En vain Rigby cherche à justifier son confrère; son devoir était d'opérer l'accouchement aussitôt qu'il vit l'état de danger où était la malade : cette pusillanimité est toujours le fruit de l'ignorance qui fait autant de victimes que lorsqu'elle est accompagnée de la présomption et de la témérité. La personne instruite et prudente ne perd point de temps en vaines délibérations lorsqu'il faut agir promptement.

(*Note du traducteur.*)

juste assez de lumière pour me laisser apercevoir la malheureuse patiente couchée par terre (1) dans un coin, sur quelques lambeaux épars, dont quelques-uns, étendus sur elle, cachaient à demi son corps vraiment *cadavéreux*. Sa face pâle, ses yeux caves, sa physionomie, enfin, toute sa personne et ce qui l'entourait, offrait le tableau de la misère, de la famine, de la maladie et de la mort. Quoique accoutumé à voir dans la dernière classe du peuple des scènes de misère, et que, peut-être par habitude, je ne sois pas très-affecté à la vue d'un mourant, cependant j'avoue que je me sentis vivement ému à l'aspect d'un tel objet, et que pendant un moment j'hésitai de m'en approcher; mais le devoir me commandait, et le chirurgien me pressait d'accoucher cette femme.

La situation où elle était réduite avait occa-

(1) Absolument *par terre*. Le plancher de cette cabane était de la terre battue, et qui, se trouvant beaucoup au-dessous du sol extérieur qui l'environnait, était conséquemment très-froide et très-humide.

La justice me force d'ajouter qu'ayant eu depuis l'occasion de visiter cette *maison de charité* (*), je l'ai trouvée réparée, assez bien meublée, et passablement convenable pour y recevoir des pauvres, si ce n'est qu'à cette époque elle contenait un trop grand nombre d'individus. (*Note de l'auteur.*)

(*) Chez nous le nom de *charité* n'est pas un vain titre qui décore le fronton de l'asile du pauvre ; il y trouve réellement tous les secours, toutes les consolations que réclame son état de souffrance, quelle qu'en soit la cause. (*Note du traducteur.*)

sionné un relâchement si considérable dans les parties, que je n'éprouvai pas la moindre résistance à introduire la main dans l'utérus. L'accouchement fut opéré sans peine et en très-peu de temps. La malade continua de rester dans un état d'insensibilité absolu. Le seul signe de vie qu'elle donna fut le mouvement qu'elle fit pour avaler une cuillerée de liqueur cordiale; elle expira quelques heures après l'extraction de l'enfant, qui, comme on peut bien le penser, est né mort.

La peine qu'on éprouve lorsqu'une opération importante se termine malheureusement, était augmentée encore, dans cette circonstance, en pensant que cette pauvre femme aurait sans doute été sauvée, si elle eût été dans une situation moins affreuse que celle où son extrême misère l'avait placée.

XCIX^e OBSERVATION.

1787, NOVEMBRE le 14, la nommée *Parsley*, indigente, parvenue à la fin de sa grossesse, fut tout à coup surprise par une hémorrhagie utérine. Étant de l'atelier de charité de Norwich, elle avait auprès d'elle une sage-femme, qui, voyant que l'hémorrhagie continuait, me fit appeler. Je m'assurai que le placenta *n'était pas* sur l'orifice : les pieds de l'enfant se présentaient. Je rompis les membranes, et terminai l'accouchement avec facilité. L'enfant était vivant.

C^e OBSERVATION.

1788, JANVIER le 16, la nommée *Fisher* était au commencement du huitième mois de sa grossesse lorsqu'elle ressentit quelques légères douleurs, accompagnées d'une hémorrhagie utérine. La sage-femme qui lui donnait ordinairement des soins, voyant que le travail n'avançait pas, me fit appeler.

Ayant examiné la malade, je ne *trouvai pas* le placenta. J'engageai la sage-femme à attendre. Le lendemain elle me fit appeler de nouveau; l'hémorrhagie avait considérablement augmenté. Mais alors je pus rompre les membranes; et environ une heure après l'enfant fut expulsé, sans autre secours que ceux de la sage-femme.

CI^e OBSERVATION.

1788, JANVIER le 18, mistriss *M*... de *Honingham*, distant d'environ huit milles de Norwich, fermière très-active, ayant déjà eu neuf ou dix enfans, avait été secourue dans plusieurs de ses couches par un habile chirurgien du voisinage. Un mois avant l'époque ci-dessus, mistriss M... l'avait fait appeler pour une hémorrhagie légère qui lui était survenue inopinément. A son arrivée, ayant trouvé la perte arrêtée, il n'avait pas examiné sa malade. Cependant, quelques symptômes lui ayant fait présumer que la perte pouvait être occasionnée par la présence du placenta sur l'orifice, il prévint le mari qu'il serait possible que l'hémorrhagie reparût à l'époque du travail de l'accouchement (1), et que comme elle pouvait devenir très-dangereuse, il m'envoyât chercher, ainsi que lui.

Environ un mois après, l'hémorrhagie revint vers le soir; mais l'autre chirurgien et moi, nous arrivâmes auprès de la malade avant qu'elle eût perdu beaucoup de sang; la perte était même tellement diminuée, les douleurs étaient si légères, que la malade ne voulait pas permettre que son chirurgien l'examinât; et lorsqu'elle y consentit, elle en témoigna tant d'impatience qu'il n'eut point le temps d'obtenir des renseignemens exacts sur ce qui se passait à l'orifice de l'utérus. C'est sur ces entrefaites que j'arrivai près de la malade. Après être restés environ une heure auprès d'elle, nous allâmes nous coucher. Une partie de la nuit s'était passée sans douleurs; l'hémorrhagie avait à peine paru; mais vers cinq heures du matin les douleurs s'annoncèrent tout à coup, accompagnées d'un torrent de sang. Quoique nous fussions, le chirurgien et moi, sous le même toit de la malade, et que par conséquent il nous était facile de nous rendre promptement auprès d'elle, cependant la

(1) D'après la supposition du chirurgien, l'hémorrhagie pouvait se renouveler beaucoup plus tôt, et même fréquemment. (*Note du traducteur.*)

perte fut tellement considérable, pendant ce court espace de temps, que la femme tomba dans un état de faiblesse extrême, suivie d'une syncope effrayante. L'ayant examinée, je trouvai le *placenta sur l'orifice* de l'utérus, dont la dilatation était presque complète. Il n'y avait pas à délibérer sur la nécessité d'opérer l'accouchement. Nous étions tous de cet avis, si ce n'est quelques parens qui, voyant la malade presque mourante, craignaient que l'opération ne hâtât le moment fatal. Cependant le mari ayant donné son consentement, je me mis à opérer.

Ainsi que dans tous les cas où l'hémorrhagie a été abondante, et surtout lorsque la femme est déjà accouchée plusieurs fois, je n'éprouvai pas la moindre difficulté à faire la version de l'enfant que j'amenai aussi promptement que possible. La malade resta plusieurs heures dans un état de défaillance qui nous donnait de justes motifs de crainte; mais comme la perte était diminuée de beaucoup depuis l'accouchement, et que l'on put, aussi abondamment que la situation de la malade pouvait le permettre, lui faire prendre des cordiaux, des boissons nutritives, ces symptômes alarmans s'affaiblirent progressivement jusqu'au lendemain. Ce cas offre un exemple frappant de la rapidité avec laquelle ces sortes d'hémorrhagies reviennent quelquefois, après s'être annoncées de la manière la moins inquiétante. Mais comme cela dépend évidemment de la disposition de l'orifice à se dilater, et que chez les femmes qui ont eu des enfans, la dilatation est ordinairement prompte et facile, on doit, par conséquent, toujours appréhender de quitter une malade qui accouche facilement, surtout dans un cas d'hémorrhagie occasionnée par la situation du placenta sur l'orifice interne de l'utérus.

Il est certain que dans le cas présent, la malade aurait éte perdue si le chirurgien eût été éloigné d'elle à une distance beaucoup plus grande, comme il n'arrive que trop souvent, même dans la pratique des villes.

CII^e OBSERVATION.

1788, MARS le 8, mistriss *B*...., étant parvenue au terme de sa grossesse, avait éprouvé de légères douleurs qu'elle croyait être celles du travail de l'accouchement, lorsqu'elle fut attaquée d'une hémorrhagie. Ayant été appelé sur-le-champ, je m'assurai de l'état du col de l'utérus; je n'y *trouvai pas* le placenta. La malade ayant déjà eu plusieurs enfans, dont elle était accouchée très-promptement, l'orifice ne tarda pas à se dilater assez pour me permettre de rompre les membranes; après quoi l'hémorrhagie cessa entièrement. Elle accoucha presque aussitôt d'un enfant vivant.

CIII^e OBSERVATION.

1788, MAI le 22, la nommée *Dye*, indigente, était

sous les soins d'une sage-femme, qui me fit appeler pour une hémorrhagie qui s'était annoncée avec les premiers symptômes du travail de sa malade. La perte était considérable ; ayant acquis la certitude que le placenta *n'était pas* sur l'orifice, je rompis les membranes. Après l'évacuation de l'eau, les contractions augmentèrent, et la femme accoucha heureusement par les douleurs naturelles.

CIV^e OBSERVATION.

1788, MAI le 28, la nommée *Woods* était dans la même situation que le sujet de l'Observation précédente. Le placenta *n'était pas* à l'orifice de l'utérus; l'hémorrhagie cessa au moyen de la rupture des membranes, et l'enfant fut expulsé par les seuls efforts de la nature.

CV OBSERVATION.

1788, JUIN le 6, mistriss *H...*, enceinte de huit mois, éprouvant depuis quelques jours les symptômes d'un accouchement prématuré, accompagnés d'un léger écoulement de sang par le vagin, fit demander, le 5 au soir, son chirurgien. L'accident ayant considérablement augmenté pendant la nuit, il me fit appeler vers quatre heures du matin.

Je trouvai la malade dans un état de faiblesse extrême. L'hémorrhagie augmentait à chaque douleur; l'orifice était considérablement dilaté; *le pla-*

centa en occupait toute l'étendue; en conséquence, mon avis fut de terminer l'accouchement: ce que je fis d'après l'invitation du chirurgien. J'introduisis ma main dans l'utérus, qui était souple, laxe, et je parvins bientôt aux pieds de l'enfant, dont je fis l'extraction avec facilité. L'enfant n'était pas vivant; mais la mère s'est parfaitement rétablie.

CVI[e] OBSERVATION.

1788, JUIN le 16, mistriss *B*..., d'une constitution très-délicate, était enceinte et à terme de son cinquième enfant; ses couches étaient ordinairement heureuses. Le 15 au soir elle me fit appeler pour une légère hémorrhagie qui venait de lui prendre. Il n'y avait point d'autres symptômes de travail; l'orifice était si peu ouvert, que je ne pus déterminer d'une manière positive si le placenta y était greffé ou non. Je jugeai prudent de rester auprès d'elle. Vers le matin les dispositions au travail devinrent plus sensibles. Je pus alors m'assurer que la présence du *placenta n'était point* la cause de l'accident; je rompis les membranes, et la femme fut heureusement délivrée d'un enfant vivant.

CONCLUSION.

Dans le nombre des Observations précédentes, QUARANTE-TROIS hémorrhagies ont été produites par le décollement du placenta, greffé sur l'orifice de l'utérus, et qui, par conséquent, étaient *inévitables*. Soixante-trois autres hémorrhagies ont eu lieu par la séparation du placenta, occasionnée par quelque cause *accidentelle*.

Quoique dans le dernier nombre il y en ait eu qui se soient annoncées de la manière la plus alarmante, les malades ayant perdu beaucoup de sang, étant réduites à un état de faiblesse extrême, pas une de ces hémorrhagies n'a été funeste. Toutes, au contraire, se sont terminées heureusement après avoir attendu les efforts de la nature pour expulser le produit de la conception (1); tandis que dans les autres cas (excepté les deux du terme de six mois), si féconde en ressources que soit la nature, jamais elle ne serait parvenue à supprimer l'hémorrhagie, quand même l'événement se

(1) Dans deux ou trois cas de ce dernier nombre, ainsi que dans celui du n° XLIV, comme on l'a déjà fait remarquer, l'enfant s'étant présenté par les pieds, on a employé pour les extraire un peu plus de secours manuels que s'ils se fussent présentés par la tête. Mais cette circonstance étant purement accidentelle et indépendante de l'hémorrhagie; la dilatation s'étant faite tout aussi naturellement qu'à l'ordinaire, et que peut-être si l'on n'eût point aidé la nature, elle se serait suffi à elle-même pour expulser ces enfans qui étaient fort petits, j'ai cru devoir les mettre au nombre des cas d'accouchemens opérés par la nature.

(*Note de l'auteur.*)

serait annoncé sous l'aspect le moins défavorable. L'extraction du fœtus pouvait seule sauver la vie de la malade. Dans *trente-un* de ces cas, l'opération ayant été faite à temps, elle a produit manifestement les plus heureux effets. Dans les cas où la version de l'enfant n'a point eu de succès, il est évident que c'est parce qu'on a trop long-temps différé à terminer l'accouchement. Cette circonstance est remarquable, surtout, à l'égard des femmes *King* et *Bond* (nos XIV et XV), chez lesquelles l'hémorrhagie ne s'était point annoncée d'une manière menaçante; car les premiers symptômes présageaient moins de dangers que ceux qui se sont manifestés chez les soixante-trois autres malades dont l'hémorrhagie était occasionnée par la séparation accidentelle du placenta.

Il est facile de juger maintenant, d'après les nombreux exemples que j'ai rapportés, que l'attache du placenta sur l'orifice de l'utérus se rencontre très-souvent; et l'on sentira, quoique ceux qui ont écrit sur les hémorrhagies utérines aient fort peu parlé de cette circonstance, combien il est important de s'assurer si cette disposition du placenta a lieu ou non; car les conséquences qui en résultent sont si évidentes, la conduite à tenir, que chaque Observation indique, a été si clairement expliquée, qu'il n'est pas besoin, je pense, d'y revenir. D'ailleurs, l'événement heureux qui a suivi les différens cas qui ont été traités selon la méthode recommandée dans cet Essai, prononce assez en faveur de sa supériorité, sur celle que l'on a employée dans les hémorrhagies qui font le sujet des premières Observations.

Il ne sera peut-être pas tout-à-fait étranger à mon sujet, avant de le quitter, de donner une idée du mode de traitement que j'aurais employé dans les cas qui se sont présentés après ceux de *King* et *Bond* (nos XIV et XV), après l'époque où je fis la remarque qui devait, à l'avenir, me servir à déterminer d'une manière précise dans quelle circonstance je devais confier l'accouchement à la nature, et celle où je devais employer les secours de l'art.

Ayant été fortement affecté de l'événement malheureux qui a suivi l'hémorrhagie des femmes *King* et *Bond*, on peut croire que je n'aurais pas hésité à faire l'extraction de l'enfant, dans tous les cas qui ont succédé à ces deux-là, lors même que l'hémorrhagie eût été peu considérable. Voici mes motifs, qui peut-être ne paraîtront pas dénués de sens. La cause de l'hémorrhagie étant cachée et difficile à découvrir; l'accident, par lui-même, exposant la femme aux plus grands dangers, quelquefois au moment où l'on s'y attend le moins; l'événement surtout s'étant annoncé de manière à ne donner aucune crainte, il m'eût paru préférable d'avoir recours à la version de l'enfant, au risque de la faire mal à propos dans quelques cas, que de négliger l'emploi de ce moyen, dans une seule circonstance, où il eût été nécessaire pour conserver la vie de la malade. Et en effet, s'il eût été démontré que cette opération pût se faire indistinctement, sans que l'on eût à craindre aucun danger, ce serait, sans doute, le moyen le plus sûr à employer contre les hémorrhagies; en supposant toutefois que l'on n'eût point eu connaissance des cas particuliers où le placenta se trouve situé sur l'orifice de l'utérus.

Telle est la pratique que j'aurais adoptée : et je suis persuadé que c'est d'après les mêmes principes que plusieurs auteurs ont recommandé de faire invariablement la version de l'enfant. Méthode que la plupart des accoucheurs ont adoptée jusqu'à présent.

Mais les objections que l'on pourrait faire contre cette méthode, semblent cependant se présenter d'elles-mêmes; car elle est fort embarrassante et très-désagréable pour le praticien ; toujours douloureuse, et même très-souvent dangereuse pour la mère.

Cette considération fera mieux sentir encore les avantages qui résultent de la connaissance des causes réelles qui occasionnent les hémorrhagies. Si ce que j'ai dit peut ajouter aux moyens de reconnaître ces causes, ne serait-ce que dans un seul cas, si j'ai pu contribuer à sauver la vie d'un être intéressant, le peu de peine que j'ai eue à rassembler quelques idées sur ce sujet ne sera pas un travail perdu, et ce petit nombre de pages n'auront pas été écrites en vain.

FIN DE L'ESSAI DE RIGBY.

TRAITÉ

SUR

LES HÉMORRHAGIES UTÉRINES,

PAR DUNCAN STEWART,

Médecin accoucheur du Dispensaire général de Westminster
Professeur d'accouchemens à Londres ;

PUBLIÉ EN 1816 :

TRADUIT DE L'ANGLAIS PAR MADAME Ve BOIVIN.

AVERTISSEMENT.

L'objet de cet ouvrage est de faire connaître un mode de traitement qui a produit les plus salutaires effets dans les cas alarmans d'hémorrhagies utérines.

J'ai essayé, dans l'Introduction, d'expliquer les fonctions de l'utérus, en comparant l'action de cet organe avec l'action involontaire des autres muscles. Les remarques que j'ai faites à ce sujet ne paraîtront sans doute pas déplacées, si l'on considère que la plupart des meilleurs principes sur l'art des accouchemens, sont le résultat des connaissances que l'on a acquises sur la structure et sur les fonctions de l'utérus.

Je ne sache pas que l'opium soit d'un usage fort étendu dans le traitement des hémorrhagies utérines, quoiqu'il ait été recommandé par quelques auteurs étrangers, comme très-avantageux dans ce cas. Le docteur *James Hamilton*, professeur d'accouchemens à l'Université d'Édimbourg, l'a indiqué, il y a déjà long-temps, comme un des meilleurs médicamens pour calmer l'irritation, et remédier à l'état de débilité occasionnée par ce genre d'affection. M. *Burns*, de Glasgow, en a fait mention également, comme d'un moyen très-utile dans cette maladie. Mais dans la plupart des meilleurs traités sur les accouchemens, l'usage de l'opium, dans les hémorrhagies, est généralement condamné.

Les observations détaillées que je rapporte dans ce Traité, serviront, je l'espère, à détruire les préjugés que les théories peuvent avoir fait naître contre l'usage de l'opium dans les hémorrhagies utérines, et à constater les bons effets que l'on peut obtenir de ce médicament administré à larges doses.

Golden-Square, le premier août 1816.

INTRODUCTION.

On considère généralement l'utérus humain comme un organe essentiellement musculeux, qui, par son action contractile, aidée, soutenue de la contraction des muscles abdominaux et du diaphragme, expulse de sa cavité le fœtus qui s'y est formé et est parvenu au terme de son développement. L'effet est évident, incontestable; mais les anatomistes ne sont point également d'accord sur la texture, la disposition de l'organe; quelques-uns doutent de l'existence des fibres musculaires, ou la nient entièrement, soit parce qu'ils n'y trouvent point cette couleur rouge, que l'on aperçoit dans les fibres des autres muscles, soit parce qu'ils n'ont pu en saisir, en suivre la disposition. Ceux qui admettent l'existence des fibres musculaires dans l'utérus, diffèrent d'opinions, quant à la direction et au mode de distribution de ces fibres. Les uns, en ont représenté la texture comme formant une espèce de réseau (1); les autres, comme étant composée de fibres transverses, longitudinales et obliques (2); ceux-ci, comme for-

(1) Malpighi.

(2) Vesalius.

mant un muscle orbiculaire au fond de l'utérus (1); ceux-là, comme étant disposées transversalement dans le corps de l'utérus, et décrivant des cercles concentriques vers le fond de l'organe (2).

Ainsi, ceux qui admettent l'existence des fibres musculaires diffèrent de sentimens à l'égard de la disposition de ces fibres : ce qui prouve la difficulté, sinon l'impossibilité, de suivre leur direction d'une manière exacte. Cette variété d'opinions vient sans doute de ce que la fibre musculaire est presque imperceptible, si toutefois elle est perceptible, dans l'utérus non développé, et de ce que, même dans l'état de grossesse, elle n'acquiert pas un degré de consistance assez considérable pour permettre d'en suivre les linéamens; car l'augmentation de volume de l'utérus dépend beaucoup plus du développement de ses vaisseaux et de l'accroissement de sa substance celluleuse, que de l'addition d'un principe fibreux, ou de l'accroissement des fibres mêmes.

---

(1) Ruysch.

(2) Hunter.

Alph. Leroy reconnaît dans l'utérus deux plans de fibres musculaires, l'un interne, l'autre externe, et auxquels il attribue une action différente et indépendante l'une de l'autre. Selon cet auteur, les douleurs fausses dépendent de la contraction des fibres du plan intérieur; les vraies, les bonnes douleurs seraient occasionnées par la contraction du plan externe.

Quoiqu'il soit impossible de démontrer d'une manière irréfragable, que l'utérus est d'une texture musculeuse, ce n'est point un motif pour nier l'existence de ses fibres musculaires. Personne ne conteste la nature musculeuse de la cloison du cœur, quoique la disposition de ses fibres soit tout aussi, et peut-être plus, inextricable que celles de l'utérus ; personne ne pense à disputer sur l'existence des fibres musculaires de la vessie, quoiqu'elles ne soient point colorées. Dans l'économie animale, on ne connaît que deux substances douées d'une faculté contractile : la fibre musculaire, et la membrane élastique. Il faut donc rapporter la faculté que possède l'utérus de se contracter à l'une de ces deux propriétés ; à moins qu'on ne lui suppose une action qui lui soit particulière.

Les phénomènes de la contraction et de relaxation de l'utérus ne sont-ils que l'effet d'une simple propriété élastique ? C'est ce qu'il faut vérifier en examinant les lois de l'élasticité, et en les comparant avec celles auxquelles l'action utérine est subordonnée.

Mais comment l'auteur du Mémoire sur les Pertes de sang a-t-il pu voir très-distinctement la contraction de ses plans de fibres dont l'un tend à retenir, et l'autre à expulser le fœtus ; le travail de l'accouchement démontre si bien que toute la substance de l'utérus concourt au même but. (*Note du traducteur.*)

L'élasticité est commune à la matière animée comme à la matière inanimée. Elle donne aux substances auxquelles elle est inhérente, la propriété de conserver une certaine position déterminée, et elle n'est jamais en mouvement que dans les cas où cette position est mécaniquement changée : ses efforts tendent alors à regagner sa position naturelle.

L'agrandissement de la cavité utérine n'est point occasionnée par la pression forcée de l'ovum sur ses parois; car dans les cas de grossesses extra-utérines, cette cavité continue d'augmenter pendant les premiers mois de la grossesse, quoiqu'elle ne contienne aucune partie du produit de la conception (1). Si l'utérus ne se contracte point pendant la grossesse, ce n'est pas parce que les corps

---

(1) Dans ce cas, le produit de la conception se développe dans la trompe ou dans l'ovaire, qui sont des dépendances de l'utérus. Les fluides qui y sont appelés par l'excitement qu'y occasionne la présence de l'ovum, arrivent à l'utérus en même temps et par la même voie; les vaisseaux utérins s'accroissent, l'utérus augmente de volume par l'épaisseur de ses parois; il s'élève dans la région hypogastrique où il se trouve entraîné par le développement d'une de ses annexes. Mais le principe vital existant tout entier dans l'une de ces annexes, le sang s'y porte ensuite avec une abondance proportionnée à l'énergie du fœtus; alors la trompe ou l'ovaire continue, et l'utérus cesse de se développer. (*Note du traducteur.*)

contenus dans sa cavité tiennent ses parois dans un état de dilatation forcée ; car les membranes de l'ovum, quoiqu'en contact avec sa surface interne, n'exercent sur ses parois aucune compression; et lorsque l'utérus s'est une fois contracté, à moins qu'il ne soit dans l'atonie, il serait impossible, quelque force que l'on employât, de le dilater de nouveau, sans s'exposer à le rompre.

La puissance d'élasticité n'est jamais altérée par aucune affection de l'âme, ni par aucune action violente, ou long-temps continuée, à moins que la substance élastique n'ait éprouvé quelque altération dans son organisation primitive; au lieu que l'âme exerce évidemment une grande influence sur l'action utérine. L'action forte et long-temps prolongée de l'utérus affaiblit la faculté contractile de l'organe même, et le réduit quelquefois, à un état d'atonie complète.

Tant que son principe d'activité est entretenu, l'élasticité conserve sa puissance d'action, indépendamment de tout autre principe; et lorsqu'elle se trouve réunie à la matière animale vivante, quoique sa sphère d'activité paraisse en quelque sorte augmentée par le principe vital, cependant la privation de ce principe ne produit pas un effet sensible sur l'altération de sa propriété. Mais l'utérus, après la mort du sujet, perd entièrement sa propriété contractile ; car si le fœtus est quelquefois expulsé pendant les dernières convulsions de l'agonie, ou d'autres fois, immédiatement après la mort, cela prouve seulement qu'il n'existe plus aucune résistance à son expulsion; que l'utérus conserve encore quelque degré d'irritabilité, et qu'il fait de faibles efforts pour expulser ce qu'il contient : mais si légers que soient ses efforts, ils suffisent, quand aucune résistance ne s'oppose plus à son action.

L'élasticité n'est ni complétement détruite ni promptement affaiblie après la mort; et, jusqu'à présent, aucune expérience chimique n'a pu prouver qu'elle soit entièrement perdue; mais il n'en est pas de même de l'utérus. Car si après la mort ce viscère était resté imparfaitement contracté, comme il arrive dans les sujets qui meurent d'hémorrhagie, on peut encore aisément le développer et lui rendre ses premières dimensions. Quoique la cause de sa distension n'existe plus, il ne ferait point d'effort pour rentrer dans un état de contraction. On ne peut cependant refuser à l'utérus quelque degré d'élasticité; mais elle ne serait jamais assez considérable pour expulser le fœtus, si on compare son action avec celle qu'exerce l'utérus pour se débarrasser des corps qu'il contient (1).

(1) *Leroux* (de Dijon) reconnaît à l'utérus ces deux propriétés, la contractilité et l'élasticité.

Si la contraction et la relaxation de l'utérus ne peuvent s'expliquer par les lois de l'élasticité, cette propriété de l'organe dépend donc de quelque autre cause? Essayons d'examiner l'analogie qui existe entre son action et celle des autres muscles involontaires, et nous verrons qu'elles coïncident entre elles d'une manière frappante.

L'utérus paraît différer de tous les autres muscles qui ne sont point soumis à la volonté; 1°. par la faculté qu'il exerce; 2°. par l'intervalle qu'il met entre ces différentes actions; 3°. par les stimulans qui excitent ces actions. Mais tous les muscles involontaires, tels que le cœur, l'estomac, la vessie urinaire et les intestins, diffèrent aussi, les uns des autres, dans ces mêmes propriétés; ils exercent différens degrés d'action; ils se contractent à des intervalles différens; leur action est excitée aussi par des stimulans différens.

Si l'on examine les causes qui déterminent l'action de l'utérus et les lois qui gouvernent cette action, on remarquera la plus grande similitude entre cet organe, et les autres muscles involontaires. L'action de l'utérus est, fort heureusement, indépendante de la volonté. Peut-être est-il impossible de découvrir les causes éloignées de cette action; mais les causes éloignées de l'action des autres muscles involontaires ne sont pas moins enveloppées d'un voile impénétrable. Il existe des lois fondamentales qui régissent toutes les actions, toutes les fonctions du corps humain : tenter de découvrir la nature de ces principes, serait montrer trop de présomption : les facultés de l'esprit humain ne suffisent peut-être pas pour les comprendre. En admettant même que ces principes pussent être expliqués, il est probable que cette connaissance n'ajouterait pas beaucoup à celles que nous possédons déjà, pour notre instruction et notre utilité.

Quant à la cause prochaine ou excitante de la contraction, l'utérus ressemble aux autres muscles creux ; leur action est excitée par les corps qu'ils renferment ; et cette action continue jusqu'à ce que l'organe ait expulsé ce qu'il contient (1).

Non-seulement l'utérus ressemble aux autres muscles involontaires, dans les causes qui excitent son action naturelle, mais il est également suscep-

(1) On doit, dit *Bichat*, considérer les substances contenues dans les muscles creux de la vie organique, comme les véritables antagonistes de ces muscles ; car ils n'ont point de muscles qui agissent en sens opposé du leur : tant que ces antagonistes les distendent, ils n'obéissent point à leur contractilité de tissu ; dès qu'ils cessent de les remplir, elle se met en jeu. C'est après que la contractilité organique a procuré l'évacuation des muscles creux, que la contractilité de tissu les resserre. *Anatomie générale*, tome III, pag. 353.

(*Note du traducteur.*)

tible d'être affecté par les mêmes causes qui exercent une action morbide sur les autres muscles. Ne se rencontre-t-il pas souvent de ces cas fâcheux où l'utérus se contracte spasmodiquement et d'une manière irrégulière ? Ne sait-on pas les effets que produisent sur l'utérus, pendant le travail, les passions tristes, et toutes celles qui peuvent occasionner une débilité générale ?

Les moyens que l'on emploie pour calmer l'action immodérée des autres organes musculaires, agissent de même sur l'utérus, en modérant son action violente ; et si, jusqu'à présent, on n'a pu découvrir encore aucun moyen qui, en agissant directement sur l'utérus, puisse augmenter l'action propre de ce viscère, il n'en est pas moins vrai que les moyens généraux, qui paraissent les mieux appropriés à exciter l'action musculaire des autres organes, produiront sur l'utérus un effet semblable, si on lui en fait l'application.

Lorsque les fibres musculaires sont divisées, elles se retirent, laissent entre elles un espace vide, et le muscle, aussitôt, perd son action. Lorsque la plaie est remplie par l'accroissement de nouvelles substances, lors même qu'elle est complétement cicatrisée, il est rare que le muscle recouvre sa première faculté. Il en est de même des plaies de l'utérus. Si, dans l'état de grossesse, on fait une incision sur cet organe, quoique toutes les autres régions qui n'ont point été intéressées par l'incision, se contractent régulièrement et diminuent d'étendue, cependant la portion divisée perd sa puissance d'action ; c'est pourquoi l'incision est en proportion plus grande dans l'utérus contracté, que dans celui qui est développé ; que l'utérus, qui une fois a été rompu, est bien plus susceptible de se rompre encore, dans une grossesse subséquente, sous les efforts qu'il fait pour expulser le fœtus.

Ainsi que les autres muscles involontaires, l'utérus est non-seulement susceptible de se contracter, mais encore de se conserver dans un état de contraction jusqu'à ce qu'il survienne un changement dans l'économie des parties qui le composent, et qui en déterminent le relâchement. S'il reste plus long-temps contracté qu'aucun autre muscle, c'est, pour me servir de l'expression de *M. John Hunter*, parce que le stimulus de la laxation ne lui est point appliqué. Car, lorsqu'il reçoit l'action de ce stimulus, l'utérus, comme tous les autres muscles creux, obéit aussitôt, se relâche, et se prête graduellement aux changemens qui lui sont survenus.

Il existe une sympathie intime entre la membrane musculaire des viscères creux et leur muscle sphincter ; car, lorsque se fait sentir le besoin d'évacuer ces viscères, les fibres musculaires entrent en action, et en même temps le sphincter se relâche. D'un autre côté, lorsque le sphincter est irrité ou dilaté avec force, la membrane musculaire sympathise avec le sphincter, et ils font un effort simultané pour se contracter. Sous ce rapport l'utérus a encore beaucoup d'analogie, de similitude avec ces sortes de muscles (1); car aussitôt que ses fibres commencent à se contracter, l'orifice se relâche; il cède graduellement, jusqu'à ce qu'enfin il soit tout-à-fait dilaté. Aussi, quand l'orifice est irrité, ou dilaté de force, et lors même qu'il s'est relâché, la fibre utérine est alors sympathiquement affectée et commence à se contracter.

L'utérus, comme les autres muscles, est troublé dans son action par les affections du cerveau, les lésions de la moelle épinière : quelquefois, l'atonie complète de ce viscère est le résultat des causes qui ont affaibli l'énergie des nerfs.

Les faits que l'on rapportera par la suite démontreront mieux encore l'analogie intime qui existe entre l'utérus et les autres muscles involontaires; mais d'après ce que l'on vient de dire on peut conclure que l'utérus est un organe musculeux, dont la contraction et le relâchement dépendent de l'action des fibres musculaires.

---

(1) La vessie et le rectum.

Les réflexions précédentes présentent des indications pratiques très-utiles, 1°. dans le traitement des maladies de l'utérus chez la femme non enceinte; 2°. dans le traitement des maladies de cet organe pendant la grossesse; 3°. pendant le travail de l'accouchement, lorsqu'il est compliqué d'hémorrhagie utérine; 4°. dans les cas d'affection de l'utérus, qui surviennent après l'accouchement.

TRAITÉ

SUR

LES HÉMORRHAGIES UTÉRINES.

SECTION I.

Remarques sur les moyens généralement employés dans les cas d'hémorrhagies utérines.

L'HÉMORRHAGIE des parties externes, contre laquelle on peut directement employer les styptiques, les ligatures, ou tout autre moyen de compression pour arrêter la perte du sang, est cependant pour l'ordinaire dangereuse, et donne souvent lieu à des symptômes très-alarmans. Mais l'hémorrhagie qui provient de certaines parties, qui, à cause de leur situation, ne peuvent admettre l'emploi d'aucun des moyens indiqués plus haut; qui ne laissent espérer que des succès douteux dans les moyens dont on peut faire usage, est un cas éminemment dangereux et des plus inquiétans.

L'hémorrhagie utérine, quoique, sous plusieurs rapports, semblable aux autres hémorrhagies externes, en diffère matériellement par le volume et le nombre des vaisseaux qui fournissent le sang, et par les moyens que la nature emploie pour en arrêter la perte. Dans les cas d'hémorrhagies externes, un certain degré de faiblesse suffit pour ralentir le cours du sang, pour déterminer la formation d'un caillot à l'orifice du vaisseau divisé, qui bientôt se contracte et s'oblitère. Pour favoriser ces effets, on a recommandé l'usage des moyens propres à diminuer l'action du cœur et des artères (1). Il est évident que ces moyens ne peuvent produire d'effets salutaires que dans le cas où l'hémorrhagie n'est occasionnée que par la rupture de petits vaisseaux ; car lorsque les vaisseaux divisés sont volumineux, l'hémorrhagie est inévitablement funeste. Il n'en est pas tout-à-fait de même des hémorrhagies utérines, quoique le sang provienne de vaisseaux très-gros et très-nombreux. Cependant, la formation d'un caillot n'offre qu'un moyen de sécurité très-incertain. En supposant même qu'il produisît tous les bons effets qu'on lui suppose, il ne saurait agir que comme palliatif; car si dans ces espèces d'hémorrhagies ce sont de larges vaisseaux veineux et artériels qui fournissent le sang, quelque degré de contractilité dont ils jouissent, leur contraction ne sera toujours que d'un faible secours pour arrêter l'écoulement du sang. Mais l'utérus à cause de sa propriété contrac-

(1) Voyez la page 62.

tile, possède, fort heureusement, en lui-même, le moyen le plus efficace de resserrer, d'oblitérer l'extrémité de ses vaisseaux, et de supprimer l'hémorrhagie.

L'hémorrhagie utérine étant un accident fréquent et généralement dangereux, a dans tous les temps été l'objet de l'attention des gens de l'art. Cependant les sentimens sont encore très-partagés sur le mode de traitement à suivre dans ce genre d'affection. De là est résulté : l'incertitude, l'indécision des jeunes praticiens, qui semblent autorisés à croire que la structure, les fonctions de la partie affectée n'ont pas été démontrées d'une manière satisfaisante. C'est pourquoi, dans l'introduction, j'ai tâché d'expliquer les fonctions de l'utérus, relativement à la grossesse et au travail de l'accouchement. Dans les remarques suivantes, je rappellerai constamment la propriété contractile de l'utérus, parce que tous les moyens efficaces que l'on peut tenter pour supprimer l'hémorrhagie, doivent avoir pour but soit d'aider, soit de régler l'action de cet organe.

On ne doit attribuer le manque de succès qui accompagne si souvent le traitement de ces sortes d'hémorrhagies, qu'à une fausse idée que l'on a de la propriété, et de la nature des efforts de l'utérus, ou à la violence des moyens que l'on a employés. Dans les cas alarmans de cette maladie, tout délai, toute espèce d'indécision est très-préjudiciable. Si l'on n'adopte pas des moyens actifs, la malade succombe promptement. Mais il y aurait également beaucoup d'imprudence, et même un très-grand danger, d'employer la violence, soit en donnant lieu à une lésion locale, soit en occasionnant une secousse dans le système dont il ne pourrait se remettre que difficilement.

Le but des remarques suivantes est d'indiquer, 1°. en quoi est défectueux le mode de traitement généralement recommandé dans les cas d'hémorrhagies utérines ;

2°. De proposer une méthode qui a eu le plus grand succès, et qui est appropriée à la structure et aux fonctions de l'utérus.

L'ovum n'étant uni à l'utérus que par le moyen de ses vaisseaux, s'il s'en détache une portion, il en résulte la rupture de ces mêmes vaisseaux, et par conséquent l'hémorrhagie. Quelques-uns, considérant l'exiguité des vaisseaux qui unissent la décidua à l'utérus, en ont conclu que la rupture de ces vaisseaux ne pouvait produire une hémorrhagie alarmante. Il est certain, cependant, que ces vaisseaux, à cause de leur nombre et de leur activité, ont, dans quelques cas de rupture, versé une quantité de sang assez considérable pour donner lieu à des symptômes qui annonçaient le plus pressant danger. Les vaisseaux qui réunissent le placenta à l'utérus, sont très-volumineux, particulièrement les veines qui s'anastomosent librement et sans valvules. Lorsqu'une portion de cet organe vasculeux vient à se détacher, il y a toujours de larges vaisseaux de rompus; la perte, conséquemment, est toujours très-abondante, et souvent jette la femme dans une situation promptement dangereuse.

Le placenta, lorsqu'il est attaché sur le col ou sur l'orifice de l'utérus, est toujours en partie séparé, à cause des changemens naturels qu'éprouvent ces parties dans les derniers mois de la grossesse. Mais il peut se trouver accidentellement détaché lorsqu'il est situé au fond ou sur les côtés de ce viscère.

Les causes qui produisent l'hémorrhagie utérine, soit avant, soit pendant le travail de l'accouchement, ont été distinguées en cause *inévitable* et en cause *évitable*. Les auteurs sont assez généralement d'accord sur le traitement manuel des cas occasionnés par la première cause; mais la pratique presque universellement recommandée et généralement adoptée lorsque la maladie est occasionnée par le décollement accidentel du placenta, ne paraît pas rationnel; et quoiqu'elle ait reçu la sanction des hommes dont la réputation mérite les plus grands égards, cependant leur autorité ne suffit pas pour convaincre celui qui se fait un devoir de penser d'après lui-même. Il n'est pas digne de l'estime des gens de sa profession, celui qui se contente de ce qu'ont fait les autres sans rechercher si les préceptes pratiques ne sont pas susceptibles de quelques changemens avantageux.

Dans les cas d'hémorrhagies occasionnées par la séparation accidentelle du placenta, la pratique généralement recommandée est de rompre ces membranes le plus tôt possible ; et l'on a affirmé que cette opération suffit presque toujours, sans le secours d'aucun autre moyen, pour arrêter la perte au point de ne laisser aucune crainte de danger, et pour que l'enfant soit expulsé par les seuls efforts de la nature (1).

Dans tous les cas de rupture des gros vaisseaux, si l'on n'a point employé les moyens convenables pour arrêter l'effusion du sang, il survient une syncope qui, pendant quelque temps, suspend l'écoulement du sang, ralentit l'action du cœur et des artères. Dans ce cas, un coagulum peut se former aux orifices des vaisseaux rompus et y séjourner assez de temps, même après la syncope, pour s'opposer à une perte plus considérable.

---

(1) Il est évident que c'est de Puzos, et plus particulièrement de son compatriote Rigby, que veut parler l'auteur.

(*Note du traducteur.*)

Cependant, la sécurité que peut procurer la formation d'un caillot ne saurait être permanente ; le plus léger mouvement peut le déplacer; la moindre activité qui survient dans le système circulatoire peut renverser cette faible digue. Il n'y a point de remède complétement efficace pour supprimer les hémorrhagies occasionnées par la rupture des gros vaisseaux, s'ils n'en rendent les orifices imperméables; mais on obtient facilement ces effets sur les parties externes par des moyens mécaniques. Quoiqu'on ne puisse en faire usage dans les hémorrhagies de l'utérus, cependant la sage nature, en donnant à cet organe la faculté de se contracter, l'a pourvue d'un remède admirablement adapté pour ce genre d'affection.

Ainsi, en admettant que le seul moyen de fermer les orifices des vaisseaux utérins est la contraction de l'utérus; que tant que l'ovum n'est point expulsé, l'utérus ne peut se contracter assez matériellement pour diminuer le calibre de ses vaisseaux, il faut donc, et c'est là le grand point de pratique, que l'on ne doit jamais perdre de vue, il faut, dis-je, dans tous les cas alarmans qui tiennent à l'état de cet organe, l'évacuer aussi promptement que le permet la sûreté de la malade (1).

(1) Ainsi, après avoir, pendant près de trois cents ans, multiplié les écrits sur ce sujet important, on en reviendrait au précepte de *Louise Bourgeois*. (*Note du traducteur.*)

Si l'on eût examiné ce principe avec toute l'attention qu'il exige, on n'aurait pas recommandé si légèrement la rupture des membranes. Le praticien timide, lorsqu'il aura fait cette facile opération, de rompre les membranes, croyant avoir fait tout ce qu'il avait à faire, restera dans la sécurité. Peut-être même cette opération servira-t-elle d'excuse à l'homme paresseux, insouciant, qui dira, pour se justifier, avoir fait tout ce que l'art prescrivait en pareil cas pour le bien de la malade; mais un tel mode de pratique doit être accompagné de conséquences bien funestes.

Les bons effets que l'on attribue généralement à l'évacuation prématurée de l'eau de l'amnios, dans les cas d'hémorrhagie utérine, sont fondées sur les résultats suivans : 1°. la contraction de l'utérus diminue le diamètre des vaisseaux de cet organe; 2°. la perte s'arrête; 3°. la portion détachée du placenta se trouve comprimée par quelque partie du corps de l'enfant.

Cette maladie étant en elle-même très-grave, et dans ses conséquences, très-promptement funeste, tout précepte qui tend à différer l'emploi des moyens sûrs de guérison, est aussi généralement préjudiciable que s'il aggravait actuellement l'accident.

Avant d'adopter la pratique de rompre les membranes, on aurait dû examiner mûrement les trois questions suivantes :

1°. Si en rompant les membranes avant que l'utérus soit dilaté, on retarde ou on accélère l'expulsion de l'enfant;

2°. Si en rompant les membranes avant que l'orifice soit dilaté, on peut compter sur cette opération, comme un moyen certain de supprimer immédiatement l'hémorrhagie;

3°. Si en rompant les membranes avant que l'orifice soit dilaté, on ne s'ôte pas souvent la chance de sauver la vie de la mère et celle de l'enfant (1).

---

(1) La pratique de Rigby est généralement suivie en Angleterre. La plupart de ceux qui ont écrit depuis cet auteur, *Alex. Hamilton*, *John. Burns*, *Hopkins*, *Merriman*, dans leurs ouvrages sur les accouchemens, recommandent sa manière de pratiquer le toucher pour reconnaître l'état du col de l'utérus; lorsque le placenta s'y trouve greffé, d'opérer le plus tôt possible l'accouchement : ils conviennent tous que, dans ce cas, il est dangereux d'attendre la dilatation de l'orifice; qu'il suffit que ses bords soient souples et dilatables pour faire la version de l'enfant. Enfin, les auteurs cités plus haut sont tous d'accord sur le point de la rupture des membranes dans les cas d'hémorrhagies, toutes les fois que le placenta n'est pas greffé sur l'orifice utérin.

Merriman répond ainsi aux objections que présente *Stewart* :

L'on ne serait point excusable de prendre des cas rares	We are not justified in taking rare or extreme cases as

L'utérus ne se contracte pas toujours immédiatement après l'écoulement de l'eau de l'amnios. Quelquefois dans la grossesse à terme, les membranes se rompent accidentellement, plusieurs jours avant que les contractions ne s'annoncent.

---

ou extrêmes pour des règles de pratique.

rules for practice, pag. 158.

Le même auteur dit encore :

La méthode de rompre les membranes a été si souvent couronnée de succès, que l'on est suffisamment justifié d'y avoir recours dans les mêmes cas d'hémorrhagie. M. Rigby, dans son excellent Traité, rapporte environ soixante cas de ces sortes de pertes, dans la plupart desquels cette méthode fut employée avec le plus grand succès. Jusqu'à présent, j'ai suivi ce plan dans ma pratique, il est vrai plus limitée, et jamais il n'a manqué son effet.

The plan of piercing the membranes in this species of hemorrhage will so often succeed that we are justified in having recourse to it. M. Rigby in is very valuable Essay on uterine hemorrhage, etc. has detailed up wards of soixante cases of this kind of flooding in many of which this method was tried and was complettely successful; and in my own more limited practice. I have hither to followed this plan without a single instance of failure.

Cependant on peut reprocher à Rigby de n'avoir point employé le tampon dans des cas qui en réclamaient impérieusement l'usage. Ses compatriotes, qui ont écrit depuis, n'ont pas négligé de recommander ce moyen dans les circonstances où il est indiqué.

(*Note du traducteur.*)

Dans les cas où l'on a fait la ponction des membranes pour déterminer l'accouchement prématuré, il s'est passé quelquefois quinze jours avant que l'utérus ait essayé de se contracter pour expulser le produit de la conception (1). On ne peut donc, dans aucun cas, prononcer avec certitude que la rupture des membranes déterminera immédiatement la contraction de l'utérus.

---

(1) Quel que soit le motif qui détermine à faire la rupture des membranes avant que le travail de l'accouchement se soit annoncé par quelques symptômes, cette opération est toujours dangereuse pour la mère et mortelle pour l'enfant, surtout lorsque la grossesse est encore éloignée de son terme. Dans quelques cas, l'opération de rompre les membranes est hautement criminelle, et appelle sur celui qui la pratique toute la sévérité des lois. Cependant quelques auteurs anglais recommandent de faire cette opération entre le septième et le huitième mois de la grossesse, dans les cas de difformités du bassin, dans la vue de rendre l'accouchement naturel, et de sauver la vie de la mère des dangers d'une opération plus grave. Cette pratique, éminemment dangereuse, était le secret d'un certain homme, soi-disant accoucheur, qui prétendait, sans le secours d'aucun instrument, accoucher toutes les femmes rachitiques, quelque mal conformé que fût leur bassin, et amener leur enfant vivant, aux conditions toutefois qu'elles lui seraient confiées deux mois avant le terme ordinaire de la grossesse. Quelques-uns prétendent qu'il administrait l'émétique pour provoquer l'avortement; d'autres pensent que c'est la saignée et l'opium qu'il employait.

(*Note du traducteur.*)

Il est généralement reconnu que l'évacuation prématurée des eaux, prolonge la durée du travail de l'accouchement. Ce fait est si commun, que quiconque a un peu d'habitude dans la pratique de l'art, n'est pas sans en avoir fait la remarque. Lorsque les membranes sont intactes et que l'utérus commence à se contracter, elles sont poussées dans l'orifice, et, s'adaptant à sa forme, elles prennent une figure conique, molle, souple, qui, s'ans l'irriter, agit au contraire comme un moyen très-efficace pour le dilater : au lieu que quand les eaux sont évacuées, la tête de l'enfant, corps dur, incompressible, pèse sur l'orifice, par lequel il ne peut encore pénétrer: en comprimant les parois du col de l'utérus, la tête devient la cause d'une grande irritation qui occasionne la contraction irrégulière de l'organe, la rigidité de son orifice, et, par conséquent, la lenteur de sa dilatation.

On a encore affirmé que, lorsque le travail est commencé, la rupture des membranes augmente la force et la fréquence des efforts expulsifs de l'utérus. Cette proposition, cependant, ne paraît pas être le résultat d'une observation scrupuleuse; car, quoique après l'évacuation de l'eau de l'amnios les douleurs soient plus fréquentes, et qu'à en juger par la nature des plaintes de la malade elles aient augmenté d'intensité, cependant le travail en est toujours prolongé; quoique très-violentes, elles ne paraissent pas pousser la tête sur l'orifice avec autant de force que l'on pourrait s'y attendre naturellement. Il est donc probable que les douleurs que la femme éprouve sont l'effet de la contraction spasmodique de l'utérus, occasionnée par le contact immédiat de ses parois avec le corps de l'enfant. On peut conclure de là que l'évacuation prématurée des membranes, au lieu d'accélérer le travail de l'accouchement, produit un effet contraire.

Pour résoudre la seconde question relative à la ponction des membranes, comme moyen certain de supprimer l'hémorrhagie, il faut considérer d'abord si cette opération suffit pour faire contracter l'utérus assez matériellement pour diminuer le calibre des vaisseaux rompus; ensuite, si, en admettant que l'utérus se contracte aussitôt après l'évacuation de l'eau, le degré de pression agira assez fortement sur l'orifice des vaisseaux rompus pour supprimer l'hémorrhagie.

La diminution qu'occasionne l'évacuation de l'eau dans le volume des vaisseaux utérins, doit être fort légère; et, la quantité de ce fluide étant très-variée (1), il est impossible, en quelques cas,

(1) Depuis une cuillerée jusqu'à plusieurs pintes; et généralement, plus le fœtus est volumineux, et moins l'eau de l'amnios est abondante. Si, à travers les parois du col, on sou-

de se former une idée exacte du degré de contraction qui peut résulter de la rupture des membranes; mais en accordant encore que l'utérus, par l'effet de sa contraction, diminue considérablement le diamètre de ses vaisseaux; tant que le fœtus vivant est dans l'utérus, le même mode de circulation continue; et, sous ce rapport, les fonctions de cet organe n'éprouvent que fort peu de changement. La quantité de sang qui circule dans ces vaisseaux n'étant pas diminuée, leur action doit en être nécessairement augmentée, et l'hémorrhagie, au lieu de s'arrêter, continue encore. L'évacuation de l'eau de l'amnios n'est donc pas d'une grande utilité pour supprimer la perte.

Si, après la rupture des membranes, l'utérus se contractait immédiatement, et que la portion décolée du placenta se trouvât fortement comprimée entre les parois de l'organe et un des points de la surface de l'enfant, de manière à former un point de compression fort et continue sur l'orifice des des vaisseaux, nul doute que la

---

lève facilement le fœtus, c'est qu'il est petit et environné d'une certaine quantité d'eau; la rupture des membranes diminue le volume de l'utérus en proportion de l'eau qui s'est échappée de sa cavité, et l'hémorrhagie s'arrête : si l'orifice est souple, mince, le travail s'accélère, et l'accouchement se termine naturellement.

perte s'arrêterait; mais on a déjà fait voir qu'il n'est pas toujours certain que l'utérus soit immédiatement excité à la contraction par l'évacuation de l'eau. Ceux qui conseillent avec tant d'assurance la ponction des membranes, dans les cas de grossesse avant terme, reconnaissent, cependant, que ce moyen manque quelquefois son effet, celui de supprimer l'hémorrhagie. Si l'on fait la rupture des membranes avant la dilatation de l'orifice, on ignore non-seulement la situation de l'enfant, mais celle du placenta; c'est-à-dire, s'il n'est pas sur l'orifice de l'utérus (1). Ainsi, quand, par suite de la compression de la portion décollée du placenta entre l'utérus et le corps de l'enfant, l'hémorrhagie est supprimée, on doit en attribuer l'effet, en grande partie, au hasard (2).

Quoique l'utérus, dans sa plus grande vigueur, ait la faculté de se conserver dans un état de contraction, ce n'est, cependant, que lorsqu'il fait

---

(1) Si le col de l'utérus est facilement accessible au doigt; s'il présente une tumeur ronde, lisse au toucher, il est presque sûr que c'est la tête ou les fesses qui s'y présentent. Quant au doute sur la situation du placenta, cette circonstance n'aurait point arrêté *Millot*, puisqu'il recommande la ponction des membranes à travers la substance du placenta, dans le cas d'hémorrhagie occasionnée par la présence de cette masse sur l'orifice de l'utérus!... (*Note du traducteur.*)

(2) Voyez la note, pag. 62, sur la situation du placenta.

des efforts pour expulser l'enfant, qu'il peut le tenir assez étroitement embrassé pour arrêter l'hémorrhagie; car, dans l'intervalle de ses efforts, l'hémorrhagie reparaît; et, si les orifices des vaisseaux ne sont pas bouchés par l'effet de la compression; pendant tout le temps que l'utérus exerce ses efforts, l'action du cœur et des artères étant considérablement augmentée, la perte en sera plus abondante.

On peut donc conclure, comme règle générale, que, dans tous les cas d'hémorrhagie utérine occasionnée par la séparation accidentelle du placenta, la rupture des membranes, avant la dilatation complète de l'orifice de l'utérus, n'est ni d'un effet assuré ni rationel (1). On a attribué à l'introduction de la main dans l'utérus de très-fâcheux effets. Plusieurs écrivains ont affirmé que c'est cette cause qui donne lieu au cancer, aux ulcères phagédéniques de l'utérus, qui s'annoncent chez quelques femmes dans un âge avancé; mais c'est bien plutôt la contraction prolongée de l'organe sur le corps de l'enfant, que l'introduc-

---

(1) On voit que les conclusions de *Stewart* sont tout-à-fait contraires à celles de *Rigby*, qui recommande la rupture des membranes dans tous les cas d'hémorrhagies utérines, lorsqu'elles n'ont point pour cause l'implantation du placenta sur l'orifice de l'utérus. (*Note du traducteur.*)

tion de la main, qui peut occasionner les maladies utérines; car, lorsque les membranes sont intactes, et que l'on dilate l'orifice avec précaution, l'introduction de la main ne saurait produire un fâcheux effet, puisqu'elle n'agit sur aucune partie de l'utérus, et que, lorsqu'on a saisi les pieds de l'enfant, qu'on les a fait descendre jusques dans le vagin, on le retourne avec la plus grande facilité (1). Mais, si après la rupture des membranes, l'utérus se contracte, il pousse avec force la tête de l'enfant sur l'orifice; il y cause une irritation considérable, qui donne lieu à la contraction spasmodique de ces parois. Si l'on y introduit la main, c'est alors que l'on peut blesser l'organe, augmenter son état d'irritation, et que la version de l'enfant devient très-difficile, et quelquefois même impossible. Car, en supposant qu'on ait pu amener les pieds jusques dans le vagin, si l'utérus a été précédemment irrité, il embrasse alors si étroitement le corps pe-

(1) Lorsque le fœtus est volumineux, et qu'il se trouve très-peu d'eau dans les membranes, circonstances qui se rencontrent presque constamment ensemble, la version et l'extraction de l'enfant ne sont pas si faciles à opérer que l'auteur veut bien le dire; et, quoique les membranes fussent intactes avant l'opération, elles présentent souvent de grandes difficultés.

(*Note du traducteur.*)

lotonné du fœtus, que la tête ne peut remonter sans que l'on employe un certain degré de force, qui peut devenir très-préjudiciable à l'utérus et à l'enfant. Il est vrai que l'on ne rencontre pas toujours d'aussi grandes difficultés pour faire la version après l'évacuation de l'eau de l'amnios; mais on conviendra aussi que, dans la plupart de ces cas, l'opération est toujours très-difficile, même quand la malade a été affaiblie par une perte de sang (1).

Ceux qui ont recommandé la rupture prématurée des membranes pour supprimer l'hémorrhagie, ont encore avancé que si l'utérus se contracte au point de rendre difficile la version de l'enfant, la compression qui en résulte sur les vaisseaux ouverts, arrête l'hémorrhagie jusqu'à ce que la nature ait opéré l'accouchement; mais l'expérience n'est pas d'accord sur ce point; car on a vu des cas dans lesquels l'utérus se contractait vigoureusement, et néanmoins l'hémorrhagie persister encore (2).

---

(1) Les difficultés que l'on rencontre dépendent aussi beaucoup de la manière d'opérer.

(2) Ce qui doit avoir lieu toutes les fois qu'un des bords du placenta est greffé sur une des parois du col, et que cette portion décollée ne se trouve point en contact assez immédiat avec la tête, comme il est dit dans la note page 62.

(*Note du traducteur.*)

On a également affirmé qu'en comptant sur les efforts de la nature jusqu'à ce que la malade soit considérablement affaiblie par la perte, l'utérus ne pouvant alors se contracter que faiblement, la version de l'enfant n'en serait que plus facile à opérer. Mais la force de contraction n'est pas toujours affaiblie par la cause qui produit la débilité générale; et quand l'absence des contractions est l'effet de la faiblesse qu'occasionne la perte de sang, le danger alors est d'autant plus grand, que l'atonie complète de l'utérus peut en être le résultat. Et en admettant encore qu'après l'écoulement de l'eau, l'hémorrhagie soit arrêtée par l'effet de la contraction de l'utérus; s'il arrive que l'enfant se présente dans une mauvaise position, il sera peut être nécessaire d'opérer l'accouchement pour sauver la mère et l'enfant (1). Et si l'utérus est fortement contracté, cette opération

---

(1) Si, avant de faire la rupture des membranes, on a pu apprécier le volume du col de l'utérus, sa forme, sa situation à l'égard du bassin; si, pendant l'intervalle d'une douleur à l'autre, on a senti à travers les membranes une tumeur dure et solide, il est fort présumable que c'est la tête qui se présente; mais on doit s'en convaincre par l'examen, que l'on fait immédiatement après avoir déchiré la poche des eaux; et, si les premiers indices ont trompé, il ne faudrait pas attendre que l'utérus soit fortement contracté pour faire la version de l'enfant; on opérerait sur-le-champ. (*Note du traducteur.*)

sera difficile, sinon impossible. Cette considération doit être d'un très-grand poids contre la pratique de rompre les membranes avant que l'orifice soit assez dilaté pour permettre de reconnaître la position de l'enfant (1).

Si les réflexions précédentes paraissent justes et fondées, le mode de traitement recommandé dans les cas d'hémorrhagies utérines, occasionnées par le décollement accidentel du placenta, loin d'être judicieux, est très-propre à plonger le jeune praticien dans une fausse sécurité, au moment où la vie de la malade dépend d'une vigilante attention, et de l'emploi des moyens les plus prompts et les plus actifs.

Quelques remarques sur la pratique généralement recommandée dans les cas d'hémorrhagies utérines, occasionnées par la rétention du placenta.

L'hémorrhagie utérine peut s'annoncer après l'expulsion du fœtus, quoiqu'elle n'ait point eu

(1) On ne peut acquérir une connaissance certaine et positive de la partie qui se présente et de sa position, à l'égard du bassin, qu'après la rupture des membranes; car, auparavant, on peut prendre la tête pour les fesses et les fesses pour la tête. Mais il n'y a que ces deux parties du fœtus que l'on puisse confondre l'une avec l'autre avant l'ouverture des membranes;

lieu pendant le travail de l'accouchement. Ces cas sont d'autant plus importans qu'ils se rencontrent très-fréquemment et que les dangers s'accroissent avec une extrême rapidité. Il est donc fort à regretter que la plupart des auteurs diffèrent tant les uns des autres sur le mode de traitement à employer dans ces cas, et que des moyens aussi peu efficaces aient été si fortement recommandés. De là naît l'hésitation, le délai, l'emploi de remèdes nuls, dans des circonstances où le salut de la femme dépend de la pratique la plus prompte et la plus énergique.

La contraction complète et régulière de l'utérus est le moyen le plus efficace pour supprimer l'hémorrhagie utérine. Examinons la pratique généralement en usage; nous verrons si elle peut, assez promptement, produire cet effet, et de quel degré d'utilité elle peut être dans ces cas.

L'hémorrhagie utérine qui survient après la sortie de l'enfant, est occasionnée par la rétention du placenta. Plusieurs causes peuvent donner lieu à sa rétention : 1°. l'inertie de l'utérus; 2°. la contraction spasmodique et irrégulière de ce viscère; 3°. l'adhérence contre nature du placenta.

---

et, comme l'une et l'autre sont susceptibles de s'engager, si les contractions se soutiennent, l'accouchement, dans l'un et l'autre cas, se termine naturellement. (*Note du trad.*)

Le grand objet, dans ce cas, étant la prompte expulsion du placenta, déterminée par la contraction régulière de l'utérus, on a proposé différens moyens pour exciter cet organe à la contraction: tels que l'application du froid sur les pubis, la compression de l'utérus au moyen de l'application des mains sur l'abdomen; l'usage des stimulans administrés intérieurement.

L'application du froid, la compression, suffisent pour exciter l'action de l'utérus, lorsque le système général n'a pas été précédemment affaibli et que l'accident n'est pas de nature à donner des craintes. L'usage des stimulans peut être aussi de quelque utilité dans les cas où l'utérus s'est déjà contracté; mais on ne doit point se fier à ces moyens dans les cas dangereux, parce qu'ils sont souvent insuffisans pour déterminer la contraction de l'utérus.

Quand l'hémorrhagie est occasionnée par l'atonie de l'utérus, et que le placenta est descendu dans le vagin, on a recommandé de le laisser dans cette situation pendant quelques heures, dans la vue de favoriser la contraction permanente de l'utérus (1). Mais si l'on considère l'état d'inaction

(1) C'est *Denman* qui donna le conseil d'extraire le placenta de l'utérus et de le laisser dans le vagin; pag. 395 et 412, 2e volume. (*Note du traducteur.*)

et de débilité de ce viscère, et l'état de faiblesse où se trouve la malade, cette pratique doit avoir des résultats très-fâcheux ; car, quoique la présence du placenta s'oppose à l'écoulement du sang au dehors, l'épanchement se faisant dans la cavité de l'utérus, la malade succomberait avant qu'on s'en aperçût. Les exemples de ces cas malheureux ne sont que trop fréquens, et l'on a trouvé quelque fois l'utérus plus développé par l'accumulation du sang dans sa cavité, qu'il ne l'était avant l'accouchement. On ne saurait donc obtenir aucun avantage de la présence du placenta dans le vagin : car si l'utérus est complètement contracté, l'hémorrhagie est arrêtée ; et s'il ne l'est pas, il est évident que le séjour du placenta dans le vagin, au lieu d'exciter la contraction de l'utérus, produit l'effet contraire.

Dans les cas de rétention du placenta, lorsqu'il survient un accès de syncope ou d'autres symptômes alarmans, qui généralement accompagnent une grande perte de sang, on a recommandé de ne faire aucune tentative manuelle pendant le paroxisme, parce que, dit-on, ce serait augmenter le danger. La syncope, dans ces cas, est un état très-alarmant, surtout si l'utérus est dans un état d'atonie : car les vaisseaux qui versent le sang sont si volumineux que, le plus souvent, il s'en échappe encore une certaine quantité, quoique la femme soit réduite au dernier état de faiblesse (1). Lorsqu'elle reprend ses sens, l'hémorrhagie augmente aussitôt, et cause le retour immédiat de la syncope. Mais si l'on introduit la main avec ménagement dans l'utérus, elle occasionne une légère douleur qui, généralement, produit le bon effet d'exciter la contraction utérine, et de communiquer en même temps un degré de stimulant dans tout le systême qui ranime la malade, et la met en état de pouvoir prendre quelques substances propres à contribuer à son rétablissement.

Lorsque le placenta est adhérent au point de résister à l'action expultrice de l'utérus, l'introduction de la main devient nécessaire pour aider à sa séparation. La pratique généralement recommandée dans ce cas, est d'insinuer les doigts entre la paroi de l'utérus et le placenta pour le séparer. Mais cette opération ne peut se faire sans causer de grandes douleurs ; sans s'exposer au risque de lacérer la face interne de l'utérus ; sans augmenter l'hémorrhagie, en détruisant un plus grand nombre de vaisseaux ; ainsi le but que l'on se propose ne se trouve qu'imparfaitement rempli.

---

(1) On a vu dans la page 52 ce que pense Rigby et Burns de la syncope. *Denman* considère cet accident comme un remède suppédité par la nature, pour écarter le danger immédiat des hémorrhagies et pour en prévenir le retour. Pag. 346, vol. 2. (*Note du traducteur.*)

Quand une portion du placenta est convertie en une substance cartilagineuse ou osseuse, les adhérences sont alors si intimes, si fortes, qu'on arracherait plutôt un lambeau de l'utérus que de l'en séparer. Si, par suite de quelque affection morbide, le placenta est mou, flasque, et que l'on s'efforce de le décortiquer par la méthode mentionnée plus haut, il en restera une partie adhérente à l'utérus; nouvelle source d'accidens prochains ou éloignés.

L'hémorrhagie s'annonce quelquefois après l'expulsion du placenta; le plus ordinairement elle est occasionnée par le défaut de contraction de la fibre utérine. On a recommandé, dans ces cas, l'application long-temps prolongée du froid; on a même conseillé de tenir la malade pendant quatre heures dans l'eau à la glace. Appliqué brusquement, le froid a une propriété stimulante qui convient pour exciter la contraction de l'utérus. Mais si l'on considère les effets que produit sur le système général le froid long-temps continué, loin d'être un moyen propre à exciter la contraction de l'utérus, il peut devenir très-funeste (1).

(1) Que l'on se garde bien d'avoir recours à ces pernicieux moyens proposés avec si peu de maturité par les au-

Si guardo bene l'ostetrico di rivoltarsi a quel pernicioso suggerimento dato con poca maturità da qualche autore,

On a encore recommandé le tamponnage du vagin; mais ce moyen serait très-dangereux, puisque

---

teurs; tels que l'application de la glace, de la neige sur l'abdomen, pour arrêter l'hémorrhagie de l'utérus, et solliciter l'expulsion des secondines. Il n'y a point de moyens plus propres que le froid, dit *Brown*, pour énerver l'homme : c'est le plus énergique des stimulus débilitans.

di applicare cioè sull' addomine dell' acqua gelata, è la neve stessa per reprimere il flusso sanguigno e sollicitare l'espulsione della secondina. Non evvi mezzo più proprio, ricordaci *Brown*, ad avvilire l'uomo, quando il freddo, il quale si fa il più attivo stimolo debilitante. *Asdrubali*, pag. 131, 2e vol.

Gardien assure que la première partie qui en est affectée est le péritoine. Selon *Clarke*, le froid est la cause de l'inflammation de cette membrane.

Si l'hémorrhagie est occasionnée par un excès de vigueur, elle peut être supprimée par l'action du froid, qui agit en dissipant le calorique, stimulus le plus actif du mouvement circulatoire du sang; mais si le froid exerce son action sur un individu faible, il augmente l'asténie.

Se l'emorragia nasce per un accesso di vigore, il freddo, sostraendo insiemè col calorico, il più potente stimolo del movemento circulatorio del sangue, l'arresta; ma si la di lui azione si esercite su d'un individio nello stato di debolezza il freddo aumenta l'*astenia*. *G. Bigeschi*, p. 90, 1er vol.

Ailleurs l'auteur italien donne plus de développement à cette idée; il cherche à démontrer les inconvéniens des applications froides de la manière suivante, dont nous nous bornons à donner ici la traduction :

« Pour déterminer d'une manière précise l'efficacité des aps'il arrive qu'un caillot de sang bouche l'orifice de l'utérus, il se fait une accumulation de ce fluide

---

plications froides dans les cas d'hémorrhagies utérines, il conviendrait d'analyser l'action et les effets du froid sur les corps vivans. L'emploi de ce moyen est si généralement en usage dans cette maladie, et les inconvéniens qui l'accompagnent en sont si graves, que nous croyons devoir nous en occuper d'une manière particulière.

» Si des raisonnemens marqués par l'impartialité, et appuyés de preuves décisives, pouvaient laisser encore quelque doute sur la propriété débilitante du froid, il suffira d'examiner sa manière d'agir pour se convaincre de la justesse des idées de Brown à ce sujet.

» Le principal effet du froid, appliqué à la périphérie du corps, est la soustraction du calorique, d'où dérivent tous les autres phénomènes que nous allons exposer. Lorsque le calorique, stimulant nécessaire au mouvement du sang, est enlevé de la périphérie, la circulation s'affaiblit dans les vaisseaux cutanés; le pouls devient plus petit, plus lent; enfin il disparaît tout-à-fait. De là, le tremblement, la difficulté de respirer, la crispation de la peau, la diminution dans le volume des membres et leur engourdissement (*).

» Si le froid est très-intense, et que son action continue long-temps, la soustraction du calorique s'opère dans les par-

(*) Quelques-uns pensent que, par l'action du froid sur la surface du corps, le sang reflue de la circonférence au centre, et que c'est pourquoi le pouls disparaît et que les parties diminuent de volume. Mais il paraîtrait plutôt que c'est le volume du sang qui diminue, et par conséquent celui des membres, sans que pour cela il y ait révulsion. En effet, si le calorique raréfie le sang, les membres se trouvent gonflés; le froid doit donc en concentrer les molécules et les condenser. (BIG.)

dans la cavité de l'organe, et la malade succombe à l'hémorrhagie, quoiqu'il ne se soit point écoulé de sang à l'extérieur.

---

ties les plus internes; les mouvemens du cœur s'affaiblissent au point de suspendre la circulation, même dans les gros vaisseaux; les extrémités deviennent froides; les convulsions s'annoncent, spécialement chez les personnes faibles et sensibles; la respiration s'éteint; l'individu tombe dans l'*asphixie*, et cet état se convertit en une mort réelle si l'action du froid continue.

» Mais si, avant que l'asphyxie ait lieu, on éloigne le froid de la périphérie du corps, il se manifeste alors des phénomènes tout opposés à ceux que nous avions observés : le cœur, stimulé par la chaleur renaissante, reprend peu à peu ses forces; la circulation se ranime dans les artères, dont les battemens deviennent vigoureux et fréquens en raison directe de ceux du cœur : cet organe, ainsi que le système artériel, acquiert une énergie assez considérable, non-seulement pour rétablir l'équilibre dans la circulation, mais pour chasser le sang avec une telle force et une telle abondance vers la superficie, que souvent il en résulte la gangrène des extrémités, surtout si ces parties ont été inconsidérément exposées à l'action du calorique extérieur, aussitôt après que l'action du froid a cessé.

» Tels sont les effets du froid lorsqu'il est appliqué sur toute la surface du corps; mais lorsque son action est bornée à une seule partie, la soustraction du calorique et ses phénomènes consécutifs n'ont lieu que dans cette même partie; et lorsque le froid en est éloigné, la circulation s'y fait avec plus de vitesse et d'énergie. C'est ainsi que l'on éprouve une chaleur vive dans les mains, lorsqu'on les a tenues quelque temps plongées dans de l'eau glacée, ou après avoir manié de la neige.

Il paraîtrait donc, d'après ces remarques, que le plan généralement adopté pour traiter les cas d'hémorrhagies utérines, qui surviennent après

---

» Tous ces effets morbifiques ne peuvent être que le résultat d'un très-puissant débilitant : si le froid avait la propriété de fortifier, loin d'anéantir le principe vital, il en augmenterait l'énergie. La chose paraît assez évidente ; et le célèbre docteur *Gianini* l'a démontrée d'une manière encore plus plausible.

» S'il est prouvé que le froid opère la soustraction du calorique, qu'il occasionne la débilité, qu'il diminue le volume du sang et en ralentit la circulation, il semblerait être le meilleur remède à employer dans les cas d'hémorrhagies actives, qui sont accompagnées d'un excitement vigoureux et de la pléthore sanguine ; mais la propriété qu'il a d'exciter les horripilations, les convulsions, qui, chez les femmes enceintes, sont des causes d'avortemens, en rend l'usage beaucoup plus périlleux dans cette maladie. La facilité avec laquelle le froid occasionne cet accident, étant relatif à l'état de sensibilité de l'individu sur lequel il est appliqué, il est impossible de déterminer positivement jusqu'à quel degré il peut être utile à la mère sans nuire à l'enfant. Un autre motif pour lequel on doit être en garde contre l'usage du froid dans ces sortes de cas, c'est la prédisposition qu'il laisse à la récidive de l'hémorrhagie, à cause de l'excitement vigoureux que réveille le calorique subséquent dans la partie où le froid avait été appliqué. C'est encore pourquoi, d'après le témoignage même de ceux qui ont proposé les ablutions générales d'eau glacée et les bains froids, ces moyens ayant été le plus souvent funestes, ils en ont généralement abandonné l'usage.

» D'après ce que nous avons dit jusqu'à présent du froid, son

l'accouchement, est susceptible de quelques modifications.

---

application générale sur le corps doit être proscrit du traitement des hémorrhagies utérines actives. On ne doit s'en permettre l'usage que sur un petit nombre de parties. La pratique d'Hippocrate, qui consistait dans l'application d'une éponge ou de compresses trempées dans l'eau froide sur la région hypogastrique est la plus prudente et la plus recommandable ; et l'on peut étendre avec avantage l'usage de ces topiques aux aines, aux parties génitales et aux cuisses; mais avec l'importante précaution recommandée par ce profond observateur, que l'eau ne soit pas froide au point de produire le tremblement, pour les raisons que nous avons exposées précédemment. On évitera cet inconvénient, qui a lieu d'autant plus promptement, que la sensation du froid a été plus brusque, en commençant par faire usage d'eau à la température ordinaire de l'air ; on en abaisse ensuite la température à mesure que la femme s'accoutume à en souffrir l'impression. C'est en usant de cette précaution que *Sigault* employait avec beaucoup de succès la douche sur l'abdomen, et que cette pratique mérite d'être suivie dans les cas d'hémorrhagies graves et rebelles ; excepté cependant celles qui auraient pour cause le spasme de l'utérus. Le choc de l'eau, joint à la sensation froide de ce liquide, produit la contraction des extrémités artérielles qui versent le sang. Mais, pour obtenir cet effet salutaire, il faut bien faire attention à ne laisser tomber l'eau qu'à une légère distance, et à petits jets, afin que le choc ne réveille point la contraction de l'utérus, comme il arriverait indubitablement, si le jet tombait de très-haut, et qu'il fût d'un volume très-considérable.

» Les lavemens d'eau à la température de l'air sont encore

SECTION II.

Des causes et du traitement des hémorrhagies utérines qui arrivent dans les premiers mois de la grossesse.

Chez la femme saine il ne se fait aucune évacuation sanguine pendant la grossesse : à telle époque

---

très-utiles. Mais pourra-t-on avoir recours aux injections d'eau glacée, et à l'introduction de morceaux de glace dans le vagin, comme il est généralement pratiqué sur la recommandation de quelques praticiens, et notamment de Levret? D'après tout ce que nous avons dit de la manière d'agir du froid, on conçoit facilement que l'application immédiate de ce remède sur l'utérus deviendrait constamment pernicieuse dans les hémorrhagies actives, dont il favoriserait le retour, et en plus grande abondance, après l'avoir momentanément calmée durant son action. D'ailleurs, l'impression qu'il ferait sur ce viscère pourrait facilement en provoquer la contraction générale, et par suite, l'expulsion du produit de la conception. Tant que l'on a cru que l'hémorrhagie utérine, pendant la grossesse, reconnaissait toujours pour cause le décollement du placenta, le conseil d'appliquer le froid de la manière que l'on a dit auparavant, n'était pas condamnable ; mais d'après notre division (en actives et en passives), l'usage de ce remède doit être restreint dans les limites que nous lui avons prescrit dans les hémorrhagies actives, surtout si l'on se garde de l'appliquer directement sur l'utérus.

» On objectera peut-être que le transport du sang, par l'effet du retour du calorique, aura lieu en plus grande abondance au bas-ventre, aux aines, aux cuisses, dans le rectum, où que ce soit de cette fonction, lorsqu'il se manifeste un écoulement de sang, si léger qu'il puisse être, il exige toujours la plus grande attention.

L'hémorrhagie utérine peut avoir lieu à toutes les époques de la grossesse, et même encore quelque temps après la délivrance à terme. Mais comme généralement on remarque des différences dans les causes de cette maladie, dans les symptômes, dans sa terminaison, dans le traitement à suivre selon l'époque où elle s'annonce, il convient de la considérer sous trois points de vue principaux :

---

nous avons conseillé l'application du froid. Mais il faut se rappeler que nous n'avons recommandé l'usage de l'eau qu'à la température de l'air ambient; la sensation froide étant moindre que celle qui serait occasionnée par l'eau glacée ou la glace en nature, le nouveau transport du sang, qui se fera vers ses parties, sera par conséquent moindre après que le remède aura cessé d'agir; en second lieu, le transport du sang n'est pas fort à craindre dans ces cas, parce qu'il se fait, non pas directement sur l'utérus, mais bien sur quelques-unes des parties voisines de ce viscère; et si toutes ces considérations ne suffisaient pas pour rassurer sur les effets consécutifs du froid, on pourrait facilement en affaiblir les conséquences en entretenant une chaleur modérée dans les parties supérieures de la malade, au moyen de frictions sèches, soit avec les mains, soit avec une pièce de flanelle chaude, pendant et encore quelques heures après l'action du froid ».

(*Traduit de* Bigeschi, *par le traducteur des deux ouvrages anglais*).

1°. Lorsqu'elle s'annonce avant le sixième mois de la grossesse;

2°. Lorsqu'elle a lieu dans les trois derniers mois de la grossesse, et pendant le travail de l'accouchement à terme;

3°. Enfin, lorsqu'elle survient immédiatement avant ou après l'expulsion du placenta.

Les vaisseaux sont les seuls moyens d'union de l'ovum avec l'utérus. Tout ce qui peut occasionner un dérangement considérable dans toute l'économie ou troubler les fonctions du système utérin, devient cause de séparation et d'hémorrhagie. Cet accident a lieu plus particulièrement aux époques qui répondent à celles de la menstruation. La perte, dans ces cas, étant en proportion de l'étendue de la portion separée de l'ovum, elle peut n'être que légère et paraître à la suite de quelque exercice forcé; elle est fréquemment accompagnée de douleurs de reins. Souvent elle est considérable, sans être accompagnée de douleurs. Quelquefois très-abondante, avec ou sans douleurs; et quelquefois encore un dérangement considérable dans la constitution du sujet, un état d'irritabilité générale, ou des accès d'hystérie, accompagnent cet accident.

Quand l'hémorrhagie n'est pas très-abondante, le repos dans une situation horizontale, l'exposition de la malade à une température fraîche; la saignée dans le cas de phlétore sanguine; les opiacées pour calmer l'irritation; les anti-phlogistiques pour entretenir la liberté du ventre; l'aspersion fréquente d'eau froide sur la région des lombes, des pubis et de la vulve, sont des moyens qui, le plus ordinairement, suffisent pour faire disparaître la perte.

Mais si, malgré l'usage de ces moyens, l'hémorrhagie persiste, on peut tirer de grands avantages des injections à froid, dans le vagin, d'une liqueur astringente, ou d'un lavement à froid, avec une livre d'eau de chaux à laquelle on ajoute une ou deux dragmes de laudanum.

Quelquefois, tous ces remèdes sont insuffisans; l'hémorrhagie continue, et même elle augmente; c'est qu'alors une grande partie, ou peut-être la totalité de l'ovum est détachée; l'avortement, dans ce cas, est inévitable.

Dans quelques cas, la perte cesse; mais elle reparaît à des intervalles irréguliers, et en quantité assez considérable jusqu'au quatre ou cinquième mois, et quelquefois même jusqu'au dernier mois de la grossesse, qu'un embryon de deux à trois mois est expulsé (1). Dans ces cas, le repos dans

---

(1) *Mauriceau* dit que le volume du fœtus ne répond pas toujours à l'époque de la grossesse où il est né. Aphor. 150.

J'ai vu une femme qui, à cinq mois et demi de grossesse,

une situation horizontale; les injections astringentes, à froid, dans le vagin; l'application d'eau froide sur la région des lombes et sur les pubis; une dose légère d'acide sulphurique administrée deux ou trois fois par jour, sont les moyens convenables pour modérer l'hémorrhagie, jusqu'à l'entière expulsion du produit de la conception. On peut également soutenir les forces avec un peu de vin léger.

Quoique assez ordinairement l'avortement soit long-temps à s'opérer, et que, le plus souvent, il soit accompagné d'une perte de sang très-considérable, cependant, il est rare qu'avec des soins

---

avait eu tous les symptômes d'un avortement prochain, et qui, par les soins qu'on lui avait donnés, était parvenue jusqu'au neuvième mois; alors, elle accoucha d'un fœtus putréfié du poids de 460 grammes (14 onces 3 gros), et dont la longueur totale était de 295 millimètres (11 pouces 2 lignes).

Asdrubali rapporte qu'une femme fut accusée du crime d'aborticide pour avoir frappé une femme enceinte, qui avait fait une fausse couche par suite des coups qu'elle avait reçus. Asdrubali, appelé en justice pour éclairer les juges sur cette affaire, ayant déclaré que le volume de l'enfant ne correspondait point à l'époque de la grossesse qu'avait déclarée la plaignante; que l'avortement aurait pu se faire dans le même temps où il avait eu lieu, sans que la violence exercée contre elle y eût contribué en rien, l'accusée fut acquittée.

(*Note du traducteur.*)

convenables, il se termine d'une manière fâcheuse par le seul fait de l'accident.

Rarement il est nécessaire, ni praticable, de donner des secours manuels dans les premiers mois de la grossesse. Quoique l'on ait fait mention de quelques cas, où l'on a introduit la main dans l'utérus à l'époque du cinquième mois de la grossesse, ce n'est point un motif pour en justifier la pratique, parce qu'à une époque aussi rapprochée de la conception, les parties étant encore dures et resserrées, ce procédé ne peut être que très-préjudiciable.

Lorsque l'avortement est accompagné d'une hémorrhagie abondante, l'usage du tampon est indiqué pour mettre obstacle à l'écoulement du sang.

Lorsqu'on a recours à ce moyen, il faut remplir complétement le vagin, et, pour éviter autant que possible tout ce qui peut causer de la douleur et de l'irritation, il faudra se servir de vieux linges, ou de charpie trempée dans l'huile, que l'on introduira doucement dans le vagin; ensuite, on appliquera sur l'orifice externe de ce canal une compresse épaisse bien imbibée d'eau froide, qui sera maintenue par un bandage en T, afin de prévenir le déplacement du tampon (1).

---

(1) Voyez la note, page 45.

Par ce moyen, il se forme à l'orifice des vaisseaux sanguins un coagulum, qui s'oppose à l'écoulement du sang. Cependant, on ne doit point négliger de faire usage des autres moyens, comme de faire tenir la femme dans une situation horizontale, d'appliquer le froid sur les cuisses et sur les pubis, de renouveler l'air de la chambre de la malade, d'éviter l'usage des stimulans.

La contraction complète de l'utérus étant le seul moyen d'arrêter, sans retour, l'hémorrhagie de cet organe, il faut, en même temps que l'on fait usage des autres moyens pour modérer la perte, exciter l'utérus à revenir sur lui-même pour expulser ce qu'il contient. Les lavemens stimulans sont très-efficaces dans ce cas; mais lorsqu'on les a administrés, il faut examiner avec attention si le tampon n'est point déplacé; car il pourrait en résulter une augmentation soudaine de l'hémorrhagie. Lorsque l'utérus commence à se contracter fréquemment et avec force, on peut retirer le bandage et la compresse; mais on doit laisser le tampon jusqu'à ce qu'il soit expulsé (1). Sa présence entretient un léger degré d'irritation sur

(1) Toutes les fois que l'on fait usage du tampon, il faut avoir l'attention, avant de l'appliquer, de vider la vessie: comme la présence du tampon comprime l'urètre, on doit faciliter l'excrétion de l'urine au moyen de la sonde.

l'orifice utéro-vaginal, dont l'effet est d'exciter et d'augmenter l'action expultrice; et, en retardant un peu l'expulsion de l'ovum, il favorise la contraction complète de l'utérus.

Il arrive assez ordinairement, que l'avortement, quoique n'ayant point été précédé d'une perte considérable de sang, est accompagné de fréquens accès de syncopes; mais ce symptôme est plutôt l'effet d'une affection nerveuse que l'effet de la débilité. Cependant, si l'hémorrhagie avait été abondante, si les forces étaient abattues, s'il était survenu des symptômes d'une grande faiblesse, il faudrait joindre aux moyens déjà employés pour supprimer l'hémorrhagie, l'usage modéré des stimulans pour soutenir les forces. L'opium à larges doses, sous forme solide ou liquide, paraît être le moyen le mieux approprié à ce cas; il soulage l'anxiété qu'occasionnent les craintes de la malade sur les suites de son état, en même temps qu'il calme l'état d'irritation générale, qui accompagne toujours l'affaiblissement des principaux organes de la vie; il soutient les forces sans accélérer le mouvement du cœur et des artères, et ne s'oppose jamais à l'action contractile de l'utérus.

L'observation suivante peut servir à justifier les avantages de ce traitement.

Ire OBSERVATION.

Une dame enceinte de trois mois, après une longue promenade à pied, fut saisie d'une violente douleur de reins, accompagnée d'un léger écoulement de sang par le vagin. Elle ne fit pas trop attention à ces symptômes, qui se dissipèrent bientôt; mais, s'étant livrée à quelque exercice de corps, l'hémorrhagie reparut, et à un degré beaucoup plus considérable, avec des maux de cœur et de fréquens accès de syncopes. Ces symptômes cependant n'étaient qu'hystériques, et non l'effet de la débilité causée par la perte. L'hémorrhagie continuant, augmentant même, je fis coucher la malade dans une situation horizontale; j'eus l'attention de la faire tenir légèrement couverte; je fis ouvrir les fenêtres; je fis des aspersions d'eau froide sur le pubis et sur les cuisses. Je lui fis prendre une potion contenant trente gouttes de laudanum; ces moyens produisirent le bon effet que j'en attendais : les douleurs et l'hémorrhagie furent calmées, et la malade passa plusieurs jours sans être exposée au moindre danger.

A la suite de quelque imprudence de la part de la malade, l'hémorrhagie reparut, mais d'une manière très-alarmante. On renouvela l'emploi des moyens précédens, et l'on y ajouta l'introduction du tampon, qui fut maintenu en place par une compresse et le bandage en T. La malade se plaignant d'étourdissemens, de maux de cœur, de tintemens d'oreilles, je lui fis prendre soixante gouttes de laudanum. L'hémorrhagie s'arrêta complétement, et les symptômes de débilité diminuèrent. Elle se plaignait encore d'une violente douleur dans les reins. Toutes les circonstances annonçant un avortement inévitable, j'ordonnai un clystère salin de deux en deux heures, pour déterminer les contractions de l'utérus. Le premier lavement ayant suffi pour produire l'effet désiré, je retirai la compresse et le bandage; une heure après, l'ovum était expulsé, et l'utérus parfaitement contracté. La malade étant faible encore, et fort irritable, je lui fis prendre soixante gouttes de laudanum, après l'expulsion du produit de la conception. Je prescrivis une potion dans laquelle entrait trente gouttes de laudanum, à prendre en trois fois, un tiers chaque soir des jours suivans. Le quatrième jour, la malade ne se ressentait d'aucun des symptômes précédens.

SECTION III.

Des causes et du traitement de l'hémorrhagie utérine qui arrive dans les derniers mois de la grossesse, pendant et après le travail de l'accouchement.

Vers la fin de la grossesse, pendant le travail, et après l'accouchement, souvent l'hémorrhagie s'annonce d'une manière très-alarmante. Il est donc très-important de connaître les causes de cette maladie et les symptômes qui l'accompagnent, afin de rechercher et d'employer les moyens d'y remédier, et d'établir, s'il est possible, des règles certaines de conduite dans ces cas.

Lorsqu'on est appelé pour ce genre de maladie, il est rare qu'on ait le temps de consulter ou de délibérer. Le salut de la malade dépend, généralement, de la promptitude et de la décision que l'on met à employer les remèdes convenables.

Quoique la séparation de la décédua donne lieu quelquefois, à une perte considérable de sang, néanmoins l'hémorrhagie utérine ne devient réellement dangereuse, qu'autant qu'elle est occasionnée par le décollement partiel ou total du placenta. Cette masse est généralement située au fond de l'utérus; mais il arrive quelquefois qu'elle est greffée, tantôt sur le col, tantôt sur l'orifice, et d'autres fois sur les parois latérales de l'utérus, et qu'une portion s'étend jusque sur le col. Lorsque le placenta est situé sur l'orifice de l'utérus, toujours l'hémorrhagie précède l'expulsion du fœtus : rarement la gestation continue jusqu'au terme de la grossesse. Car dans les derniers mois le col et l'orifice venant à s'ouvrir, les vaisseaux qui unissaient le placenta à l'utérus, se rompent, et si l'on ne vient au secours de la femme, elle succombe à la perte de son sang. Dans quelques cas rares, l'enfant est expulsé, précédé du placenta, et la malade se rétablit; dans quelques cas encore, l'expansion du col de l'utérus et l'accroissement du placenta semblent marcher ensemble; l'hémorrhagie alors ne s'annonce qu'au moment où se déclare le travail de l'accouchement à terme. Dans d'autres cas, c'est vers le dernier mois de la grossesse, que l'hémorrhagie paraît; elle continue, et la malade s'épuise; la grossesse cependant marche vers son terme, jusqu'à ce que l'orifice commence à se dilater; et l'hémorrhagie augmente à un degré alarmant.

L'état morbide du placenta ou de l'utérus, sont encore des causes d'hémorrhagie : mais ces cas sont fort rares. Lorsqu'une hémorrhagie abondante s'annonce dans les premiers mois de la grossesse, sans être précédée d'aucune cause excitante connue, on trouve presque toujours le placenta sur l'orifice ou sur un des côtés du col de l'utérus. Mais dans tous les cas d'hémorrhagie qui s'annoncent après le sixième mois de la grossesse, on ne peut porter un pronostic certain sur les suites de la perte, ni adopter un mode de pratique raisonné, qu'après avoir examiné la femme pour reconnaître la cause de l'accident. Mais comme avant le neuvième mois de la grossesse, l'orifice est encore très-élevé dans le bassin, il est nécessaire d'introduire toute la main dans le vagin, pour acquérir une connaissance certaine de l'état du col. Lorsque le placenta est sur l'orifice, le col est plus volumineux; ses parois sont plus épaisses qu'à l'ordinaire; on ne saurait distinguer la partie que l'enfant présente. Lorsqu'on introduit le doigt dans l'orifice, on découvre le placenta que l'on distingue aisément des membranes à cause de sa surface charnue et lobulée. Lorsque le placenta n'occupe qu'un des côtés du col de l'utérus, si l'on examine avec attention, il est facile encore de le découvrir.

Pour apprécier le danger de l'hémorrhagie utérine; pour décider des moyens que l'on doit employer, c'est moins la quantité de sang qu'a perdu la femme, qu'il faut considérer, que les effets que produit la perte sur le système général. Chez certaines femmes, la perte de quelques onces de sang produit des symptômes alarmans, tandis que d'autres supportent la perte de plusieurs livres de ce fluide, sans en être sensiblement affectées. Chez celles-ci, la perte d'une légère quantité de sang intervertit la marche de la gestation, et détermine l'action expultrice de l'utérus; chez celles-là, la grossesse parcourt toutes ses périodes, sans interruption, quoique l'hémorrhagie continue à un léger degré, ou qu'elle ait cessé, pour reparaître dans le dernier mois de la grossesse, après quelque exercice de la part de la femme. La manière dont l'hémorrhagie s'annonce, produit des effets différens sur le système général, et sur la marche de la grossesse.

Lorsque la perte s'annonce brusquement et qu'elle est considérable, les fonctions vitales se trouvent toutes suspendues à la fois; et si elles se retablissent, l'hémorrhagie réparaît; les fonctions de l'utérus sont dérangées; ce viscère est excité à la contraction. Mais quand l'hémorrhagie a lieu progressivement, les forces peuvent encore la supporter, et, généralement, la grossesse continue sa marche.

Quelquefois, dans les derniers mois de la grossesse, l'hystérie accompagne l'hémorrhagie. Elle produit la syncope et d'autres symptômes alarmans. Il faut dans ce cas, avant de porter son pronostic, s'assurer de la quantité de sang perdue, et examiner les autres symptômes qui accompagnent cet accident. Lorsque toute l'économie a été fortement affectée par l'effet de l'hémorrhagie, la face grippée exprime une grande anxiété; les lèvres sont pâles; la malade est tourmentée de nausées et de vomissemens; le pouls est petit, tremblottant; la malade se plaint d'étourdissemens, d'éblouissemens, de tintemens d'oreilles, de soif, de douleurs dans les extrémités; la respiration est difficile. Si l'hémorrhagie continue, le pouls est plus faible, plus irrégulier; il survient du délire accompagné d'une agitation violente; le pouls est à peine sensible, ou ne se fait sentir que par intervalles; à cet état succèdent un tremblement convulsif, des tiraillemens des muscles de la face; enfin, des inspirations profondes et éloignées, généralement, précèdent la mort.

Quand la perte s'est faite graduellement, quelquefois le symptôme dominant est une grande irritation générale; l'action musculaire se conserve jusqu'à la dernière extrémité, la malade succombe tout à coup après une agitation violente.

Il est généralement reconnu, qu'il n'est pas de cas, dans la pratique des accouchemens, qui exige plus de présence d'esprit, une décision plus prompte, un traitement plus actif que l'hémorrhagie utérine. Il est donc très-important de savoir bien discerner les moyens les mieux appropriés aux différentes formes de la maladie.

Lorsque l'hémorrhagie est occasionnée par la situation du placenta sur l'orifice, et que la malade n'est pas arrivée au terme de sa grossesse; que la perte ne produit pas un effet sensible sur le système; que l'orifice est dur, peu dilaté; que les contractions utérines sont légères, il faut tâcher de calmer les symptômes les plus pressans pour mettre la femme en état de parvenir au terme de sa grossesse.

On lui fera observer le repos le plus exact dans la supination; on fera, dans le vagin, des injections à froid d'un liquide astringent; on appliquera, sur la région des pubis et sur les cuisses, de la glace renfermée dans des vessies (1). Si la femme est pléthorique, lui tirer du sang du bras, calmer les douleurs et l'agitation au moyen des opiacées; éviter avec soin tous les stimulans, tout ce qui peut occasionner l'agitation de l'esprit ou du corps.

Quoique dans ces cas le tamponnage du vagin soit un moyen de supprimer promptement l'hémorrhagie, on ne peut cependant l'employer avec avantage et sûreté; parce qu'il est susceptible d'irriter l'orifice, d'exciter la contraction de l'utérus, de déterminer, par conséquent, la rupture d'un plus grand nombre de vaisseaux, d'augmen-

---

(1) Voyez la note, pages 235 et suivantes.

ter l'hémorrhagie, et d'enlever à la malade les chances d'arriver au terme de sa grossesse.

Si l'hémorrhagie est considérable, si elle produit des symptômes d'une extrême débilité, il faut, quoique la malade ne soit point à terme, faire promptement l'extraction de l'enfant, parce qu'il n'y a point d'autres moyens de sauver la vie de la mère.

Lorsque l'hémorrhagie ne s'annonce que vers la fin de la grossesse, la perte, dans ce cas, étant toujours très-considérable, il n'y a pas de temps à perdre pour l'emploi des moyens les plus efficaces; et le plus sûr de tous est l'extraction de l'enfant. Mais avant d'en venir à cette opération, on retirera les plus grands avantages de l'administration de l'opium solide, à la dose de quatre grains, ou de cent gouttes de laudanum. Ce remède apaise le vomissement, calme l'irritation qui accompagnent ordinairement cette maladie, et produit en même temps sur le système de la malade, une espèce d'apathie ou d'engourdissement, qui rend la version et l'extraction de l'enfant, sans comparaison, beaucoup plus facile. Les effets de l'opium sur l'économie étant très-fugitifs, il faut, dans les cas d'hémorrhagie utérine, en réitérer la dose aussi souvent que les symptômes d'irritation se renouvellent. Il faut même augmenter la dose en proportion de l'intensité des symptômes. Si l'estomac est irritable au point de rejeter l'opium administré sous forme liquide, on le remplacera par l'opium solide, qui, généralement, réussit lorsqu'on l'a combiné avec quelque aromatique, tel que la confection cardiaque (1)

(1) *Confection cardiaque ou aromatique* : Prenez cannelle, quinquina, muscade, de chacun deux onces; semences de cardamome; safran en poudre, deux onces; sucre raffiné en poudre, deux livres; eau pure, une pinte. On réduit en poudre très-fine les substances sèches; on y ajoute l'eau peu à peu jusqu'à parfait mélange. Cette confection anti-spasmodique et astringente, se donne depuis dix grains jusqu'à une once. (Tirée et traduite de la Pharmacopée de Londres.)

Quelques praticiens, dans la vue de rendre l'usage de l'opium plus efficace, l'ont combiné avec les astringens. *Boerhaave* y joignait la pierre hématite, le bol d'Arménie, le sang-dragon, le sirop de bayes de myrte ou d'airelle, et, pour véhicule, se servait d'eau de plantain. *Curnio* employait la poudre composée de semences de jusquiame, de pavot blanc, d'hématite, de corail rouge et de camphre. *Smellie* préférait le laudanum liquide de Sydenham, combiné avec l'infusion de roses rouges et l'élixir de vitriol. *Lordat* pense que l'opium devient plus actif lorsqu'on y joint l'éther et le camphre.

Bigeschi condamne l'emploi des astringens avec l'opium, et dit qu'il s'est servi avec beaucoup de succès du laudanum liquide, joint à l'eau de cannelle simple et au julep diacodion; il préfère cette préparation de l'opium à toutes les autres. (*Jo mi sono servito con molto successo del laudano liquido unito all' acqua di canella simplica e dell giulebbe diacodion.*) *Tratt. dell' Emor. uterin.* pag. 135, tit. II. (*Note du traducteur.*)

Lorsqu'on se dispose à faire la version de l'enfant, la main qui doit opérer, adoucie avec de l'huile, est introduite sous forme de cône dans le vagin ; on la fait pénétrer en décrivant de petits mouvemens de semi-rotation, mais seulement pendant la durée de la douleur ; l'orifice de l'utérus doit être lentement et complétement dilaté de la même manière. On sépare le placenta d'un côté, on rompt les membranes, et l'on s'empare des pieds de l'enfant, que l'on amène à la vulve. Lorsque l'orifice de l'utérus est dur, rigide, il faut agir doucement et lentement pour le dilater. Mais, heureusement, lorsque le placenta s'y trouve greffé, sa substance est plus vasculeuse, plus spongieuse que dans les cas ordinaires ; et, lorsque les circonstances exigent une dilatation forcée, ses effets en sont moins dangereux. Lorsqu'on a fait la version de l'enfant, et que l'on a engagé les fesses dans l'orifice, il faut laisser faire la nature, jusqu'à ce que la tête commence à pénétrer dans le bassin (1); mais alors, comme la compression du cordon ombilical est fort à craindre, il faut terminer l'accouchement le plus promptement possible.

On n'a aucun danger à redouter en suivant cette

(1) Ce précepte est de Leroux (de Dijon).

(*Note du traducteur.*)

règle de pratique, parce que le corps de l'enfant forme une espèce de tampon, qui, en comprimant les vaisseaux ouverts, s'oppose à l'écoulement du sang. Si le placenta n'est pas entièrement décollé, la circulation s'y fera encore, à un degré suffisant, pour entretenir la vie du fœtus. Les avantages que l'on retire, en confiant en partie à l'utérus l'expulsion de l'enfant, sont très-importans à remarquer. En agissant ainsi, on favorise la contraction régulière de cet organe, et la dilatation complète de son orifice. Si l'on perforait le placenta, au lieu de le décoller par un de ses bords, on perdrait tous ces avantages; les racines du cordon ombilical se trouvant déchirées, l'enfant périrait, si l'on n'en faisait promptement l'extraction.

Aussitôt après la sortie de l'enfant, il faut introduire la main dans l'utérus, l'y tenir jusqu'à ce que cet organe, en se contractant, sépare le placenta et l'expulse dans le vagin.

L'observation suivante démontrera mieux encore l'utilité du précepte.

IIe OBSERVATION.

En DÉCEMBRE 1810, je fus appelé vers sept heures du soir pour une femme que je trouvai dans un état très-alarmant, occasionné par une hémorrhagie utérine. La face était gripée; les lèvres pâles; les extrémités froides; un tremblement convulsif agitait tout son corps; la malade avait une soif ardente, des vomissemens continuels, ses discours étaient sans suite; le pouls ne se faisait sentir que par intervalles; la perte était arrêtée par l'effet de la faiblesse. Ayant examiné l'état du col de l'utérus, j'en dilatai l'orifice, de manière à pouvoir y introduire deux doigts; j'y trouvai le placenta. J'appris des personnes qui entouraient la malade, que l'hémorrhagie durait depuis un mois, et que, chaque jour, elle avait perdu au moins une pinte de sang.

D'après toutes les circonstances qui accompagnaient ce cas, j'étais convaincu que le seul moyen de sauver la femme était la prompte extraction de l'enfant ; mais avant de tenter l'opération, je fis prendre quatre-vingts gouttes de laudanum; n'ayant point produit d'effets sensibles au bout de vingt minutes, j'en fis reprendre cent et vingt gouttes; dix minutes après, les vomissemens ont cessé, le tremblement s'est calmé; la malade se plaignit d'étourdissement. A huit heures, j'introduisis ma main dans le vagin; je dilatai l'orifice de l'utérus avec précaution; je détachai un des bords du placenta; je rompis les membranes, et je saisis un des pieds de l'enfant que j'amenai dans le vagin. Le vomissement et l'agitation se renouvelèrent; je fis prendre encore trente gouttes de laudanum; le calme se rétablit, et le vomissement cessa sans retour. Le fœtus, qui paraissait être du terme de sept mois, fut extrait graduellement; aussitôt après, j'introduisis la main dans l'utérus, qui, s'étant contracté, détacha le placenta et le poussa dans le vagin, d'où il fut extrait lentement.

A neuf heures la malade prit encore cinquante gouttes de laudanum ; à des distances rapprochées, on lui donnait un peu de gruau ou d'eau-de-vie. A dix heures, je quittai la malade, après avoir recommandé de lui faire prendre, à deux heures après minuit, une potion contenant soixante gouttes de laudanum.

Le lendemain matin, que je vis la malade, elle ne se plaignait plus d'aucunes douleurs; elle avait eu deux heures de sommeil; le pouls, toujours faible, irrégulier, battait cent-trente fois par minute. Je prescrivis une autre potion avec cinquante gouttes de laudanum, à prendre aussitôt que possible, et, alternativement, un peu de gruau, de beef-tea (1), et de l'eau-de-vie.

---

(1) Le *beef-tea* est une espèce de bouillon fait avec du maigre de bœuf, quatre onces; eau commune, une pinte et demie; lorsqu'il a bouilli quelques minutes et qu'il est écumé, on y ajoute du macis ou de la fleur de muscade; on laisse encore bouillir à peu près dix minutes; on le passe ensuite, et on en fait usage comme du bouillon.

(*Note du traducteur.*)

Le soir, la malade se trouvait bien; le pouls était le même que le matin.—Soixante gouttes de laudanum à prendre dans la même soirée.

Le troisième jour, au matin, le pouls, toujours faible, irrégulier, battait cent vingt fois par minute; la nuit avait été assez bonne; la malade se trouvait bien sous tous les rapports. Prescription: quarante gouttes de laudanum à prendre sur-le-champ; continuer l'usage du beef-tea, du gruau, et de l'eau-de-vie. Le soir, même état que le matin; cinquante gouttes de laudanum à prendre la nuit.

Le quatrième jour, le pouls était moins fréquent, plus fort, plus régulier; la malade avait bien passé la nuit. N'ayant point été à la garde-robe depuis son accouchement, elle prit une once d'huile de castor, qui produisit son effet. Le soir, je lui fis prendre trente gouttes de laudanum. Les deux jours suivans, elle prit encore, chaque soir, trente gouttes de laudanum. Depuis cette époque, elle marcha rapidement vers la convalescence, et quinze jours après son accouchement, elle put se livrer aux soins de son ménage.

Les bons effets de l'opium sont bien constatés dans le cas précédent. C'est par l'usage qu'on en fit, que les vomissemens et les autres symptômes d'irritabilité se sont calmés; que l'agitation s'est convertie en un état de repos et de tranquillité.

Cette malade, quoique affaiblie à un degré considérable, se rétablit complétement, sans avoir eu recours à l'usage du vin. La quantité d'eau-de-vie qu'elle prit ne s'élevait pas, en tout, à une livre; ce qui démontre l'avantage que l'on peut tirer de l'opium, pris à grandes doses, lorsqu'il survient une hémorrhagie chez ces femmes du peuple qui ne peuvent se procurer une nourriture convenable.

Quelques-uns ont considéré le vomissement, dans les cas d'hémorrhagie utérine, comme un symptôme favorable, qui contribue à supprimer la perte, et au soulagement de la malade, parce que, selon eux, procurant une violente secousse, il relève l'action du pouls; de là, ils ont conclu qu'au lieu de calmer, il fallait plutôt exciter le vomissement. Sans doute, lorsque le vomissement est occasionné par la présence, dans l'estomac, de quelques substances indigestes, tout ce qui peut contribuer à le débarrasser d'une cause irritante, est convenablement indiqué; mais, on ne saurait nier que, dans le cas d'hémorrhagie utérine, le vomissement soit toujours très-dangereux. On doit considérer ce symptôme comme un des plus fâcheux résultats que la maladie ait produit sur le système. Les principaux effets qu'occasionnent le vomissement, sont le relâchement et l'affaiblissement; de là, son influence salutaire, dans les cas de rigidité, de spasme et d'inflammation. C'est d'après ce principe, qu'il pourrait tendre à diminuer l'hémorrhagie à un certain degré. Mais on sait bien aussi que le vomissement augmente l'action du système général, et que, par conséquent, il augmente aussi l'hémorrhagie, aggrave les mauvais symptômes, et détruit promptement la malade. Dans les cas où les forces ne sont pas totalement épuisées, la cessation du vomissement est d'autant plus favorable, qu'il en résulte toujours l'affaiblissement des autres symptômes fâcheux qu'occasionne cette maladie (1).

---

(1) L'accoucheur doit avoir en vue, dans ces circonstances, l'état de la malade; lui tranquilliser l'esprit; lui procurer du repos; lui administrer des restaurans bons et bien choisis; une potion sédative et narcotique, pour prévenir les convulsions, que les craintes de la malade ou la perte de sang pourraient occasionner, et que cette circonstance rendrait plus funestes encore.

In queste circostance deve il professore avere in mira lo stato generale della sofferente e quindi insinuare a questa la quiete, il riposo e somministrarle dè buoni e scelti ristori, una pozione sedativa e narcotica per impedire l'accesso e qualunque insulto convulsivo che potesse, o per il timore in cui si trova, o per la perdita di sangue accaduta sopragiungere: poichè il caso si renderebbe più funeste.

Asdrubali, pag. 185, v. IV.

Pour calmer le vomissement,

For abating vomiting we

IIIe OBSERVATION.

En JANVIER 1813, je fus appelé par une dame, enceinte de sept mois, qui avait une hémorrhagie

---

on peut appliquer, sur la région de l'estomac, une flanelle imbibée d'un mélange de laudanum et d'eau-de-vie camphrée, ou faire prendre un ou deux grains d'opium solide, et même davantage, si la faiblesse est grande.

may apply a cloth dipped in laudanum and camphorated spirits of wine to the whole epigastric region; or give two grains of solid opium or even more, if the weakness be great.

L'opium solide est le remède le plus efficace contre les vomissemens répétés; il faut l'employer à la dose de trois grains, au moins, et, dans quelques cas, de quatre grains.

Solid opium is the most effectual remedy against repeated vomiting; it must be given in the dose of at least three, and in some cases, four grains.

Les opiats sont de la plus grande utilité dans tous les cas d'hémorrhagie qui ont lieu après l'accouchement: c'est de tous les cordiaux le meilleur et le plus sûr que l'on puisse employer, et qui puisse être administré dans tous les cas. La dose, qui doit être proportionnée à l'urgence des symptômes, varie de cinquante à soixante gouttes. Dans quel-

Opiates are of greater service in all cases of uterine hemorrhage after delivery. They are among the safest and best cordials we can employ and must in every instance be exhibited. The dose ought to be proportioned to the urgency, varying from fifty to sixty drops. In some instances, when the debility was great, a hundred drops of the tincture,

considérable, occasionnée par la présence du placenta sur l'orifice de l'utérus. Elle fut, à l'instant, mise au lit, avec recommandation expresse de garder le repos dans une situation horizontale. On fit prendre de l'opiat pour calmer l'irritation ; on injecta le vagin avec un fluide astringent froid ; on entretint la liberté du ventre avec le sulfate de magnésie ; on fit observer un régime rafraîchissant ; et en insistant sur ces moyens, cette dame parvint jusqu'au terme de sa grossesse.

Le travail s'étant annoncé, l'orifice commençant à se dilater, l'hémorrhagie devint considérable. On fit l'extraction de l'enfant de la manière qu'il est dit dans l'observation précédente.

---

ques cas, lorsque la débilité était grande, on a donné à la fois cent gouttes de laudanum ou cinq grains d'opium solide, et ensuite trois grains, de trois en trois heures, jusqu'à ce que la malade fût hors de danger. Jamais ce mode de pratique ne nuisit à la contraction de l'utérus, ni n'occasionna de fâcheux résultats. L'usage des opiats peut remplacer celui du vin, et leurs effets sont infiniment plus certains.

or five grains of solide opium have been given at once and afterwards three grains every three hours till the patient was out of danger. Nor does this practice ever prevent the contraction of the uterus, or produce afterwards any bad effect. Opiates supply the place of wine and are infinitely safer.

Jh. Burns, pag. 308.

(*Note du traducteur.*)

Lorsqu'une portion du placenta est attachée sur un des côtés du col, ou de l'orifice de l'utérus, l'hémorrhagie en est, presque toujours, l'invariable conséquence. Mais elle ne s'annonce pas toujours avant le terme de la grossesse; à cette époque, la perte est quelquefois très-considérable, quoiqu'il n'y ait qu'une très-petite portion du placenta de détachée; et, comme il arrive quelquefois que la dilatation de l'orifice précède les douleurs, l'hémorrhagie devient très-grave, avant que l'utérus ait commencé de se contracter. Dans tous ces cas, il est généralement impossible de déterminer d'une manière certaine la situation du placenta, si l'on n'introduit pas la main dans le vagin.

Si l'hémorrhagie a lieu avant le terme révolu de la grossesse, et si elle n'est pas abondante, les injections fréquentes, faites à froid, avec une décoction d'écorce de chêne et le sulfate d'alumine, pourront arrêter la perte, surtout si la matière de l'injection peut se trouver en contact avec les vaisseaux rompus (1). Mais si, malgré

---

(1) Les injections froides ou astringentes déjà proposées par *Kok* (de Bruxelles); les injections incendiaires d'acides sulphuriques et nitriques indiquées par *Pasta* (Pertes de sang, pag. 149, t. II); les injections de liquides excitans, comme l'eau-de-vie, l'eau salée, la décoction de mille-feuilles recom-

l'emploi de ces moyens, l'hémorrhagie persiste, si l'utérus ne se contracte pas vigoureusement, il faut se décider à faire la version de l'enfant, et à l'amener par les pieds. Si, cependant, l'utérus se contractait avec force, si l'orifice était dilaté à un certain degré, la rupture des membranes déterminerait la tête de l'enfant à descendre, et à comprimer la portion détachée du placenta. Les contractions continuant d'avoir lieu, la perte se trouverait arrêtée jusque après l'expulsion de l'enfant. Ce cas est peut-être le seul dans lequel on pourrait compter sur l'effet de la rupture des membranes, avec quelque certitude de succès pour arrêter l'hémorrhagie utérine.

IVe OBSERVATION.

En JANVIER 1813, je fus appelé pour examiner le cadavre d'une femme qui venait de mourir

---

mandées par *Burton* (2e vol. pag. 109), et depuis par *Alph. Leroy*, sont des moyens très-dangereux, et par leur nature et par leur mode d'agir; mais, indépendamment du préjudice notoire que ces fluides occasionneraient sur la substance irritable de l'utérus, il est douteux que la matière de l'injection puisse parvenir sur l'orifice des vaisseaux rompus; et comme le dit *Denman* : « Elles provoquent au lieu de calmer l'hémorrhagie, » en déplaçant, en chassant les caillots qui auraient pu se for» mer à l'orifice des vaisseaux ». (2e vol. pag. 346.)

(*Note du traducteur.*)

d'une hémorrhagie utérine avant d'être accouchée. J'appris qu'elle n'avait point éprouvé de douleurs ; que les gens de l'art, qui avaient été appelés auprès d'elle, avaient dit qu'il n'y avait rien à faire pour la soulager, avant que l'utérus ait commencé de se contracter. Cependant, la perte durait depuis douze heures, lorsque cette femme y a succombé. On trouva le placenta situé sur une des parois latérales de l'utérus, dont un des bords descendait jusque sur la paroi du col et sur un des bords de l'orifice. La portion décolée avait au plus un pouce de diamètre. Il est présumable que si dans le cas présent on eût fait des injections astringentes, on fût parvenu à calmer l'hémorrhagie (1); et si ce moyen eût manqué son effet, l'utérus ne s'étant point encore contracté, la version de l'enfant se serait faite avec facilité, et, peut-être bien, serait-on parvenu à sauver la mère et l'enfant.

V° OBSERVATION.

En JANVIER 1816, je fus appelé pour une malade, que je trouvai dans un état de syncope occasionnée par une perte excessivement abondante. L'ayant examinée, je trouvai le placenta greffé sur une des parois latérales du col ; il y en

(1) Il est bien plus probable que ce moyen l'eût augmentée. (*Note du traducteur.*)

avait une petite portion de décolée. Je fis prendre, immédiatement, une forte dose d'opiat, puis je me mis à opérer l'accouchement. Lorsque les fesses de l'enfant furent engagées dans l'orifice, j'abandonnai l'expulsion du tronc, jusqu'à ce que la tête fût parvenue à l'entrée du bassin. Pendant le temps qu'a duré l'accouchement, je répétai les doses d'opiat pour calmer l'irritation, et la perte cessa totalement.

De l'hémorrhagie utérine, occasionnée par une cause accidentelle avant l'accouchement.

Quelquefois, dans le dernier mois de la grossesse, et plus souvent dans les premières périodes du travail de l'accouchement, quoique le placenta ne soit point situé sur le col de l'utérus, il s'en échappe une grande quantité de sang. Cette espèce d'hémorrhagie ayant été attribuée à la séparation de l'ovum, par quelque cause accidentelle, on l'a désignée sous le nom d'hémorrhagie *évitable.*

Selon quelques-uns, la plupart des cas d'hémorrhagies utérines qui précèdent l'accouchement, sont occasionnés par le décolement du placenta, greffé sur l'orifice de l'utérus (1). Leur

---

(1) *Rigby* et *John. Burns;* ce dernier dit : Les deux tiers au moins qui exigent l'accouchement forcé, sont occasionnés par

opinion est fondée sur l'impossibilité qu'une cause accidentelle puisse occasionner la séparation des membranes dans toute leur étendue, depuis le fond jusqu'à l'orifice de l'utérus; mais un degré de violence, qui romprait les gros vaisseaux qui unissent le placenta à l'utérus, serait certainement suffisant pour détruire les faibles connexions qui existent entre la décidua et cet organe vasculaire. La force et la gravité du sang, qui s'échappe des vaisseaux du placenta, suffirait, dans la plupart de ces cas, pour produire cet effet (1). Quoiqu'on ait

---

la présence du placenta; et, dans le plus grand nombre de l'autre tiers, on le trouve attaché près du col; la plupart des hémorrhagies qui s'arrêtent sans le secours de l'accouchement forcé, n'ont pour cause que la séparation de la décidua seulement, qui s'est trouvé décollée dans des circonstances favorables à la formation d'un caillot. (Auteur cité, note, p. 238.)

(*Note du traducteur.*)

(1) Les vaisseaux du placenta se terminent par de nombreux ramuscules extrêmement déliés, dont les orifices n'admettraient tout au plus que la pointe d'une aiguille très-fine. Le placenta, injecté de mercure par la veine ombilicale, présente à sa face utérine des milliers de gouttelettes de ce métal, du volume d'une petite tête d'épingle; les orifices des vaisseaux utérins qui apportent le sang destiné au placenta, sont très-larges. On ne peut pas supposer que ces gros orifices s'abouchent avec ceux des vaisseaux du placenta, qui sont presque imperceptibles. Les orifices des vaisseaux utérins pourraient bien admettre les orifices des vaisseaux du placenta; mais les orifices des vais-

rapporté des exemples d'accumulation de sang, entre le placenta et l'utérus, ces cas sont trop rares pour en pouvoir tirer des conséquences générales.

L'hémorrhagie occasionnée par la séparation ac-

---

seaux de celui-ci ne peuvent point admettre ceux des gros vaisseaux de l'utérus. Les vaisseaux de l'utérus et ceux du placenta n'ont point, et ne sauraient avoir entre eux, de communication directe. La décidua ou l'épikorion communique directement avec l'utérus; le placenta communique directement avec la décidua : cette membrane interposée entre la face interne de l'utérus, le placenta et tout le reste du korion, sert entre eux de moyen de connexion. Les vaisseaux qui apportent le sang destiné à la nutrition du fœtus, le déposent dans les mailles de la décidua : ce fluide est pompé ou absorbé par les ramifications de la veine, dont la branche principale est fournie de filets de nerfs très-fins. Le sang, parvenu dans le tronc de la veine ombilicale, est transmis au fœtus; les artères ombilicales rapportent le sang au placenta; les ramuscules artériels le versent dans les mailles de la membrane de connexion : ce fluide est repris par des vaisseaux de l'utérus. Sont-ce des veines? sont-ce des artères qui reprennent ce fluide? Comment s'opère cet échange des fluides de la mère avec ceux du fœtus? c'est ce que l'on ignore. Mais ce qui présente quelque certitude, c'est que cette portion de la membrane de connexion qui se trouve interposée entre le placenta et l'utérus, paraît servir de réservoir au sang; qu'il s'y en trouve toujours une quantité déterminée, et proportionnée à la force et aux besoins du fœtus. Ainsi toutes les causes qui peuvent augmenter cette quantité, tout ce qui peut donner lieu à une accumulation

cidentelle du placenta, s'annonce le plus souvent sans douleurs, et est généralement, très-abondante; lorsqu'il survient des contractions, et que la perte continue et augmente, comme il arrive très-souvent, l'action de l'utérus s'affaiblit; si l'orifice est dur, rigide, la perte ne produit pas sur

---

de ce fluide, soit qu'il vienne de la part de la mère ou du fœtus, détermine les mailles de la membrane à s'étendre, à s'écarter, à se séparer; et plus le volume de sang augmente, plus la membrane perd de ses adhérences de proche en proche jusqu'à l'orifice de l'utérus qui présente une issue au sang. Alors l'hémorrhagie externe a lieu, et continue jusqu'à ce que la nature, ou l'art, employe les moyens de la supprimer. Quelquefois l'hémorrhagie est interne et externe en même temps; c'est lorsque les adhérences des membranes opposent de la résistance à l'écoulement du sang, qu'il s'en accumule une certaine quantité entre le placenta, ou les membranes, et la face interne de l'utérus; il se forme un coagulum dont la présence excite l'action de l'organe; l'hémorrhagie augmente et le travail se déclare; mais l'hémorrhagie interne, avant la sortie du fœtus, ne peut être assez considérable pour détruire entièrement les secondines; elle ne saurait être assez abondante dans ce cas pour occasionner la mort de la femme; il est même impossible que la perte ait lieu à un degré considérable sans qu'elle se manifeste au dehors; parce que, si peu ouvert que soit l'orifice, il l'est toujours assez pour permettre l'écoulement du sang. N'a-t-on pas vu des jeunes filles dont l'orifice utéro-vaginal était imperforé, et chez qui le fluide menstruel se dégorgeait par les orifices des trompes utérines?

(*Note du traducteur.*)

lui un relâchement très-sensible. Ainsi, lorsque l'action expultrice s'affaiblit et que la résistance se soutient, le travail de l'accouchement se prolonge considérablement.

Les causes prédisposantes de la séparation du placenta, non greffé sur l'orifice, peuvent être attribuées à une affluence de sang plus considérable dans les vaisseaux qui unissent le placenta avec l'utérus. Les causes prochaines sont très-nombreuses : une vive affection de l'âme excitée subitement; les exercices violens; les secousses brusques, enfin tout ce qui peut augmenter l'action du cœur et des artères.

Il est impossible, dans tous les cas d'hémorrhagies qui précédent l'accouchement, de pouvoir déterminer la cause de l'hémorrhagie si l'on n'a pas examiné avec attention l'état de l'orifice.

Lorsque l'hémorrhagie est occasionnée par la séparation accidentelle du placenta, le pronostic, en général, peut être favorable; à moins que la malade ne soit épuisée par la longue durée de la maladie, ou qu'elle ait perdu tout à coup une grande quantité de sang : mais lorsque l'orifice n'est point dilaté, que ses bords sont durs, que l'eau de l'amnios est évacuée, que les contractions de l'utérus sont fortes, mais irrégulières, que l'hémorrhagie est abondante, on doit être trèsreservé sur le pronostic à porter dans ce cas, surtout quant au salut de l'enfant.

Si l'hémorrhagie ne s'annonce que dans les derniers mois de la grossesse, si le placenta n'est pas sur l'orifice et si la malade n'est pas trop affaiblie, il faut attendre l'effet des moyens déjà indiqués (1) pour la mettre en état d'arriver au terme de sa grossesse. Mais si ces moyens ne produisaient pas l'effet que l'on en attend, il faudrait employer celui qui est le plus efficace; vider l'utérus des corps qu'il contient; c'est-à-dire, opérer l'accouchement le plus promptement possible. Si l'hémorrhagie est très-abondante, ou si la perte a déjà duré assez long-temps pour donner lieu à des symptômes alarmans, la première chose à faire est de s'assurer de l'état de l'orifice : s'il est déjà un peu dilaté, si les bords en sont mous, souples, il faut, sur-le-champ, donner l'opiat à larges doses; et aussitôt que ses effets sédatifs commencent à se manifester, introduire la main dans l'utérus, faire la rupture des membranes, et opérer la version et l'extraction de l'enfant. Lorsque l'orifice de l'utérus présente de la rigidité, il faut le dilater doucement et lentement. Les tentatives violentes sont toujours suivies de fâcheux résultats. La célérité, dans ces cas, est rarement nécessaire; la dilatation artificielle

(1) Voyez page 256.

détermine toujours l'utérus à se contracter avec force, et par conséquent l'hémorrhagie diminue; et lors même que les forces de la malade se trouveraient déjà fort altérées par l'effet de l'accident, le délai qu'exige ce procédé, employé avec précaution, ne saurait, en aucune manière, augmenter le danger. C'est particulièrement dans ce cas que l'opium, à grande dose, est utile, non-seulement pour entretenir les forces de la malade, mais encore pour calmer l'irritation que produit, inévitablement, la dilatation forcée d'un orifice dans l'état de rigidité.

Si l'hémorrhagie ne s'annonce qu'après la rupture des membranes; si l'orifice est en même temps dur, resserré, ce cas présente une complication fâcheuse et inquiétante. C'est alors, si la malade n'était pas déjà trop affaiblie, avant qu'on ait été appelé, que l'on pourrait retirer beaucoup d'avantages du tampon. Tant que l'orifice conserve de la rigidité on n'a rien à craindre de l'hémorrhagie interne. Si cependant la femme était épuisée par l'effet de l'hémorrhagie, il faudrait sur-le-champ procéder à la version de l'enfant. C'est surtout dans ces cas qu'il est indispensablement nécessaire d'avoir de la fermeté, de la résolution, de la prudence et de la persévérance. Car, après que l'on est parvenu à dilater l'orifice, on trouve l'utérus si fortement, si intimement contracté sur le corps de l'enfant, qu'il est très-difficile de pénétrer dans sa cavité, sans courir les risques de rompre cet organe; et lors même que l'on a pu saisir les pieds de l'enfant et les amener dans le vagin, on est encore obligé de faire de violents efforts pour déterminer la tête à changer de situation, et à remonter au fond de l'utérus. En général, il est impossible, dans ces cas, d'opérer l'accouchement sans blesser l'utérus ou l'enfant, et sans que la femme soit exposée à succomber à la fatigue des manœuvres que l'on exerce pour l'accoucher et à la perte de son sang (1).

Ainsi lorsque l'orifice est dur et resserré, et que la malade n'est pas trop affaiblie, il faut mettre en usage tous les moyens d'arrêter la perte et insister sur ces moyens jusqu'à ce que l'orifice paraisse disposé à se dilater : faire observer à la femme le repos absolu dans une situation horizontale; tamponer le vagin comme il a été déjà recommandé (2) renoûveler l'air de l'appartement; appliquer le froid sur les pubis et sur le devant des cuisses, con-

---

(1) Lorsque c'est la tête qui se présente, que les membranes sont rompues, que l'utérus est fortement contracté sur le corps de l'enfant, on ne doit point tenter de l'extraire par les pieds. L'applicatiou du forceps est le seul moyen indiqué, même dans le cas de rigidité de l'orifice.

(*Note du traducteur.*)

(2) Voyez pages 235 et 244.

tinuer l'emploi de ces moyens jusqu'à ce que la femme se plaigne d'un sentiment de distension dans l'abdomen, et que l'on remarque ces symptômes d'inanition qu'occasionne généralement une grande perte de sang. Il est fort à présumer alors que l'hémorrhagie interne a lieu, et que l'orifice de l'utérus est dilaté, ou disposé à se laisser dilater.

L'usage du tampon dans ces cas a été rejeté par quelques auteurs, comme un moyen dangereux. Il est vrai que, lorsqu'on y a recours, on doit en surveiller l'effet avec la plus grande attention, et que lorsqu'il se manifeste quelques symptômes d'hémorrhagie interne, il faut retirer le tampon et opérer la version de l'enfant (1), mais tant que l'orifice conserve de la rigidité; si toutefois le va-

(1) Selon le professeur *Dubois*, l'usage du tampon, sous ce rapport, n'offre aucun danger. Mais, considéré sous un autre point de vue, le séjour du tampon dans le vagin présente de grands inconvéniens. Le sang dont il est abreuvé s'échauffe, se putréfie, et cette exhalaison putride qui s'en échappe est absorbée et portée dans le système de la femme déjà disposée à l'adynamie par la perte elle-même, et par les affections tristes. Pour prévenir cet inconvénient fâcheux, *Alph. Leroy* recommande les injections spiritueuses dans la cavité de l'utérus, avant d'appliquer le tampon. Mais comme les injections, de quelque nature qu'elles soient, sont toujours nuisibles dans ces cas, on doit se borner à renouveler le tampon avec la plus grande précaution; il faut absolument en mettre un autre toutes les fois

gin est convenablement tamponné, on n'a point à redouter l'hémorrhagie interne; et si les symptômes indiquaient que cet accident a lieu, le col aurait probablement acquis plus de souplesse, et la version de l'enfant pourrait se faire avec plus de facilité.

Le tamponnage du vagin, en s'opposant à l'écoulement du sang au dehors, aide à la formation d'un caillot à l'orifice des vaisseaux rompus; il détermine un point d'irritation sur l'orifice, et excite l'utérus à se contracter avec force. Les contractions une fois établies, la dilatation de l'orifice se fait, l'utérus embrassant fortement les membranes, les orifices des vaisseaux se trouvent comprimés, et la perte cesse.

Lorsque, dans ces cas, on s'est déterminé à faire la version de l'enfant, il ne faut pas s'em-

---

que l'on a lieu de craindre les effets délétères de la stase et de la décomposition du sang, que le tampon tient renfermé dans l'utérus et dans le vagin.

Bigeschi, pour prévenir l'hémorrhagie interne qu'il croit pouvoir résulter du tamponnage, conseille l'application simultanée de compresses larges et épaisses sur la région de l'utérus, et maintenues par un bandage serré; ce moyen, dit-il, s'oppose au développement ultérieur de l'utérus que pourrait occasionner la présence du tampon dans le vagin. Mais je pense que la compression de l'abdomen, dans ce cas, serait nuisible, si elle était forte; et inutile, si elle était faible. (*Note du traduct.*)

presser de l'extraire, à moins que l'hémorrhagie soit très-abondante, et que les symptômes de débilité ne donnent des craintes de danger; car, en laissant une portion de l'enfant dans l'utérus, on favorise la contraction complète et régulière de cet organe. Mais il faut se rappeler que lorsque la tête de l'enfant pénètre dans le bassin, il est nécessaire d'aider à la sortie de l'enfant; autrement il périrait par l'effet de la compression du cordon ombilical. L'opium, administré largement et à doses réitérées, produira le meilleur effet dans ces cas, pour calmer l'irritation qu'occasionne toujours la dilatation forcée de l'orifice, et la présence de la main sur la face interne de l'utérus. L'Observation suivante en démontrera encore mieux l'efficacité (1).

VIe OBSERVATION.

Je fus appelé auprès d'une femme très-délicate, d'une maigreur extrême, enceinte de cinq mois, qui, depuis quatre ans, avait des symptômes graves d'une affection du poumon. Pendant la grossesse actuelle, ces symptômes avaient augmenté au point de faire craindre la phthisie

---

(1) Cette Observation est insérée dans le quatrième volume des *Transactions, of the Medical and chirurgical society*.

(*Note de l'auteur.*)

pulmonaire. La malade était alors fatiguée d'une toux violente, qui menaçait d'un avortement prochain.

De petites saignées répétées, quelques potions antispasmodiques calmèrent la toux, et cette femme se porta passablement bien pendant deux mois. Au commencement du huitième mois de sa grossesse, cette femme avait été promener dans une cariole à plusieurs milles de la ville. A son retour elle se trouva beaucoup mieux qu'à l'ordinaire, de cet exercice; elle dormit très-bien la nuit suivante, ce qui ne lui arrivait pas souvent depuis long-temps. Mais le lendemain matin elle fut effrayée de trouver ses draps trempés de sang et de voir qu'il s'en échappait encore une quantité considérable par le vagin. Cependant, n'éprouvant aucune espèce de douleur, elle s'imagina qu'en restant couchée tranquillement sur le dos, la perte s'arrêterait; mais elle fut trompée; car, la toux, qui lui prenait ordinairement le matin, étant survenue, l'hémorrhagie augmenta; et depuis neuf heures jusqu'à dix, elle eut quatre accès de syncope.

J'arrivai près d'elle à onze heures. Je craignais beaucoup qu'elle ne pût survivre à l'état où je la trouvai. Ses traits étaient grippés, ses lèvres pâles; elle avait parfois de petits mouvemens convulsifs dans les muscles de la face; sa voix était tellement altérée, qu'à peine on pouvait distinguer ce quelle disait. Elle se plaignait de douleurs dans les membres, d'étourdissemens, de tintemens d'oreilles, de fréquentes envies de vomir; la respiration était laborieuse, et souvent interrompue par des soupirs; l'artère du poignet était à peine sensible.

Je trouvai l'orifice de l'utérus dilaté, de manière à pouvoir y introduire l'extrémité de deux doigts; la tête se présentait. Malgré l'état de faiblesse où était la malade, l'hémorrhagie était très-abondante.

Je lui fis prendre sur-le-champ cent gouttes de laudanum. Aussitôt que ce remède eut produit un degré d'engourdissement, je procédai à la version de l'enfant. L'orifice de l'utérus étant souple, dilatable; l'accouchement fut entièrement terminé au bout d'une heure. Pendant ce temps, la malade ayant eu de fréquens accès d'irritabilité, de violens maux de cœur, et des défaillances, je lui avais fait prendre encore cent gouttes de laudanum en deux doses; et chaque dose avait été suivie d'une rémission temporaire des symptômes.

Après l'extraction de l'enfant, je réintroduisis ma main dans l'utérus, pour agacer légèrement ses parois; il survint une contraction, qui repoussa ma main et le placenta dans le vagin.

Je comprimai l'abdomen avec un bandage; et,

ayant fait des applications froides sur les parties, l'hémorrhagie fut totalement arrêtée.

Quelques minutes après l'expulsion du placenta, la respiration redevint laborieuse ; la malade se plaignit encore de violentes douleurs dans les membres, accompagnées d'un sentiment de défaillance. Je lui fis prendre encore cent gouttes de laudanum ; ces symptômes diminuèrent sensiblement.

La malade étant restée pendant sept heures dans un état très-alarmant, je ne crus pas prudent de la quitter : car, quoiqu'on lui donnât, de dix minutes en dix minutes, un peu d'eau-de-vie ou de gruau, les accès de dyspnée et d'irritabilité se renouvelaient fréquemment ; mais, chaque fois, ils étaient calmés par une dose de laudanum.

Une heure après que tous ces symptômes furent dissipés, les extrémités se réchauffèrent ; l'expression de la physionomie devint naturelle ; la soif était moins ardente ; l'irritation moins grande ; la repiration plus facile et plus régulière.

La malade était alors en état de supporter les mouvemens indispensables pour la changer de linge ; car, auparavant, lorsqu'elle essayait de lever la tête de dessus son oreiller, elle éprouvait aussitôt un sentiment de défaillance ; et si, dans l'état de faiblesse où elle était, on eût tenté de lui faire faire quelques mouvemens, il est probable qu'il en serait résulté une syncope funeste. Depuis onze heures et demie du matin, jusqu'à sept heures du soir, elle prit une once de laudanum, sans qu'il produisît aucun des fâcheux effets qui accompagnent ordinairement ce remède pris à fortes doses.

Avant de quitter la malade, je prescrivis soixante gouttes de laudanum, à prendre le soir, et une semblable dose à prendre à trois heures du matin, dans le cas où la malade n'aurait point eu de sommeil ; de continuer l'usage de l'eau-de-vie, ou d'y substituer du vin.

Le lendemain matin, j'appris que la malade avait dormi pendant plusieurs heures ; la soif était moins ardente ; le pouls toujours fréquent, au point qu'il était presque impossible d'en compter les battemens ; les palpitations étaient encore violentes. A six heures du matin, quatre-vingts gouttes de laudanum ; semblable dose à trois heures après midi. On continua le vin de Madère, le bouillon (beef-tea), à petites doses, souvent répétées. Quoique le mieux fût très-sensible, elle prit encore soixante gouttes de laudanum.

Le troisième jour, le matin, la malade se sentait bien ; sa physionomie était gaie ; elle avait dormi la nuit d'un profond sommeil ; le pouls était régulier, quoique faible encore et fréquent ; les palpitations étaient moins fatigantes. On continua l'usage de l'opium et le régime.

La nuit suivante fut calme; mais la malade alors commençait à être gênée par la secrétion du lait; elle eut un peu de fièvre; les symptômes pulmonaires augmentèrent. Je fis prendre l'huile de castor, dont l'effet fut suivi d'un grand soulagement. Le soir, soixante gouttes de laudanum.

Depuis cette époque les forces augmentèrent progressivement; pendant dix jours, on continua l'usage de doux laxatifs, et, chaque soir, soixante gouttes de laudanum.

Au moyen d'un régime nourrissant, d'une petite quantité de vin, la malade fut en état de se lever trois semaines après son accouchement. Les symptômes pulmonaires, si fatigans pendant la grossesse, si inquiétans pendant la couche, se trouvèrent presque entièrement dissipés.

La malade se plaignit encore pendant quelque temps de violentes palpitations de cœur, qui l'inquiétaient beaucoup. Une cuillerée à café de teinture de valériane, aussitôt qu'elles s'annonçaient, en prévenait le retour. Elles furent entièrement calmées, lorsque la malade eut pris, pendant quelque temps, trois fois par jour, dix gouttes de teinture ammoniaque de fer, mêlées dans un verre d'eau.

Le cas d'hémorrhagie, dont je viens de parler, ne fut ni précédé ni accompagné de contractions utérines. Selon quelques-uns, cette circonstance est très-fâcheuse, et tend toujours à augmenter le danger de la maladie; cependant, cette opinion est susceptible de quelque restriction. Sans doute que l'absence des douleurs affaiblit dans l'esprit de la malade, et de tous ceux qui l'entourent, les craintes du danger qui peut résulter de l'hémorrhagie utérine. On sait bien qu'en général ce sont les souffrances, les plaintes de la malade qui éveillent les inquiétudes sur son état; que tant que les douleurs ne se font pas sentir, on s'imagine qu'il n'y a rien à craindre ni à faire, et que c'est cette funeste sécurité qui est cause que l'on appelle trop tard pour avoir du secours. Mais si, au contraire, on est appelé avant que la malade soit affaiblie, au point de faire perdre espoir de pouvoir la sauver, alors l'absence des contractions utérines est plutôt une circonstance favorable que dangereuse, en ce qu'elle laisse au praticien le temps de se déterminer sur le parti qu'il doit prendre; mais l'accouchement forcé, dans ce cas, est le seul moyen à employer pour sauver les jours de la malade. Cette opération se fera avec d'autant plus de facilité, que l'utérus n'aura point eu de contractions précédentes, surtout si l'orifice est souple et dilatable.

La torpeur, l'affaiblissement des secrétions, sont, en général, les conséquences immédiates de la grossesse; spécialement lorsqu'elle est compliquée d'une cause aussi débilitante que l'est l'hémorrhagie utérine. L'opium, dans l'état de santé, produisant ordinairement la constipation, il serait assez naturel de penser qu'administré à des doses aussi fortes que dans les cas précédens, il dût encore augmenter cette disposition, effet ordinaire de la grossesse ; cependant, dans les cas déjà cités, ainsi que dans d'autres cas semblables, qui se sont rencontrés dans ma pratique, ce médicament administré à grandes doses a produit un effet contraire. Les évacuations alvines se faisaient régulièrement. Si quelque indication réclamait l'usage des laxatifs, ils excitaient facilement l'action des intestins. Le purgatif administré dans le cas précédent, à l'époque de la secrétion du lait, n'était point donné dans l'intention de prévenir la constipation, mais seulement dans la vue d'empêcher l'affluence des fluides vers les mamelles, dont les effets, dans ce cas, étaient à craindre.

VIIe OBSERVATION.

En MARS 1810, je fus appelé auprès d'une femme qui était en travail. J'appris de sa garde qu'elle était parvenue au terme de sa grossesse, et qu'ayant fait quelque imprudence, elle avait été saisie de violentes douleurs dans la région utérine, accompagnées d'une grande décharge de sang par le vagin.

Ayant examiné la malade, je trouvai l'orifice

dilaté à pouvoir y admettre l'extrémité de deux doigts. La tête de l'enfant se présentait ; les membranes étaient rompues ; et quoique l'utérus eût des contractions vigoureuses et rapprochées, le sang continuait de couler avec abondance.

La malade fut aussitôt mise au lit dans une situation horizontale ; on admit de l'air frais dans sa chambre ; on lui fit prendre des boissons froides ; on fit des ablutions d'eau froide sur les cuisses et sur les pubis, enfin rien ne fut négligé pour tranquilliser l'esprit de la malade sur son état.

J'espérais que ces moyens, vantés comme très-efficaces pour supprimer l'hémorrhagie utérine, auraient produit leur effet dans ce cas ; que l'enfant aurait été expulsé par les douleurs naturelles avant qu'il se fût manifesté aucun symptôme alarmant. Mais mon espoir fut déçu ; car, malgré ma persévérance dans l'emploi des remèdes mentionnés plus haut, la perte augmenta considérablement ; il s'ensuivit une faiblesse extrême et un état d'irritation fort inquiétant. Je pensai qu'il ne serait pas prudent de compter plus long-temps sur les efforts de la nature. Je fis prendre à la malade cent vingt gouttes de laudanum ; aussitôt qu'il eut produit un effet sensible sur le système général, j'introduisis, avec précaution, ma main dans le vagin ; l'orifice, quoique offrant de la rigidité, céda lentement; mais malgré l'état de faiblesse où était la malade, l'utérus était si fortement contracté que j'éprouvai beaucoup de difficulté, et les plus grandes craintes de rompre cet organe, avant de pouvoir parvenir à son fond, pour y saisir les pieds de l'enfant, et les amener dans le vagin (1). Pendant que la main était dans l'utérus, avant que les pieds fussent abaissés, on fit prendre à la *patiente* cent quatre-vingt gouttes de laudanum en deux fois différentes pour calmer les symptômes d'irritabilité chaque fois qu'ils se manifestaient; mais la difficulté n'était pas encore vaincue. L'utérus, spasmodiquement contracté, embrassait si étroitement le corps de l'enfant, replié en double, que sa tête était retenue entre ses jambes, le menton appliqué sur les pubis, de manière que toutes les tentatives pour faire remonter la tête furent sans effet. L'hémorrhagie étant considérablement diminuée, par suite des violentes contractions de l'utérus, et de l'état de faiblesse de la malade, je lui fis prendre cent cinquante gouttes de laudanum, et la laissai reposer pendant quelque temps.

Lorsque les effets sédatifs de l'opium commencèrent à se manifester, le spasme de l'utérus cessa. Je fis alors des tractions menagées sur les pieds

(1) Ce cas exigeait l'application du forceps.

de l'enfant; la tête remonta et je n'éprouvai plus de difficulté pour terminer l'accouchement. Immédiatement après l'accouchement, j'introduisis ma main dans l'utérus ; je l'y laissai jusqu'à ce que les contractions eussent expulsé le placenta dans le vagin, d'où il fut promptement extrait.

La malade était tellement faible, qu'à peine elle pouvait articuler quelques mots d'une manière intelligible. On appliqua un bandage pour soutenir l'abdomen; on le serra autant que l'état de la malade pouvait le permettre. On lui fit prendre souvent, et peu à la fois, de l'eau-de-vie et du gruau. On la fit tenir dans le plus grand repos, la tête plus basse que le reste du corps, jusqu'à ce que ses forces se fussent un peu relevées.

Aussitôt après la délivrance, la malade avait prit soixante gouttes de laudanum ; quatre heures après elle en prit encore autant; le soir on lui en donna quatre-vingts gouttes. Pendant les quatre jours qui suivirent l'accouchement, elle prit encore, chaque soir, cinquante gouttes de laudanum; et elle se rétablit progressivement sans autre secours.

On a dû remarquer, dans le cas précédent, que l'évacuation prématurée de l'eau de l'amnios rendu la version de l'enfant très-difficile, sans pour cela que la perte en ait diminué d'une manière sensible; et que la malade y aurait succombé si elle n'eût été accouchée par art.

Si, lorsque je fus appelé, j'eusse fait de suite l'application du tampon, il est présumable que l'hémorrhagie eût été moins grave, que la malade eût moins souffert, et que je lui aurais épargné, ainsi qu'à moi, bien des anxiétés; mais dès mes premières études je m'étais laissé prévenir contre ce moyen, que je considérais comme inutile et nuisible ; maintenant je suis convaincu, par l'expérience, que, dans les cas d'hémorrhagie utérine, l'orifice étant dur et resserré, ce moyen peut être employé avec la plus grande sûreté et les plus grands avantages.

Quoique dans le cas précédent, j'aie éprouvé beaucoup de peine à introduire la main dans l'utérus, à cause de l'état de contraction où était cette organe; quoique sa face interne en ait été par conséquent fortement comprimée, cependant, il n'en est résulté aucune affection fâcheuse pour ce viscère; car, depuis, la femme est accouchée deux fois d'enfans bien portans.

Le laudanum, administré à large dose dans ces deux cas, produisit évidemment les meilleurs effets. Il calma l'irritation, et fit cesser le spasme de l'utérus, qui opposait une difficulté presque insurmontable à l'extraction de l'enfant.

Cette malade se rétablit sans avoir fait usage de vin.

Si les deux observations précédentes ne suffisaient pas pour justifier les bons effets de l'opium dans les cas d'hémorrhagies occasionnées par le décollement accidentel du placenta, on pourrait comparer le mode de traitement que j'ai adopté avec celui que l'on emploie généralement dans ces sortes de cas, et dont je vais donner un exemple.

VIIIe OBSERVATION.

En JUILLET 1809, vers midi, je fus appelé auprès d'une femme en travail pour accoucher de son huitième enfant, et qui avait une hémorrhagie utérine. Une sage-femme qui lui donnait des soins depuis deux jours, me dit que la perte avait d'abord été fort abondante, et que, dans la vue de faire cesser l'hémorrhagie, elle avait rompu les membranes le plus tôt qu'il lui avait été possible; que néanmoins la perte avait continué avec la même force qu'auparavant, et que ce n'était que depuis deux heures seulement qu'elle était plus modérée.

La malade était d'une constitution robuste. La perte s'étant faite graduellement, les forces ne paraissaient pas en être fort altérées. Cependant elle avait déjà de l'irritation; elle était fort agitée et ne trouvait aucune situation commode. Elle était tourmentée de violens maux de cœur. Je trouvai l'orifice considérablement dilaté, mais les bords en étaient très-durs; le vagin était rempli d'une grande quantité de sang coagulé, qui s'y était amassée par l'effet d'une éponge que la sage-femme y avait introduite, pour tamponner l'orifice de l'utérus. Les douleurs étaient éloignées, faibles; le pouls, quoique irritable, n'était pas fréquent.

A la sollicitation des parens, deux accoucheurs très-renommés furent appelés en consultation. Ils décidèrent qu'il n'y avait rien à faire pour le moment, parce qu'il était probable que les efforts naturels augmenteraient, et qu'ils suffiraient pour opérer l'expulsion de l'enfant; ils ajoutèrent qu'il n'y avait rien à craindre de l'hémorrhagie, en différant l'accouchement forcé, puisque les membranes étaient rompues.

En vain je représentai les dangers qu'il y avait à différer l'accouchement, à compter sur les effets du tampon, surtout de la manière dont il était employé; en vain j'essayai de prouver les avantages que l'on pouvait retirer de l'opium administré à larges doses : on se borna à recommander à la sage-femme de renouveler souvent l'air de la chambre; de ne donner à la malade que des boissons froides; d'introduire dans le vagin une éponge trempée dans le vinaigre. Avant de se retirer, on convint que, s'il survenait une grande faiblesse, si l'hémorrhagie augmentait, ou s'il se manifestait quelque autre symptôme fâcheux, la sage-femme nous enverrait chercher promptement; et que, dans le cas où l'on ne nous ferait point appeler, nous nous réunirions chez la malade le lendemain matin à huit heures.

A six heures du soir, effrayée d'un flot de sang considérable qui avait chassé hors du vagin, l'éponge et une certaine quantité de sang coagulé, la sage-femme nous fit appeler. Nous trouvâmes la malade extrêmement faible, réunissant tous les symptômes qui accompagnent une grande et subite perte de sang. La face était grippée, les nausées plus fréquentes; la malade se plaignait de défaillances insupportables, de douleurs continuelles dans les muscles des membres; le pouls était fréquent, faible, intermittent. Nous apprîmes de la sage-femme que les douleurs étaient entièrement cessées depuis quelques heures. Nous trouvâmes l'orifice beaucoup plus souple, quoique la dilatation eût fait peu de progrès.

La nécessité d'opérer l'accouchement, seul moyen de sauver la femme, était alors incontestable. Un des praticiens s'en chargea. Il eut beaucoup de peine à introduire la main, à cause de la rigidité de l'orifice, et de l'état de contraction de l'utérus. Ce ne fut qu'après avoir manœuvré pendant une heure, qu'il eut entièrement terminé l'accouchement. On fit aussitôt l'extraction du placenta; l'utérus, après s'être contracté, laissa à peine échapper une once de sang.

Supposant alors qu'il n'y avait plus de motifs pour rejeter l'usage d'une forte dose d'opium, je le proposai de nouveau. Avant l'accouchement, on m'opposait la crainte que l'action de ce remède ne nuisît à la contraction de l'utérus; maintenant, on m'objectait que, par sa propriété stimulante, ce remède pourrait provoquer le retour de l'hémorrhagie; on fit encore une autre objection qui n'était pas mieux fondée, c'était, que l'opium tend toujours à augmenter l'irritabilité générale. Ainsi, on insista sur les rafraîchissans, et l'on prescrivit quelques gouttes d'ammoniaque et d'éther sulfurique, à prendre toutes les six heures.

Je quittai la malade avec la triste persuasion qu'elle n'avait plus que quelques heures à vivre. Le lendemain matin, à quatre heures, on me fit appeler pour elle. Au moment où j'entrais dans sa chambre, elle rendait le dernier soupir.

J'appris, des personnes qui l'entouraient, qu'elle avait été toute la nuit violemment agitée; changeant à chaque instant de position; qu'elle avait eu des convulsions à plusieurs reprises; que ses facultés s'étaient conservées jusqu'à la fin; qu'elle avait été tourmentée d'une soif ardente; et que c'est au moment où elle faisait un dernier effort pour boire, qu'elle avait succombé.

Si, lors de notre première visite, on eût accouché cette femme; si on lui eût donné l'opium à dose proportionnée à l'urgence des symptômes, il est présumable, il y a même quelques degrés de certitude qu'on l'eût sauvée. Peut-être encore que si le vagin eût été tamponné convenablement, la perte, qui avait précédé le moment où nous fûmes appelés, aurait été moins considérable; et, même après qu'elle fut délivrée, si l'on eût fait usage de l'opium pour calmer les symptômes auxquels elle était en proie; si l'on eût soutenu ses forces par quelques boissons nutritives, il restait encore quelque espoir de salut. Tous ces moyens furent négligés; et l'événement prouve le danger qu'il y a de compter, en pareils cas, sur des moyens aussi insuffisans que ceux que l'on avait employés.

Les effets que produit l'hémorrhagie sur le système général, varient considérablement en proportion de la rapidité de l'écoulement du sang. Quand il se perd tout à coup une grande quantité de ce fluide, souvent la malade est frappée d'une syncope mortelle. Si elle revient de cet état, ce n'est ordinairement que le temps de donner une lueur d'espérance qui s'éteint aussitôt. Le système général a éprouvé une secousse, que ses facultés ne permettent pas de supporter. Mais dans le cas actuel, où le sang s'était perdu lentement, quoique le sujet annonçât pouvoir supporter cette perte, l'hémorrhagie ayant encore continué pendant un certain laps de temps, fût suivie des symptômes les plus graves, qui, même après qu'elle eut cessé, se soutinrent malheureusement au point de détruire la vie.

Ce cas démontre le danger de se fier trop longtemps sur les efforts de la nature dans les cas d'hémorrhagies utérines; il prouve encore la nécessité d'observer, avec la plus grande attention, les symptômes qui peuvent survenir, et justifie l'emploi des moyens les plus énergiques pour calmer l'irritation, soutenir les forces, et pour évacuer l'utérus.

SECTION IV.

Des causes et du traitement des hémorrhagies utérines qui ont lieu après l'accouchement.

Le décollement et l'expulsion du placenta sont toujours suivis d'un écoulement de sang, dont la quantité varie beaucoup dans différens sujets, sans pour cela qu'il en résulte un effet sensible sur le système général.

Le plus souvent, le sang qui s'échappe avec le placenta, n'est que la portion qui était retenue dans les vaisseaux de l'utérus au moment où le placenta s'en est séparé. Mais si l'utérus ne se resserre pas immédiatement après, le sang continue de couler dans sa cavité, jusqu'à ce qu'on trouve les moyens de faire contracter les parois de cet organe, ou jusqu'à ce que le sujet ait succombé à la perte de son sang.

Quelquefois l'hémorrhagie s'annonce d'une manière très-insidieuse, et devient promptement funeste, quoiqu'il ne paraisse point de sang à l'extérieur. Si, après la sortie de l'enfant, le placenta ou un coagulum bouche l'orifice de l'utérus ou du vagin, le sang s'accumule intérieurement, et l'utérus cède, jusqu'à ce qu'il soit complétement développé. Le premier signe de cet accident est le sentiment de faiblesse dont se plaint la malade; la face, qui pâlit, exprime la plus grande anxiété; l'abdomen est très-tendu; les extrémités sont froides; la respiration est laborieuse; les soupirs convulsifs surviennent, et la femme expire.

Mais si avant qu'elle succombe à cet accident, on fait l'extraction de ce tampon interne, pour exciter l'utérus à se contracter, on en retire quelquefois plusieurs livres de sang; et si la malade y survit, elle reste encore long-temps dans un état de faiblesse extrême.

L'hémorrhagie, le plus ordinairement, s'annonce quelques minutes après la sortie de l'enfant, à moins qu'elle n'ait commencé dès les premières périodes du travail.

L'hémorrhagie qui survient après l'accouchement est occasionnée, 1°. par le défaut de contraction de la fibre utérine; 2°. par la contraction irrégulière de l'utérus; 3°. par l'adhérence contre nature du placenta.

L'inertie de l'utérus est la cause la plus fréquente de l'hémorrhagie utérine; elle est le plus souvent occasionnée par la mauvaise direction des premières périodes du travail, soit qu'il ait été prolongé par l'état de débilité de la malade, soit par l'état de faiblesse de l'utérus, soit encore par d'imprudentes manœuvres; ou bien encore par l'usage de boissons ou d'alimens stimulans propres à déterminer l'action fébrile, ou l'engourdissement de l'utérus après la sortie de l'enfant. Car si après que la tête a franchi la vulve on se hâte de tirer le reste du tronc, ou qu'après l'application des instrumens sur la tête, ou après la version du fœtus, on s'empresse de vider l'utérus avant qu'il se soit contracté, ce viscère reste dans la stupeur. Chez les femmes qui ont eu un grand nombre d'enfans, l'utérus est plus susceptible d'inertie après la délivrance, et le plus souvent cet accident se renouvelle à tous les accouchemens subséquens. Enfin lorsqu'on fait trop promptement l'extraction du placenta, avant que la malade ait eu le temps de revenir de cet état de langueur qui d'ordinaire succède à l'accouchement, l'hémorrhagie a lieu.

Lorsqu'après la sortie de l'enfant, l'utérus ne se contracte qu'en partie et d'une manière irrégulière, le plus souvent une portion du placenta se trouve décollée et produit l'hémorrhagie. Si l'utérus a été irrité pendant les premières périodes du travail, soit à cause de l'évacuation prématurée de l'eau de l'amnios, ou par toute autre cause, on doit craindre sa contraction irrégulière après la sortie de l'enfant. Mais la cause la plus fréquente de la contraction irrégulière de l'utérus, est l'empressement que l'on met à extraire le tronc après que la tête est sortie. Car dans ce cas, pendant qu'une portion des fibres de l'utérus est excitée à la contraction, l'autre, n'étant point stimulée, reste dans un état de relâchement.

Les violentes manœuvres pour extraire le placenta immédiatement après l'accouchement, occasionnent également la contraction irrégulière de l'utérus.

Les fibres circulaires de l'utérus se contractent quelquefois vers le centre de cet organe et y déterminent deux espèces de cavités, qui lui donnent la forme d'un sablier (1), et le placenta étranglé par

(1) Ou, d'après Baudelocque, la forme d'une calebasse. Le sablier est une horloge de verre formant un double cône, dont

l'orifice accidentel de l'utérus est retenu dans sa cavité supérieure. D'autres fois quelques-unes des fibres du col de l'utérus se contractent, tandis que le fond et le corps de l'organe restent dans un état de laxité et de distension. Quelquefois encore les fibres circulaires de l'utérus se resserrent, et les fibres longitudinales restent dans un état de relâchement; l'utérus alors affecte une forme cylindrique; plus souvent encore les fibres du fond et du corps se contractent tandis que les fibres du col dans l'inertie, donnent à cette portion de l'utérus la forme d'un cône (1).

---

les pointes perforées sont réunies. Le cône supérieur est rempli de sable, qui, dans un temps donné, passe dans le cône inférieur; celui-ci plein, on retourne le vase, et le sable file de nouveau dans la partie supérieure, devenue inférieure.

(1) On a souvent pris cette contraction de l'orifice interne pour la contraction irrégulière du corps de l'utérus. Le col, dans cet état de flaccidité, présente quelquefois cinq à six pouces de longueur sur quatre à cinq pouces de diamètre, comme je l'ai vu plusieurs fois, notamment chez une femme morte immédiatement après être accouchée. L'utérus et l'orifice interne étaient parfaitement contractés, tandis que le col, resté dans l'inertie, offrait le volume et l'étendue de la totalité du corps de l'utérus. Ce cas m'en rappelle un autre non moins intéressant à faire connaître.

Observation. Une jeune femme d'une forte constitution, en travail de son premier enfant, eut des contractions si fortes et si rapprochées, qu'en moins d'une heure la dilatation de l'ori-

L'hémorrhagie qui a lieu après l'accouchement est souvent occasionnée par l'adhérence contre nature du placenta. Quelquefois cet organe vasculeux devient d'une substance cartilagineuse ou osseuse; d'autres fois molle ou spongieuse. Mais en général il n'y a toujours qu'une portion du placenta qui soit ainsi affectée, et quoique d'une pe-

---

fice fut complète, et l'enfant expulsé comme un trait. Après avoir fait la ligature et la section du cordon ombilical, la sage-femme alla déposer l'enfant sur un oreiller; lorsqu'elle revint auprès de l'accouchée, elle trouva une large tumeur sanguinolente qui, par son volume, cachait entièrement la vulve. Elle prit d'abord cette tumeur pour la face utérine du placenta; mais, en l'examinant, elle reconnut bientôt que c'était le col de l'utérus qui avait franchi la vulve, et formait, à l'extérieur, comme un large pavillon d'entonnoir dont le fond était terminé par l'orifice interne de l'utérus qui était extrêmement resserré. Le corps de l'utérus était fortement contracté et très-diminué de volume; mais on avait laissé le placenta dans l'utérus, et le cordon ombilical n'existait plus.... Pendant les deux minutes que la sage-femme s'était éloignée, le placenta avait été expulsé; les fesses de l'accouchée étaient encore sur l'extrémité du lit, le placenta était tombé par terre, entraînant par son propre poids plusieurs linges dont il se trouvait caché. On pressa légèrement entre les doigts, et en différens sens, l'énorme tumeur que formait le col de l'utérus, et il se restitua de lui-même dans le vagin. Pendant la durée des couches, il reprit sa forme, sa dimension et sa consistance naturelles.

(*Note du traducteur.*)

tite étendue, elle contracte quelquefois des adhérences si fortes que les contractions naturelles de ce viscère sont insuffisantes pour les détruire. Si la partie saine du placenta est détachée et hors de l'utérus, la portion qui reste s'oppose toujours à l'effet des contractions, et occasionne l'hémorrhagie.

Lorsque après l'expulsion de l'enfant, l'utérus se contracte avec force, la malade se plaint de douleurs, et l'on sent l'utérus qui forme une tumeur dure au-dessus des pubis. Mais lorsque cet organe est dans l'inertie, il n'y a point de douleurs; il est plus mou, plus volumineux qu'à l'ordinaire; et s'il s'est accumulé du sang dans sa cavité, il occupe toute l'étendue de l'abdomen, et en distend les parois.

Lorsque l'utérus s'est contracté spasmodiquement, irrégulièrement, cette disposition peut se reconnaître à travers les muscles abdominaux, lorsqu'ils sont minces. Dans ce cas, l'accouchée se plaint, ordinairement, de douleurs aiguës dans la région contractée de l'organe.

Ce n'est qu'en portant la main dans l'utérus que l'on peut apprécier la cause de la rétention du placenta.

Quelquefois il est difficile de distinguer si le placenta est retenu dans le vagin ou dans l'utérus. Mais si l'on suit avec le doigt le côté du cordon ombilical qui regarde le sacrum, et que l'on parvienne jusqu'au lieu de son insertion au placenta, on peut être assuré que cette masse est séparée de l'utérus et qu'elle est parvenue dans le vagin. Dans quelques cas rares, ce signe a pu tromper : c'est lorsque le placenta, fortement adhérent au fond d'un utérus inert, a été entraîné avec l'organe par les tractions que l'on avait faites sur le cordon. Dans ce cas, le placenta se trouvait comme s'il eût été expulsé dans le vagin ; mais avec de l'attention il sera facile de distinguer cette circonstance particulière.

Lorsque l'hémorrhagie s'annonce après l'accouchement, et que l'on tarde à y remédier, elle est toujours très-dangereuse et très-promptement funeste. Chez certaines femmes la perte de quelques onces de sang épuise les forces totalement et sans retour, tandis que d'autres femmes perdent impunément plusieurs livres de sang. On doit donc baser son pronostic, plutôt sur les effets que produit l'hémorrhagie, que sur la quantité de sang qui a été perdue.

Lorsque l'hémorrhagie est occasionnée par l'inertie de l'utérus, que la femme est très-faible, le cas est très-alarmant : quelques minutes suffisent pour décider du sort de la malade. Si l'accident est occasionné par la contraction irrégulière de l'utérus, le sang, d'ordinaire, coulant avec moins d'abondance, le danger n'est pas aussi pressant. Cependant cette maladie est non-seulement dangereuse par elle-même, mais susceptible encore, par la faiblesse qu'elle occasionne, de donner lieu à des accidens très-graves. Il faut donc employer les moyens les plus prompts et les plus décisifs, tant pour la prévenir que pour y remédier.

Lorsqu'à la suite des accouchemens précédens, une femme a eu une hémorrhagie occasionnée par l'inertie de l'utérus; que sa constitution particulière, ou bien encore quelque autre circonstance, laisse des craintes sur l'état de faiblesse de cet organe, il convient, dès le début du travail, d'appliquer un large bandage autour de l'abdomen; de le resserrer à mesure que le travail s'avance, afin de soutenir l'utérus et d'aider à sa contraction. Lorsque le travail est naturel, qu'il parcourt toutes ses périodes, quoique lentement, on doit éviter tout ce qui peut fatiguer la malade ou lui causer de l'agitation. Il faut laisser entièrement à la nature le soin d'expulser l'enfant. Aussitôt qu'il est sorti de l'utérus, il faut encore resserrer le bandage aussi fort que la malade peut le supporter, sans cependant qu'il la gêne. Ce bandage, non-seulement soutient l'utérus, mais il est encore très-utile pour prévenir la syncope, qui résulte généralement de l'état de stupeur de ce viscère, et qui accompagne si souvent la déplétion subite des parties depuis long-temps distendues. Lorsqu'on n'a plus lieu de craindre l'hémorrhagie, on relâche graduellement le bandage (1).

---

(1) *Gilles de La Tourrette, Hamilton, Burton, Jacobs, Millot, Merriman*, recommandent l'application du bandage de corps dans le cas d'hémorrhagie après l'accouchement. Mais en accordant que ce moyen puisse être de quelque utilité pendant le travail pour prévenir l'hémorrhagie, il ne paraît pas présenter le même avantage lorsque l'enfant est sorti de l'utérus. Si la face postérieure de cet organe était appuyée sur un plan vertical, lisse, uni, rien ne serait plus facile que de mettre en contact la paroi antérieure de l'utérus avec sa paroi postérieure, en exerçant un degré plus ou moins fort de compression, de devant en arrière; soit avec les deux mains, soit, comme le recommande Milot, avec d'épaisses et larges compresses successivement graduées et maintenues par une large ceinture. Mais comment exercer une compression uniforme sur toute l'étendue des parois mollasses de l'utérus, lorsque ce viscère ne rencontre derrière lui que les dernières vertèbres des lombes; l'angle sacro-vertébral; de chaque côté de cet angle, une gouttière profonde; au-dessous de la saillie du sacrum, l'excavation de cet os? Le contact des parois de l'utérus ne peut donc se faire que sur le point qui répond à l'angle sacro-vertébral. Tous les autres points de la surface interne de l'utérus ne sont point soumis à la compression, ou pas assez pour empêcher l'écoulement du sang. Le bandage de corps, dans ce cas, ne peut donc être d'aucune utilité; il peut même devenir dangereux, en occasionnant une dépression plus ou moins considérable de la paroi postérieure de l'utérus, déterminée par l'angle sacro-vertébral,

Quand l'inertie est la cause de l'hémorrhagie, et que, malgré l'application du bandage, le sang

---

et donner lieu à un commencement d'introversion ou de renversement de l'utérus, qui, dans ce cas, n'est que trop disposé à se renverser, comme on l'a remarqué plus d'une fois.

D'autres ont conseillé de saisir le fond de l'utérus entre les deux mains, et de le comprimer en tous sens pour s'opposer à son développement et exciter sa contraction. Mais il faut, dans ce cas, avoir de la patience et de la persévérance, car il peut se passer plusieurs heures avant que l'on ait obtenu par ce moyen, très-gênant pour l'opérateur et pour la malade, l'entière contraction de l'utérus. Si l'on cesse d'exercer cette compression avant que l'organe soit complétement contracté, on n'a rien fait; l'utérus se développe de nouveau par le sang qui s'accumule dans sa cavité; la malade s'affaiblit davantage; il faut recommencer la compression pendant plus ou moins long-temps, comme j'en ai été témoin, il y a près de dix-sept ans, chez une femme qui venait d'accoucher seule de son septième enfant, et dont la délivrance fut suivie d'une hémorrhagie effroyable qui dura près de sept heures. La femme, cependant, contre toute attente, n'a point succombé à cet accident.

C'est aussi ce qu'a remarqué *Valentin*, qui recommandait cette manière de comprimer l'utérus : « Toutes les fois, dit-il, » que j'abandonnais le corps de la matrice que j'avais forcée » à se contracter, et qui se présentait sous la forme d'une tu- » meur dure, aussitôt son volume augmentait; ses parois s'en- » gorgeaient, et la perte se renouvelait. » (*Essai sur les Pertes de sang*, page 88, année 1802.)

Mais, indépendamment de la lenteur avec laquelle agit ce

coule avec abondance, il faut faire prendre à la malade cent gouttes de laudanum, puis introduire la main dans l'utérus, non pas pour extraire le placenta, mais pour exciter l'utérus à se

---

moyen, et de l'incertitude qu'il présente dans ses effets, il entraîne à sa suite un inconvénient très-grave, celui d'irriter, d'enflammer, de meurtrir l'utérus, comme j'en ai vu un exemple chez une femme morte des suites d'une hémorrhagie utérine après la délivrance. Toute la région de l'utérus, qui avait été ainsi comprimée, était contuse, échymosée par l'effet du massage que l'on y avait exercé avec les mains, dans la vue d'exciter la contraction de cet organe.

Mais un moyen beaucoup plus sûr, plus prompt pour supprimer l'hémorrhagie après l'accouchement, que depuis longtemps on emploie avec succès à l'hospice de la Maternité, dont j'ai fait moi-même un usage heureux dans ma pratique, *c'est l'introduction de la main dans l'utérus*. Ce moyen indiqué par *P. Portal*, *Peu*, *Amand*, *Dionis*, *de La Motte*, *Burton*; recommandé d'une manière expresse par *Alex. Hamilton*, et, depuis, par tous les écrivains anglais; rappelé ici par l'auteur de ce Traité, ce moyen est considéré par *Bigeschi* comme un remède nouveau, dont il attribue la première idée à son maître, un des professeurs d'accouchemens de Paris.

Quoi qu'il en soit, on peut dire, avec l'auteur italien, que l'introduction de la main dans l'utérus est un moyen qui réunit à la certitude du succès, l'avantage d'être innocent, et de pouvoir être promptement employé, et en quelque lieu où l'on puisse se trouver. (*Alla sicurrezza dell successo riunisce il vantaggio di essere innocente, e di poterlo usare nell istante in qualunque luogo*, page 121, vol. 2.) (*Note du trad.*)

contracter, à séparer lui-même le placenta, et à l'expulser dans le vagin, seul moyen de supprimer sans retour l'hémorrhagie.

Quoique, en général, l'introduction de la main dans l'orifice de l'utérus soit un stimulus suffisant pour exciter la contraction de tout ce viscère, cependant, lorsqu'il est dans un état d'inertie considérable, il est nécessaire lorsque la main est parvenue dans sa cavité, de comprimer mollement la face interne de ses parois; et même quelquefois d'y faire mouvoir la main en différens sens, pendant quelques instans, pour déterminer sa parfaite contraction.

Dans tous les cas qui exigent l'introduction de la main après l'accouchement, il ne faut la retirer qu'après que ce viscère est parfaitement contracté. Si, pendant cette opération, il survenait une syncope, il faudrait encore laisser la main dans l'utérus, afin de profiter du premier signe de retour à la vie, pour exciter la contraction (1).

Rien n'est plus à redouter après l'accouche-

---

(1) Bigeschi propose de renouveler l'usage de l'introduction dans l'utérus, d'une éponge imbibée d'oxicrat ou de vinaigre pur, et de diriger l'éponge avec la main introduite, sur les régions de l'organe qui environnent le placenta, afin de déterminer la contraction.

ment, dans le cas d'inertie de l'utérus, qu'un accès de syncope, parce qu'elle nuit toujours à l'action de cet organe. Quoique pendant sa durée l'hémorrhagie se ralentisse, les vaisseaux qui fournissent le sang étant très-volumineux, ils continuent d'en verser encore une quantité considérable; ainsi la syncope devient funeste, les forces s'épuisent; si quelquefois la malade semble se ranimer, elle fait quelques inspirations convulsives, puis elle meurt.

C'est injustement que l'on a blâmé quelques auteurs qui conseillent, dans ces sortes de cas, le libre usage des stimulans. Ce n'est pas dans l'usage soutenu de ces moyens que consiste le vice du traitement : c'est dans la négligence que l'on met à exciter l'action de l'utérus lorsque la femme commence à reprendre ses facultés.

Ainsi, pendant le paroxysme de la syncope, il faut, non-seulement laisser la main dans l'utérus, mais en même temps faire administrer à la malade tous les autres secours propres à la ranimer : renouveler l'air de la chambre; faire des fomentations chaudes sur la région épigastrique; faire des ablutions d'eau froide sur le visage; exposer des substances odorantes sous les narines; faire tenir la tête plus basse que le corps; faire parvenir dans l'estomac quelque liquide, tel qu'un mélange d'eau-de-vie et d'eau simple, en aussi grande quantité que possible. Au premier signe de retour à la vie, agiter doucement la main, que l'on a tenue constamment dans l'utérus, pour l'exciter à revenir sur lui-même; resserrer le bandage de corps, afin de maintenir l'utérus dans son état de contraction, et de faire cesser entièrement l'hémorrhagie. Si les forces ont beaucoup souffert, il faut donner l'opium à grandes doses; s'il survient des signes d'irritation, réitérer l'opium en proportion de l'urgence des symptômes; faire prendre souvent, et en petites quantités, du fort bouillon, du bon vin, pour rappeler les forces.

Les applications de glace, de neige, d'eau et de vinaigre, à froid, sur les cuisses et sur les pubis, ont été recommandées comme très-efficaces dans les cas d'hémorrhagies utérines, occasionnées par l'inertie de l'utérus. Ces moyens peuvent produire quelques bons effets quand l'utérus est disposé à se contracter. C'est en ralentissant le mouvement du sang dans les vaisseaux utérins, qu'ils produisent la suppression de la perte. L'application subite du froid peut encore, en donnant une secousse au système, communiquer son effet à l'utérus et l'exciter à se contracter; mais lorsque l'hémorrhagie est très-abondante, que l'utérus est dans l'inertie, il ne faudrait pas se fier sur ces moyens, au point de négliger l'introduction de la main. Le chirurgien qui compterait entièrement sur l'effet des styptiques pour arrêter l'hémorrhagie, occasionnée par l'ouverture de l'artère fémorale, ne serait pas plus blâmable que l'accoucheur qui attendrait les effets des applications froides pour supprimer l'hémorrhagie, occasionnée par l'inertie de l'utérus.

Selon quelques-uns, on a retiré quelque avantage, dans ce cas, des frictions alkooliques sur l'abdomen. L'évaporation subite de ces sortes de fluides occasionnant une certaine sensation de froid, qui stimule la peau, on a pensé que leur propriété stimulante agissait par sympathie sur l'utérus (1).

Lorsque le placenta a été poussé par la contraction utérine jusques dans le vagin, il faut aussitôt l'extraire, et veiller sur la malade avec le plus grand soin. Car, si l'utérus n'est pas complétement contracté, le sang s'amasse dans le vagin, puis successivement dans l'utérus, et s'y accumule au

(1) *Alph. Leroy* conseille l'application de linges trempés dans des liqueurs spiritueuses, ou de répandre sur le bas-ventre quelques cuillerées d'eau-de-vie froide. *Lexpira*, chimiste sicilien, a proposé l'application de compresses trempées dans une solution de carbonate d'ammoniaque, dans trois fois son volume d'eau. *Gardien* (pag. 229, vol. 3).

point d'en remplir toute la cavité. C'est ce qui arrive encore quelquefois, quoiqu'on ait eu la précaution d'appliquer le bandage.

IXe OBSERVATION.

En DÉCEMBRE 1810, j'étais auprès d'une dame qui était en travail pour accoucher de son septième enfant. Cette femme, très-délicate, paraissait avoir fort peu de force musculaire.

Quoique la première et la seconde période du travail se soient prolongées, à cause d'un léger degré de resserrement du bassin, cependant l'accouchement se termina par les efforts naturels sans qu'il survînt aucun symptôme fâcheux. Immédiatement après l'expulsion de l'enfant, je portai ma main sur l'abdomen, et trouvai l'utérus parfaitement contracté. Mais par un préjugé ridicule, cette malade ne voulut point souffrir de bandage de corps après son accouchement (1). Il en est résulté qu'elle tomba dans une grande faiblesse:

---

(1) Si, dans ses couches précédentes, elle s'était bien trouvée de n'en point avoir, elle n'était pas si ridicule de vouloir s'en passer à celles-ci : peut-être que la contrariété que la malade a éprouvée de la proposition de l'accoucheur, plus que l'absence du bandage, a été la cause de l'hémorrhagie, puisque, d'abord, l'utérus était contracté.

(*Note du traducteur.*)

et dix minutes après l'expulsion de l'enfant, elle s'écria qu'elle mourrait. Ayant porté de nouveau la main sur l'abdomen, je trouvai l'utérus aussi développé qu'avant le travail de l'accouchement. Il ne s'était point échappé de sang par le vagin ; le pouls était insensible ; il survint une syncope. On retira promptement les oreillers de dessous la tête de la malade ; on fit des fomentations sur la région épigastriques, sur les pieds ; on ouvrit portes et fenêtres ; on fit respirer des odeurs fortes ; j'introduisis ma main dans le vagin. Lorsque la malade commença à se ranimer, je lui fis prendre cent gouttes de laudanum, dans un peu d'eau-de-vie, et je fis pénétrer ma main dans la cavité de l'utérus. Son orifice était bouché par le placenta, et par une grande quantité de sang coagulé. Ma main ayant franchi au-delà, l'utérus commença à se contracter; et au moyen de légères pressions, que je fis sur ses parois, il se resserra complétement, expulsant tout ce qu'il contenait, et dont je débarrassai aussitôt le vagin. Je soutins l'abdomen par un large bandage attaché très-ferme. Je renouvelai fréquemment les aspersions d'eau froide sur les pubis. On fit prendre à la malade, souvent et peu à la fois, d'un mélange d'eau-de-vie et d'eau simple ; et de quatre en quatre heures, une potion contenant cent gouttes de laudanum, jusqu'à ce que tous les symptômes alarmans fussent dissipés.

La perte avait totalement cessé; mais la malade resta pendant plusieurs heures encore dans un tel état de faiblesse que, lorsqu'on essayait de lui soulever la tête, elle se sentait menacée du retour de la syncope.

Pendant quelques jours encore, la malade prit deux potions, l'une le matin, l'autre le soir, contenant chacune cinquante gouttes de laudanum. Par ce moyen, et un régime convenable, la malade s'est progressivement rétablie.

On peut se faire une idée des suites que pouvait avoir cet accident, si l'on se fût borné à l'usage des applications froides. L'objet principal que l'on doit avoir en vue est la prompte contraction de l'utérus. Tout moyen, quel qu'il soit, s'il n'est propre à produire promptement cet effet salutaire, est aussi nuisible qu'inutile.

Xe OBSERVATION.

En MARS 1811, j'étais auprès d'une femme qui était en travail pour accoucher de son sixième enfant, et qui, à la suite de ses accouchemens, avait d'abondantes hémorrhagies. Le travail se fit régulièrement, et sans qu'il survînt le moindre accicident. Mais, quoique l'abdomen eût été contenu par un bandage, aussi serré que possible, l'enfant ne fut pas plutôt expulsé, que la femme tomba dans une grande faiblesse, et qu'il s'échappa du vagin un flot de sang considérable. La main fut introduite immédiatement dans l'utérus, qui était resté développé ; le placenta était en partie détaché. En pressant avec les doigts sur la portion qui tenait encore à l'utérus, ce viscère se resserra peu à peu; le placenta perdit le reste de ces adhérences, et fut expulsé dans le vagin, d'où on le retira sur-le-champ. On donna le mélange d'opium avec l'eau-de-vie, à grandes doses ; on entretint constamment le frais sur les cuisses et sur les pubis; on conserva le bandage de ventre. Dix minutes après l'expulsion du placenta, la malade se plaignit encore d'une grande faiblesse; l'examen de l'abdomen annonçait le développement de l'utérus. J'y introduisis encore la main; elle fut expulsée par la contraction de l'organe avec quelques caillots qui s'étaient amassés dans sa cavité; j'appliquai sur l'abdomen des compresses trempées dans l'alkool, et serrai le bandage à un degré supportable par la malade; on la fit tenir dans une situation horizontale, la tête très-basse; on fit des ablutions d'eau froide sur la face; on exposa sous les narines des odeurs stimulantes; on réitéra le laudanum et l'eau-de-vie. Un quart d'heure après, la malade se plaignit encore de faiblesse, et pendant que je palpais l'abdomen, elle s'évanouit. Je trouvai, comme auparavant, l'utérus très-développé. Je fis usage de tous les moyens déjà employés pour faire cesser la syncope ; je profitai des premiers symptômes du recouvrement des sens pour exciter la contraction, au moyen de l'introduction de la main. Ce viscère s'étant contracté de nouveau, je laissai ma main dans le vagin, je continuai d'agacer l'orifice de l'utérus pendant à peu près l'espace de cinq minutes, en même temps que l'on faisait usage de tous les autres moyens ; l'hémorrhagie enfin cessa entièrement. On fit prendre encore, pendant trois heures, de demi-heure en demi-heure, cinquante gouttes de laudanum, dans deux onces d'eau-de-vie ; on fit prendre également, souvent et peu à la fois, du fort bouillon (beef-tea). Cette malade resta long-temps encore très-faible. Elle fut affectée, pendant plusieurs mois, de l'œdême des membres inférieurs ; cependant elle s'est rétablie.

XIe OBSERVATION.

En MARS 1816, je fus appelé pour une femme qui avait une hémorrhagie. Elle venait d'accoucher de deux jumeaux. J'appris de l'accoucheur qui était auprès d'elle, qu'après l'expulsion du premier enfant, il avait essayé de délivrer la femme, et qu'en tirant sur le cordon ombilical, il en était résulté une hémorrhagie considérable. Qu'impatient d'extraire le plus promptement possible le placenta, il avait introduit deux doigts dans le vagin, et qu'alors il distingua les pieds d'un second enfant, qui avaient déjà franchi l'orifice de l'utérus. Qu'aussitôt il avait terminé ce second accouchement, et que néanmoins l'hémorrhagie ne s'était point arrêtée, et qu'elle durait encore quelques momens avant que j'arrivasse chez la malade.

Je la trouvai dans un état de faiblesse extrême; le peu de forces qui lui restaient s'épuisaient par les cris, les gémissemens que lui arrachaient les douleurs qu'elle éprouvait dans tous les membres. Elle était d'une irritation extrême; le pouls était à peine sensible; la face était grippée; les extrémités froides; la soif ardente; toutes les boissons étaient rejetées par les vomissemens: déjà la malade avait eu plusieurs accès de syncope.

Je lui fis prendre deux cents gouttes de laudanum. J'introduisis la main dans l'utérus; les placenta unis entre eux, étaient en partie décollés; l'utérus était dans un état d'inertie complète, comme un large sac vide. L'introduction de la main ne produisit pas sur lui un effet stimulant bien sensible. Après l'application du bandage, on fit prendre de l'eau-de-vie en grande quantité. Pendant quelque temps j'agitai doucement ma main dans l'utérus, qui commença à se contracter. Le placenta s'étant décollé totalement, fut expulsé dans le vagin, et l'hémorrhagie arrêtée sans retour.

Les vomissemens s'étaient calmés après la première dose de laudanum; mais l'état de faiblesse et d'irritabilité générale persistaient toujours à un degré effrayant; c'est pourquoi, une heure après la première dose, on fit prendre encore cent cinquante gouttes de laudanum, dans un peu d'eau-de-vie. On fit des fomentations sur la région épigastrique et sur les pieds; on renouvela les applications froides sur les pubis.

Cependant, quoique l'opium eût soulagé l'état de faiblesse et d'irritabilité du système, ces symptômes s'étant renouvelés, on continua l'usage de ce médicament dans des doses proportionnées à l'urgence du cas. La malade ne parut être hors de danger que quatre heures après que je fus arrivé auprès d'elle; et depuis huit heures du soir, jusqu'au lendemain matin cinq heures, elle avait pris une once et demie de laudanum, et une livre et demie d'eau-de-vie. On continua pendant six jours encore l'usage de l'opium, soir et matin, à la dose de cinquante gouttes chaque fois. La malade revint progressivement dans un état de santé parfaite.

Si, pendant le travail de l'accouchement, on a la certitude que les contractions de l'utérus sent spasmodiques et irrégulières, il faut administrer l'opium à fortes doses, soit en potion, soit en lavement. Il faut éviter tout ce qui peut irriter la malade ou exciter l'action fibrile, se garder de rompre les membranes avant la dilatation complète de l'orifice; laisser entièrement à la nature l'expulsion de l'enfant. Si les contractions violentes paraissent être l'effet du spasme de l'utérus, il faut presser avec la main sur la tête ou sur les épaules de l'enfant, au moment où il se présente pour franchir les parties externes, afin de retarder en quelque sorte son expulsion.

Ces moyens sont généralement utiles pour favoriser la contraction complète et régulière de l'utérus.

Après la sortie de l'enfant, lorsque l'utérus contracté forme, au-dessus des pubis, une tumeur solide, ronde; qu'il ne s'écoule point du vagin une quantité extraordinaire de sang; qu'il ne survient aucun des symptômes qu'occasionne l'hémorrhagie, il faut accorder à la femme quelque temps de repos avant d'en venir à la délivrance. Une demi-heure après la sortie de l'enfant, si les efforts naturels n'ont point expulsé le placenta, il faut faire de légères tractions sur le cordon ombilical, pour exciter la contraction régulière de l'utérus; ensuite on aide à son expulsion.

Lorsque l'utérus ne s'est resserré que partiellement, soit avant, soit après l'expulsion du placenta, il en résulte toujours une hémorrhagie utérine qui exige l'introduction de la main pour déterminer la contraction régulière de cet organe. Si, avant l'introduction de la main, on a fait prendre l'opium à grandes doses, on en obtiendra les plus grands avantages. On ferait usage en même temps des applications froides sur l'abdomen.

Lorsque le placenta est retenu par la contraction spasmodique de l'orifice ou du col de l'utérus, il faut introduire les doigts dans l'orifice en faisant de petits mouvemens de semi-rotation pour le faire relâcher, et jusqu'à ce que la main entière l'ait franchi. Par ce moyen, on excite la contraction de l'organe, et l'on n'en retire la main que lorsqu'il est complétement revenu sur lui-même.

Ce moyen convient également dans le cas de chatonnement du placenta; mais on doit auparavant faire prendre une forte dose d'opium, pour calmer l'irritation qui accompagne ordinairement cet accident. Après la contraction régulière de l'utérus, on soutient l'abdomen avec un bandage; si la femme est faible, on fait usage des fortifians recommandés pages 309 et 310.

XIIe OBSERVATION.

Au mois d'OCTOBRE 1812, je fus appelé pour une femme qui, après être accouchée, eut une hémorrhagie considérable. J'appris que l'accouchement avait été facile, naturel, mais que l'accoucheur qui lui avait donné des soins, ayant à faire ailleurs, avait extrait le placenta aussitôt après la sortie de l'enfant. Je fis d'abord prendre une forte dose de laudanum; j'introduisis ensuite ma main dans l'utérus; l'orifice et le col étaient dans un état de relâchement; mais les fibres circulaires du fond de cet organe étaient contractées. Je fis des ablutions d'eau froide sur l'abdomen; je comprimai doucement avec la main le fond de l'utérus; la contraction régulière s'établit, et l'hémorrhagie cessa. On fit usage du bandage pour soutenir l'abdomen.

XIIIe OBSERVATION.

En DÉCEMBRE 1813, je fus appelé pour une malade qui après être accouchée avait eu une hémorrhagie considérable. Elle se plaignait de douleurs aiguës dans la région utérine. J'appris que cette femme était debout, au moment où l'enfant avait été brusquement expulsé de l'utérus. Indépendamment des applications froides sur la région des pubis, je fis prendre cent gouttes de laudanum, puis j'introduisis ma main dans l'utérus. Dans l'état de contraction où il était, cet organe affectait une forme cylindrique; le fond s'étendait jusqu'à la région de l'estomac (*scrobiculus cordis*). Le placenta était en partie décollé; je comprimai doucement le fond de l'utérus, qui revint progressivement sur lui-même, expulsa ma main et le placenta. On fit l'application du bandage : on donna l'opium pour calmer l'irritation; du vin, des potages, pour soutenir les forces.

XIVe OBSERVATION.

En JUILLET 1814, je fus appelé pour une femme qui, aussitôt après être accouchée, eut une hémorrhagie des plus considérables; l'accoucheur qui avait suivi le travail, avait fait des tentatives infructueuses pour extraire le placenta.

On fit prendre une forte dose de laudanum : on introduisit la main dans le vagin, où se trouvait une portion du placenta; l'autre portion qui était encore dans l'utérus, y était retenue par la contraction de l'orifice: on en fit graduellement la dilatation par l'introduction de la main, reduite sous forme de cône. L'orifice, ainsi stimulé, détermina la contraction du corps de l'utérus. Le placenta fut expulsé et l'hémorrhagie cessa. L'abdomen fut soutenu par un bandage.

Lorsque l'hémorrhagie s'annonce après l'accouchement; que l'utérus contracté forme une tumeur ronde, solide au-dessus des pubis; qu'au moyen de tractions ménagées sur le cordon ombilical, le placenta ne descend point dans le vagin, il est présumable que cette masse est retenue par quelques vices de conformation qui donnent lieu à son adhérence. Dans ce cas, on introduit la main dans l'utérus, en suivant la direction du cordon : on fait des mouvemens de pression sur la portion adhérente du placenta pour en faciliter le décollement, et pour exciter en même temps la contraction de l'organe. Si l'on faisait des efforts violens pour extraire le placenta, on donnerait lieu à des accidens graves; car, en détruisant un plus grand nombre de vaisseaux, on augmenterait infailliblement l'hémorrhagie. Lorsque les moyens prescrits plus haut ne suffisent pas pour détruire les abhérences du placenta, il faut se borner à en extraire la portion décollée, et laisser l'autre se fondre dans l'utérus par l'effet de la putréfaction. Pour déterminer les contractions de l'utérus et faciliter l'expulsion de la portion restée dans sa cavité, les lavemens salins pourront être employés avec succès. Mais il faut en surveiller l'effet, parce qu'ils provoquent quelquefois le retour de l'hémorrhagie.

Lorsque la substance du placenta est pulpeuse, sa séparation d'avec l'utérus exige un soin tout particulier; car si l'on employe la force pour l'extraire, on le déchire, et il en reste une partie adhérente à l'utérus. Le seul moyen sûr que l'on puisse employer dans ce cas est d'exciter la contraction de cet organe.

Quand une portion du placenta est restée dans l'utérus, elle produit souvent les accidens les plus fâcheux. Lorsqu'elle s'y putréfie, une partie de la matière putréfiée est portée, par les vaisseaux absorbans, dans toute l'économie, et donne lieu à une fièvre hectique, à une extrême faiblesse, ou à un état d'irritabilité générale. Dans ces cas, l'écoulement qui se fait par le vagin est d'une odeur insupportable, et par ses qualités acrimonieuses il excorie toutes les parties avec lesquelles il se trouve en contact. L'hémorrhagie reparaît fréquemment; l'utérus est sensible, douloureux au toucher; quelquefois la douleur se propage dans toute l'étendue de l'abdomen, dont la sensibilité devient telle que la malade ne peut supporter le poids des couvertures.

On calme l'irritation, on soutient les forces de la malade, au moyen de copieuses doses d'opium, combiné avec le camphre et une grande quantité de vin (1). On doit veiller avec la plus grande at-

---

(1) *Asdrubali* recommande les lavemens opiacés comme agissant plus directement sur l'utérus; il prescrit :

tention à la pureté de l'air, aux soins de propreté; faire de fréquentes injections dans l'utérus avec une infusion de quelques végétaux légèrement astringens, tels que le thé verd ou les fleurs de camomille. Lotionner souvent les parties externes avec une solution d'acétate de plomb ou avec partie égale d'eau-de-vie et d'eau; puis entretenir la liberté du ventre (1).

Quelquefois la portion abhérente du placenta séjourne long-temps dans l'utérus sans changer de nature. Son expulsion est accompagnée de violentes douleurs et d'une hémorrhagie abondante; d'autres fois la portion retenue se convertit en hydatides, et jusqu'à ce qu'elles soient expulsées, la femme est tourmentée de douleurs utérines et de

---

Opium pur, deux ou trois grains, dissous dans quantité suffisante d'alkool; eau commune, quatre onces; mêler, pour injecter dans le rectum.

(1) *Mauriceau* estimait beaucoup les injections faites avec la décoction d'orge, d'aigremoine, de mauve, d'althea, avec un peu d'huile d'amandes douces; ou bien d'althea, de pariétaire, de graines de lin, à laquelle on ajoutait un gros morceau de beurre frais. Ces injections mondificatives, selon lui, étaient propres à calmer l'irritation des parties, et surtout à corriger la putridité, l'acrimonie corrosive produite par la fonte des lambeaux de placenta, et à prévenir ces maladies produites par l'effet de l'absorption des matières réduites en putréfaction.

fréquentes attaques d'hémorrhagie. Pour faciliter l'expulsion de cette portion de placenta, il faut faire un usage fréquent de lavemens salins; recommander les promenades en voitures non suspendues, sur des chemins raboteux. Lorsque l'utérus commence à se contracter, il faut donner l'opium à grandes doses pour calmer la douleur; appliquer le froid sur les pubis pour modérer l'hémorrhagie.

XVe OBSERVATION.

En DÉCEMBRE 1815, je fus appelé pour une malade qui avait une perte de sang après être accouchée. La sage-femme qui était près d'elle ayant fait plusieurs tractions infructueuses sur le cordon ombilical, pour extraire le placenta, il en était résulté une hémorrhagie.

On donna une forte dose de laudanum; on introduisit la main dans l'utérus : on trouva le placenta décollé; mais il y en avait une petite portion qui était adhérente. En continuant pendant quelques minutes de légères compressions sur cette portion du placenta, l'utérus s'étant contracté avec plus d'énergie, le placenta se trouva totalement détaché, puis expulsé dans le vagin, d'où il fut promptement extrait. On réitéra l'opium pour calmer l'irritation générale; on soutint l'abdomen avec un bandage.

XVIe OBSERVATION.

En FÉVRIER 1816, appelé pour une malade qui avait eu une hémorrhagie considérable après l'accouchement. J'appris de la sage-femme qu'elle avait employé un temps considérable pour opérer la délivrance de son accouchée, et qu'elle n'avait pu y réussir.

La malade était réduite à la dernière extrémité; elle paraissait menacée d'une mort prochaine. Je fis donner sur-le-champ une forte dose de laudanum. J'introduisis ma main dans l'utérus. Le placenta n'était adhérent que par une très-petite portion. L'état de faiblesse où la malade était réduite, avait occasionné l'inertie complète de l'utérus. Il se passa près de vingt minutes avant que cet organe pût se contracter avec assez de force pour expulser le placenta. Pendant que la main était retenue dans l'utérus, un assistant faisait des frictions sur l'abdomen. On donna cent gouttes de laudanum, et autant d'eau-de-vie que la femme en put prendre. On appliqua le bandage de ventre après l'expulsion du placenta. On continua l'usage de l'opium et de l'eau-de-vie jusqu'à ce que tous les symptômes de danger fussent dissipés. Mise ensuite à un régime nourrissant, la malade s'est complétement rétablie.

XVIIe OBSERVATION.

En JUIN 1813, je fus appelé pour une femme qui, après son accouchement, avait éprouvé de violentes douleurs utérines, accompagnées d'une hémorrhagie continuelle. J'appris de la sage-femme qui l'avait accouchée, que n'ayant pu opérer la délivrance, elle avait fait appeler un accoucheur; que celui-ci était parvenu à extraire le placenta au moyen de l'introduction de la main; mais que la substance de cette masse était tellement molle, qu'il n'avait pu l'amener que par petites parcelles semblables à du sang caillé.

La malade, réduite à une extrême faiblesse, se plaignait de violentes douleurs; elle était dans un état d'irritation violente; elle avait de la fièvre; les traits étaient retirés; la langue et les dents étaient couvertes d'un enduit brunâtre; le pouls était petit, fréquent, irritable; une odeur insupportable régnait dans toute la chambre; la malade se plaignait de maux de tête, de nausées; les selles, en diarrhées, étaient fréquentes; elle avait un écoulement continuel par le vagin, d'une matière sanguinolente, dont l'acrimonie excoriait les parties externes.

Je fis aussitôt transporter la malade dans une autre chambre; je fis des injections dans l'utérus et dans le vagin, avec une infusion de fleurs de camomille. Le fluide de l'injection ayant entraîné au dehors une portion de membrane, il me vint à l'idée d'introduire deux doigts dans le vagin; j'en retirai une masse considérable de putrilage. J'ordonnai deux grains d'opium solide, et de le réitérer toutes les huit heures, jusqu'à ce que les symptômes d'irritabilité fussent calmés. On fit prendre du vin à grandes doses; on renouvela fréquemment les injections; on fit les lotions à l'extérieur avec l'extrait de saturne; et vingt-quatre heures après que l'on m'eut appelé, la malade était beaucoup mieux.

Pendant quelque temps on continua de donner l'opium tous les jours; on eut soin d'entretenir la liberté du ventre, et au moyen d'un régime nourrissant, la malade parvint à se rétablir.

XVIIIe OBSERVATION.

En DÉCEMBRE 1810, je fus appelé pour une jeune femme qui éprouvait de violentes douleurs dans la région de l'utérus. Elle m'apprit qu'elle était accouchée il y avait six mois; que sa sage-femme avait eu beaucoup de peine à la délivrer; que depuis son accouchement, elle n'avait point ressenti de douleurs, si ce n'est à l'époque de ses règles, qu'elle éprouvait de violentes coliques, quoique l'écoulement menstruel fût peu abondant et de peu de durée; mais que depuis douze heures elle éprouvait des douleurs très-aiguës.

Ces douleurs me paraissant être de la même nature que celles du travail de l'accouchement, je fis prendre à la malade une potion contenant quatre-vingts gouttes de laudanum. Après avoir attendu vingt minutes, les douleurs étant devenues plus violentes qu'auparavant, je fis prendre une autre dose de cent vingt gouttes de laudanum, et un lavement dans lequel il entrait un dragme de la même liqueur. Dix minutes après, rémission des douleurs, mais au bout d'une heure environ, les douleurs reprirent avec tant de force qu'elles jetèrent la malade dans un état de délire complet. Je lui fis prendre encore deux cents gouttes de laudanum, et deux dragmes dans un lavement; il s'ensuivit aussitôt le plus grand calme. Deux heures après mon arrivée auprès de la malade, elle rendit par le vagin une masse hérissée de pointes osseuses, accompagnée d'une hémorrhagie considérable. Les douleurs cessèrent entièrement.

Il est presque certain, à en juger d'après la texture de cette substance, que c'est une portion du placenta qui était restée dans l'utérus depuis le dernier accouchement de la malade (1).

---

(1) Quelquefois il existe une mole pendant la grossesse, qui séjourne plus ou moins de temps dans l'utérus après l'accou-

L'opium, dans ce dernier cas, ne produisit ni maux de tête ni aucun des effets désagréables qui accompagnent ordinairement l'usage de ce remède, administré à larges doses.

Selon quelques auteurs, lorsqu'à la suite d'une hémorrhagie utérine, il survient, le troisième jour de la couche, un certain degré de fièvre, accompagnée d'irritation générale, la maladie est généralement mortelle.

Mais ne pourrait-on pas supposer, avec quelque apparence de raison, que cette fièvre, si l'on considère surtout l'époque de son invasion, n'est que la fièvre de lait, augmentée d'intensité, dont le caractère n'est peut-être changé qu'à cause de l'extrême débilité de la malade? Je n'ai jamais rencontré cette maladie, telle qu'on l'a décrite, dans aucun des cas d'hémorrhagies qui se sont présentés dans ma pratique. Je suis donc en droit de conclure, qu'en adoptant le mode de traitement indiqué dans les pages précédentes, la fièvre de lait suivra sa marche ordinaire,

---

chement. *Millot*, dans ses Observations sur les Pertes de sang, en rapporte deux exemples. *Baudelocque* fait mention de femmes qui ont rendu des moles qui étaient si sèches, qu'à peine aurait-on pu en exprimer quelques gouttes de sang. Traité des Accouchemens, 2e vol. pag. 541, 4e édit.

(*Note du traducteur.*)

sans être accompagnée d'aucuns symptômes fâcheux ni inquiétans.

Il paraîtrait que chez la femme récemment accouchée, il y a de fortes dispositions aux maladies inflammatoires, et particulièrement dans les organes qui ont été précédemment affectés d'inflammation. Selon quelques-uns, cette disposition est plus grande encore à la suite de l'hémorrhagie utérine; la maladie inflammatoire, dans ce cas, peut s'annoncer, même plusieurs semaines après l'accouchement, et devenir mortelle. De là le précepte de ne faire usage des stimulans qu'avec la plus grande circonspection.

Dans les cas précédens, ainsi que dans beaucoup d'autres cas d'hémorrhagie utérine, j'ai prescrit les stimulans et les fortifians en aussi fortes doses que l'état de la malade pouvait le comporter, sans qu'il en soit jamais résulté aucun symptôme inflammatoire. La femme de l'Observation VIe, chez laquelle, pendant la grossesse, il y avait une grande disposition à l'inflammation de la poitrine, ne s'en ressentit nullement après être accouchée. Et quoique depuis plusieurs années cette femme ait eu de fréquentes attaques d'inflammation de la plèvre, accompagnée d'une toux violente, cependant il se passa encore quatre mois après son accouchement, sans qu'elle en éprouvât le moindre symptôme.

L'opium à fortes doses peut donc être d'un très-grand avantage, non-seulement pour calmer plusieurs symptômes fâcheux, qui s'annoncent à la suite d'une hémorrhagie utérine, mais encore pour prévenir les maladies qui sont si souvent occasionnées par ces sortes d'hémorrhagies, et qui, le plus ordinairement, se terminent d'une manière funeste.

Je vais essayer maintenant d'expliquer la manière d'agir de l'opium administré à larges doses, et les effets avantageux qu'il produit dans les cas d'hémorrhagies utérines ; mais, avant tout, il faut considérer :

1°. Les effets immédiats du travail de l'accouchement sur le système général ; les effets qui doivent résulter de l'hémorrhagie abondante dans cette circonstance particulière ;

2°. Les effets de l'opium sur le système général ; en quoi il diffère des autres stimulans ou narcotiques, et la supériorité qu'il a sur eux, comme remède, dans certains cas de maladie.

L'effet immédiat du travail de l'accouchement est un état de langueur, de débilité extrême, dont la durée est plus ou moins longue, selon les circonstances. On peut attribuer cet effet, en partie, à l'influence qu'exerce le moral sur le physique ; mais principalement à l'action violente qu'exercent les muscles pendant la dernière période du travail, et aux changemens rapides qui s'opèrent alors dans le système gnéral.

Les rapports intimes qui existent èntre le moral et le physique, se font aisément remarquer par leur influence réciproque. Si certaines affections, certaines passions de l'âme produisent sur le corps l'agitation la plus violente, il en est d'autres qui, au contraire, ne produisent que l'affaissement et la débilité. Pendant le travail de l'accouchement, les femmes, le plus souvent, se livrent à l'inquiétude, à la crainte; l'anxiété où elles sont les conduit quelquefois à un état d'abattement considérable. C'est à l'effet de ces passions qu'il faut attribuer cet état de langueur, qui succède immédiatement au travail.

L'expérience journalière prouve que l'action musculaire, fortement et long-temps soutenue, jette promptement le sujet dans un état de débilité générale. Si l'on considère que non-seulement l'utérus, mais tous les muscles volontaires, et la plupart de ceux qui ne sont point soumis à la volonté, sont excités, soit directement ou par sympathie, à exercer une action forte et soutenue, pendant la durée du travail, on aura l'explication de la cause de l'état de faiblesse où est la femme après l'accouchement. Mais le changement subit qu'éprouve le système, immédiatement après cette fonction, rend encore plus sensible la cause de cette débilité subséquente. Les fonctions qu'exerçait l'utérus, pendant la grossesse, se trouvent tout à coup interrompues; les larges orifices des gros vaisseaux de l'organe se trouvent tous fermés à la fois par l'effet de sa contraction; le sang qui affluait dans ses vaisseaux, troublé dans son cours, se dirige vers d'autres parties du corps. Lorsqu'il se fait un changement brusque dans le système vasculaire, il en résulte un degré de faiblesse, proportionné à la rapidité avec laquelle ce changement s'est opéré; et cet état de faiblesse se prolonge jusqu'à ce que le système se soit habitué aux changemens qui lui sont survenus.

Lorsque la distension habituelle de quelques-unes de ces parties du corps, qui sont molles et dépourvues de point d'appui, vient à cesser brusquement, il en résulte toujours, pour le sujet, un sentiment de faiblesse et de défaillance. On en a des exemples dans l'ouverture des grands abcès, dans l'évacuation des fluides de l'hydrocèle, de l'ascite, et dans les autres affections de même nature. On attribue généralement cet effet à la secousse subite qu'éprouve le système, et à l'accumulation du sang veineux dans les parties d'où l'on a soustrait la cause de la distension.

Dans les derniers mois de la grossesse, l'utérus anticipe beaucoup sur la cavité abdominale; il en occupe toute la portion antérieure depuis les pubis jusqu'à la région épigastrique; il comprime en arrière les intestins; le plus souvent il gêne la respiration, l'action des muscles de l'abdomen et du diaphragme. Tous les viscères abdominaux sont mécaniquement affectés par cet envahissement de la part de l'utérus. La circulation est ralentie; les secrétions, par conséquent, sont moins abondantes; il en résulte la constipation et diverses affections de l'estomac. Après l'expulsion totale du produit de la conception, lorsque l'utérus est complétement contracté, les viscères abdominaux éprouvent un changement subit et considérable. Les muscles de l'abdomen, si fortement distendus pendant la grossesse, sont alors dans un état de laxité qui les rend d'un faible secours pour soutenir les viscères; le sang afflue aussitôt dans les nombreuses veines abdominales, et il en résulte une grande faiblesse, et quelquefois une dangereuse syncope.

Il est généralement reconnu que les fluides qui servent à nourrir, à réparer les pertes continuelles du corps, et à l'accroissement de nouvelles parties, proviennent du sang. Lorsqu'il s'est fait une perte subite et abondante de ce fluide, tous les organes sont aussitôt affectés d'un sentiment de faiblesse, d'inanition. Ces effets se font sentir d'une manière différente aux diverses parties en raison de l'importance des fonctions qu'elles remplissent dans le système, et du degré de perte auquel elles sont ordinairement sujettes.

Les muscles de la respiration, qui contribuent au changement du sang; les organes de la circulation, qui envoient ce fluide dans toutes les parties du corps, sont de la plus grande importance dans le système, parce que c'est de l'exécution de leurs fonctions que dépend la continuation de la vie. Ces muscles étant constamment en action, ils ont un besoin continuel de nouveaux principes nutritifs, pour suppléer à la quantité qu'ils sont susceptibles de perdre. Si le fluide qui doit fournir ces principes est considérablement diminué dans sa quantité, le système s'épuise faute de nourriture, ou le *vis medicatrix naturæ* excite les organes de la respiration et de la circulation à une action plus vigoureuse; alors le sang qui reste est lancé avec plus de rapidité sur le système; il se présente plus souvent vers les parties qui ont besoin d'être alimentées : mais celles-ci, à cause de leur état de faiblesse, sont hors d'état de supporter ce redoublement d'action; et si l'excitement continue, il s'ensuit l'action irrégulière des organes, et la cessation subite de la vie.

Il sera facile de comprendre maintenant comment la perte d'une petite quantité de sang peut occasionner un degré d'épuisement assez considérable, quand le système a été précédemment affaibli par le travail de l'accouchement; et pourquoi, lorsqu'il survient une hémorrhagie dans cette circonstance, les remèdes héroïques deviennent si nécessaires pour calmer l'irritation du système général, et pour soutenir les faibles restes de la vie.

Il est généralement reconnu que l'opium pris en potion, produit deux effets différens. Administré souvent et à petites doses, il a une propriété stimulante; donné à grandes doses, ce médicament agit comme sédatif.

Si les explications que l'on a données jusqu'à présent sur la manière d'agir de l'opium ne sont pas très-satisfaisantes, il est certain cependant, que l'état du corps, au moment où on l'administre, exerce une grande influence sur la variété de ses effets. Ainsi, lorsqu'on se propose d'en faire usage, la quantité et la répétition des doses doivent être déterminées, plutôt d'après l'urgence des symptômes qui en réclament l'emploi, que par rapport aux effets qu'il produit dans l'état de santé. Dans ses effets sur le système général, l'opium diffère essentiellement de tous les autres narcotiques. Comme stimulant, ses effets sont beaucoup plus prompts. Comme sédatif, s'il est convenablement administré, ses effets sont beaucoup plus certains, et il agit sans occasionner aucune espèce d'irritation. Ce remède est donc d'un très-grand avantage dans plusieurs cas de maladies pour lesquelles les autres narcotiques seraient ou nuisibles ou inutiles.

Dans les affections spasmodiques, dans les cas d'irritation générale, surtout quand cet état est occasionné par d'abondantes évacuations, l'opium, à larges doses, produit le plus grand bien. Mais il est important de remarquer que les effets salutaires qu'il produit, dans ces cas, sont dus principalement à la propriété qu'il possède de diminuer les sécrétions, et d'endormir ce sentiment d'inanition, qui est la cause principale de l'irritabilité; et que l'usage que l'on en fait ne dispense pas de la nécessité d'un régime nourrissant pour réparer les pertes que le système a éprouvées dans ces cas.

D'après les observations et les réflexions précédentes, on pourra sans doute se faire une idée de la manière d'agir de l'opium, de ses heureux effets dans les cas d'hémorrhagies utérines; des symptômes qui en indiquent l'usage, et des divers cas dans lesquels il pourrait être employé avec succès.

L'eau-de-vie, ainsi que les autres stimulans, ont été recommandés dans les cas d'hémorrhagies utérines, pour soutenir les forces et pour calmer l'irritation. L'eau-de-vie peut être utile pour remplir la première intention; mais comme sa propriété sédative n'agit qu'autant qu'elle est administrée en grande quantité, et que, dans ce dernier cas, elle devient un stimulant très-actif, cette liqueur est moins facile à administrer; elle n'agit pas avec autant d'avantages et de certitude que l'opium pour calmer l'irritation générale; cependant, c'est un excellent adjuvant dans les cas d'irritation qui ont pour cause la débilité, occasionnée par d'abondantes évacuations (1).

---

(1) Nous rapportons ici un Extrait de *Bigeschi* sur les effets de l'opium :

« On croyait généralement que l'opium possédait la propriété sédative ou calmante, lorsque *Brown* assura que ce remède était un véritable stimulant, et que le calme et le sommeil qu'il procure successivement, n'était que l'effet de la faiblesse indirecte qu'il produit dans la machine. Depuis cette époque, les médecins ne sont plus d'accord entre eux sur la propriété de ce médicament. Selon *Leroux*, *Chambon*, et beaucoup d'autres, l'opium diminue les mouvemens du cœur jusque dans le principe de son action, ainsi que ceux des artères; la circulation se ralentit; le pouls devient plus mou et plus calme. Selon *Brown*, *Cullen*, et plusieurs autres, il augmente, au contraire, le mouvement du cœur et de la circulation; le pouls devient plus fort, plus plein, plus fréquent; les joues se colorent; la chaleur augmente, ainsi que la vigueur du système. *Alph. Leroy* dit que si, d'un côté, l'opium diminue la circulation, de l'autre il augmente la pléthore des vaisseaux capillaires; *Bosquillon*, qu'il augmente les congestions; *Rondelou*, qu'il accroît le mouvement circulatoire en même temps qu'il affaiblit la sensibilité. *Trallès* et *Mead* supposèrent les premiers qu'il raréfiait le sang ; ce qui l'a fait comparer aux liqueurs spiritueuses qui produisent la phéthore des vaisseaux. Mais, si l'on en croit *Cullen*, la plénitude des vaisseaux artériels est plutôt l'effet de l'accroissement du mouvement du cœur que de la raréfaction du sang. Quoi qu'il en soit, il est certain que *Cullen*, *Hoffman*, et d'autres praticiens, ont vu augmenter le flux sanguin de l'utérus après l'usage de ce remède ; que quelquefois il l'a excité ; et quelques-uns assurent que les femmes asiatiques qui font abus de l'opium sont très-sujettes à cette maladie. On a vu chez nous (en Italie) qu'il produit quelquefois des convulsions et le délire, au lieu de procurer le sommeil, et que dans quelques cas où on l'avait administré à grandes doses dès le début de la maladie, il a causé la mort.

» L'observation prouve que l'opium produit réellement tous les phénomènes divers et opposés qui ont été remarqués par les praticiens : la meilleure théorie pour en rendre raison, est, à ce qu'il me semble, celle qui est expliquée par *Cullen*. Ce célèbre médecin suppose que l'opium possède tout à la fois la propriété stimulante, à l'égard du système artériel, et la propriété sédative, par rapport au système nerveux. Ainsi toutes les fois que l'irritation du système général dépend primitivement d'un accroissement d'action de la part du cœur et des artères, l'opium, par sa propriété stimulante, augmentera considérablement la maladie ; et c'est particulièrement dans ce cas, lorsqu'il est administré mal à propos, qu'il accélère le mouvement du cœur et de la circulation ; qu'il occasionne l'hémorrhagie, les convulsions et le délire. Mais quand l'irritation est le résultat d'une surabondance d'énergie du cerveau et des nerfs, l'opium en détruit la cause par sa propriété sédative, et rétablit le calme parfait dans la machine. Si quelquefois il n'en résulte point cet effet salutaire, c'est parce qu'on se sera trompé sur la nature de la cause de la maladie, ou parce que l'opium n'aura pas été administré en quantité suffisante, ou proportionnée au degré d'irritation; enfin, l'auteur cité (*Cullen*) veut que, dans les cas purement nerveux, ce remède soit employé franchement et à doses généreuses.

» Il résulte de la théorie que nous venons d'exposer, que l'opium et ses préparations doivent être proscrites, spécialement lorsque l'hémorrhagie active ne fait que commencer, et qu'elle reconnaît pour cause la pléthore, ou un dérangement dans la circulation du sang, comme il arrive dans les pertes occasionnées par des mouvemens violens, l'usage des liqueurs spiritueuses; par le chant, la chaleur, les demi-bains, etc.; mais il faut, au contraire, recourir à l'usage de ce remède, comme souverain, dans les hémorrhagies occasionnées par un dérangement dans le système nerveux; tels que le spasme, l'irritation de l'utérus et des viscères adjacens, les fortes passions de l'âme; dans lesquels cas, excepté la saignée, tous les autres remèdes sont inutiles ou nuisibles, spécialement quand la perte de sang est accompagnée de quelques douleurs à l'utérus. *Dumas* guérit, au moyen des narcotiques, une hémorrhagie utérine, occasionnée par une forte passion, et qui avait résisté à tous les autres remèdes. *Deventer* et *Smellie* en ont fait usage avec beaucoup de succès dans leur pratique; et *Boerhaave* prescrivait ce remède avec beaucoup d'avantages pour calmer l'irritation, et le désordre du système nerveux que produit souvent la crainte de perdre la vie ou d'avorter chez les femmes grosses attaquées d'une perte de sang ».

(*Trattato dell. Emor. uter.* 1er vol., pag. 132 et suiv.)

FIN DU TRAITÉ DE STEWART DUNCAN.

EXTRAIT analytique du Traité italien, de GIOVANNI-BIGESCHI, *sur les Hémorrhagies utérines; publié en* 1816.

L'AUTEUR, dans autant de Chapitres particuliers, traite, 1°. de la structure de l'utérus; 2°. des menstrues; 3°. du développement, de l'accroissement du fœtus et de ses dépendances, et des changemens qu'éprouve l'utérus pendant la grossesse; 4°. de la nutrition du fœtus; 5°. des grossesses formées par un faux germe, par une môle, par des hydatides ou des polypes; 6° de l'accouchement naturel, de l'expulsion du placenta et des lochies.

Arrivé au Chapitre VII, §. 57, Bigeschi s'exprime ainsi : Les auteurs et les praticiens modernes regardent, généralement, l'hémorrhagie utérine pendant la grossesse comme provenant uniquement du décollement du placenta; mais l'observation et l'expérience démontrent que cet accident peut avoir lieu quelquefois sans que les adhérences de cette masse charnue se trouvent intéressées. L'omission de cette distinction importante, dit l'auteur, est la cause de très-graves inconvéniens dans la pratique. La saignée, par exemple, qui est le remède souverain dans l'hémorrhagie, qui ne dépend pas du détachement du placenta, peut devenir funeste si elle est aveuglement prescrite dans celle qui dérive de cette cause; et l'obturation artificielle de l'utérus, qui est le meilleur remède dans cette dernière hémorrhagie, lorsqu'il n'y a plus d'espoir d'empêcher l'avortement, le provoque toujours sans nécessité dans le premier cas.

Il est donc, continue l'auteur, de la plus haute importance de déterminer d'une manière positive l'existence de l'hémorrhagie, qui est indépendante du détachement du placenta; d'en distinguer les caractères particuliers, et d'en former un genre séparé.

Si, dit-il, tous les meilleurs auteurs conviennent que les menstrues qui paraissent pendant la grossesse, proviennent de la même source que celle qui fournit le sang lorsque l'utérus est dans son état de parfaite vacuité; c'est-à-dire, des extrémités des artères de la membrane muqueuse de ce viscère, qui ne sont point intéressées sous les adhérences du placenta, pourquoi ne pourrait-on pas admettre que le sang, par une cause quelconque, qui en augmente l'affluence vers l'utérus, ne puisse rouvrir les voies des menstrues, celles qui ne sont point comprises sous l'attache du placenta? Pourquoi n'admettrait-on pas qu'elle puisse occasionner une hémorrhagie abondante, à quelque époque que ce soit de la grossesse, sans que les adhérences de la masse vasculaire se trouvent intéressées? Cependant, ajoute-t-il, voilà un genre de perte de sang bien différente, par son origine, de celle qui est causée par le décollement partiel ou total du placenta, par la môle, les hydatides, ou tout autre corps étranger qui occupent la cavité de l'utérus, et qui s'opposent à sa contraction.

Plus loin, l'auteur rappelle que, pendant la grossesse, les vaisseaux sanguins de l'utérus augmentant de calibre, en proportion de l'abondance des fluides qu'y appelle le fœtus, les extrémités perspiratoires des artères qui se trouvent en contact avec le placenta, sont dilatées en proportion du calibre des vaisseaux utérins qui correspondent à cette masse charnue; et que les pores inorganiques, les extrémités artérielles, qui ne sont point couvertes par le placenta, doivent également se trouver plus larges, plus dilatées que dans l'état de vacuité de l'organe; et de là il conclut que l'hémorrhagie, à certaine époque de la grossesse, peut être abondante, sans pour cela qu'elle soit causée par le décollement du placenta.

Ainsi il désigne sous le nom d'*hémorrhagie active*, la perte qui provient des extrémités perspiratoires des artères utérines non recouvertes par le placenta; et sous le nom d'*hémorrhagie passive*, la perte occasionnée par le décollement de cette masse charnue, et le défaut de contraction des parois de l'utérus. De ce dernier genre sont encore les pertes de sang occasionnées par la présence d'une môle, des hydatides, des polypes utérins; par la rupture des parois de l'utérus; par celle du placenta, du cordon ombilical, quoique, dans ce dernier cas, le sang provienne d'autres sources.

Après avoir établi cette distinction dans les hémorrhagies utérines, il expose les résultats que l'on en peut tirer dans la pratique.

Dans les cas d'hémorrhagies *actives*, où l'attache du placenta n'est point compromise, la méthode curative consiste à en éloigner la cause occasionnelle, à favoriser le resserrement des extrémités artérielles, d'où s'échappe le sang. Mais comme ce resserrement a lieu sans le concours de la contraction générale de l'utérus, le praticien doit se garder, dit l'auteur, d'user des remèdes propres à provoquer cette action générale de l'organe, qui déterminerait l'expulsion du produit de la conception. Dans l'hémorrhagie *passive*, au contraire, le sang étant versé par les pores inorganiques des artères, incapables de se resserrer sans le secours des contractions des parois utérines, la principale indication curative, surtout lorsque la perte est abondante et impétueuse, est de provoquer l'expulsion de tout ce que peut contenir la cavité de l'utérus, ainsi que la contraction générale de ce viscère, d'où dépend uniquement la guérison stable de l'hémorrhagie.

L'auteur subdivise encore les hémorrhagies utérines, d'après sa première division, en perte interne et en perte externe; et il expose ensuite les causes qui peuvent donner lieu à chacune de ces espèces.

Selon l'auteur, la distinction de l'hémorrhagie en *active* et en *passive*, est non-seulement fondée sur la diversité de leur source, mais encore sur la différence des symptômes qui les accompagnent, de leur marche et de leur terminaison.

L'hémorrhagie active est accompagnée ordinairement d'*un excitement vigoureux;* le plus souvent elle est modérée; elle dure long-temps, ou elle cesse pour reparaître spontanément; elle cède facilement à l'usage des remèdes convenables sans troubler la marche de la grossesse.

L'hémorrhagie passive est accompagnée, au contraire, de symptômes d'*atonie;* elle est très-abondante : il est rare qu'elle cesse spontanément. Elle résiste aux remèdes que fournit la thérapeutique, et finit par provoquer l'expulsion du produit de la conception.

L'hémorrhagie *active* peut quelquefois devenir *passive;* elle succède à la première, lorsque l'impulsion du sang a été assez forte et d'assez longue durée pour affaiblir les parois de l'utérus. L'afflux du sang, en surmontant la résistance qu'opposaient les extrémités perspiratoires bouchées par le placenta, produit le décollement de cet organe vasculeux. Il n'est pas toujours facile de reconnaître le passage de cet état à celui qui lui succède : mais, ajoute l'auteur, comme ce changement ne peut avoir lieu sans que le sang s'échappe rapidement et en grande abondance, on ne sera jamais embarrassé sur le choix de la méthode curative qui, dans ces cas, doit toujours tendre au même but, d'arrêter l'hémorrhagie par les moyens les plus certains que l'art nous présente.

Selon l'auteur, les hémorrhagies *actives* sont plus fréquentes dans les six premiers mois de la grossesse que les hémorrhagies *passives* : celles-ci, par conséquent, se rencontrent plus communément que l'autre dans les trois derniers mois.

Il divise les causes de l'hémorrhagie active en *causes occasionnelles universelles* et en *causes occasionnelles locales*.

Les causes universelles sont la pléthore sanguine; les époques menstruelles; toutes les passions fortes; le chaud, le froid; l'abus des liqueurs spiritueuses; les emménagogues; la danse, le chant.

Les causes occasionnelles locales de l'hémorrhagie active sont : l'acte du mariage ; l'accumulation des matières stercorales dans le rectum ; les lavemens irritans ; les purgatifs drastiques ; le flux de ventre ; le spasme de l'utérus ; la sympathie de l'utérus avec les autres viscères.

La cause prochaine de l'hémorrhagie active est la dilatation des extrémités capillaires de la membrane muqueuse de l'utérus, par lesquelles s'échappe le sang.

Cure de l'hémorrhagie active ; la saignée, le repos ; faire tenir la malade fraîchement ; la mettre à un régime végétal et en petite quantité ; du bouillon, de la semouille, du pain léger, etc., surtout lorsque la femme est vigoureuse.

Pour boisson, l'eau froide pure, ou acidulée avec les acides végétaux, et plus particulièrement avec le suc de limon.

Il rejette, dans ce cas, les boissons astringentes ; les applications de glace ; les injections de liqueurs dans le vagin, de quelque nature qu'elles soient ; et condamne surtout l'application du tampon.

Lorsque l'hémorrhagie reparaît ou continue pendant quelque temps, et qu'elle donne lieu à des symptômes de faiblesse, il prescrit l'usage de fort bouillon ; de gelée de viande ; les cordiaux ; les alimens de facile digestion ; et pour boisson, du vin rouge trempé d'eau.

Telle est la méthode curative qui convient, dit

l'auteur, dans l'hémorrhagie active en général; mais ce traitement doit être modifié selon les causes qui produisent la maladie. Dans l'hémorrhagie *active spasmodique*, les émolliens en injections dans le vagin, dans le rectum, et en fomentation sur la région utérine; les préparations opiacées combinées avec les émolliens administrés à l'intérieur.

Dans les hémorrhagies *actives sympathiques*, on doit avoir égard principalement à la maladie de l'organe primitivement affecté, et la guérir avec les remèdes convenables, pendant que l'on remédie en même temps à la perte par les moyens prescrits.

Hémorrhagies passives.

L'auteur, d'après Puzos, dit que le placenta, une fois décollé, à quelque peu d'étendue que ce soit, ne peut plus se rattacher à l'utérus; et que, par conséquent, la perte produite par cette cause ne peut cesser qu'après l'expulsion du produit de la conception, et la contraction totale de l'utérus; que le coagulum qui se forme entre l'utérus et le placenta, comme moyen d'arrêter l'hémorrhagie, est un obstacle insurmontable à la reconsolidation de la portion décollée. La plus légère cause peut augmenter le décollement du placenta, et détruire ou chasser le coagulum qui formait les orifices des vaisseaux : de là le peu d'espérance que l'on doit avoir de conduire la grossesse jusqu'à son terme.

Il divise les causes de l'hémorrhagie *passive* en prédisposantes occasionnelles et en causes prochaines.

Causes prédisposantes. L'atonie de l'utérus est la principale ; la faiblesse naturelle du sujet ; les maladies de langueur ou chroniques ; tout ce qui peut occasionner la débilité, etc. Les maladies de l'utérus, telles que les aménorrhées précédentes ou l'inflammation de l'organe, les ulcères. La leucorrhée surtout est d'une des causes les plus fréquentes de l'avortement.

Un tempérament trop vigoureux, quand l'utérus participe de cet état, peut être cause du détachement prématuré du placenta ; les parois ne peuvent se distendre, etc. ; causes occasionnelles de l'hémorrhagie *passive*.

La pléthore générale ou partielle de l'utérus, considérée comme cause principale de la perte ; toutes les vives émotions de l'âme ; la frayeur, la joie, les longs chagrins, etc.

Cause prochaine. Le décollement partiel ou total du placenta. Mais, dit l'auteur, pour que la perte ait lieu, il faut que l'utérus soit dans l'inertie ; car, lorsque l'hémorrhagie est accompagnée de contractions fortes de l'utérus, la perte est légère.

L'hémorrhagie passive des six premiers mois de la grossesse, précède ou se déclare après l'expulsion de l'embryon; mais la cause prochaine est toujours la même. Distinction très-importante pour la pratique, dit l'auteur, puisque dans le premier cas on doit tout faire pour conserver le produit de la conception, et que dans l'autre, au contraire, il faut provoquer la prompte expulsion du placenta et la contraction complète de l'utérus.

L'auteur ajoute que toutes tentatives pour conserver la grossesse, seront le plus souvent infructueuses pour le fœtus et funestes à la mère.

Il recommande l'application du tampon pour exciter l'action de l'utérus.

D'introduire une sonde de gomme élastique dans l'urètre pour entretenir l'écoulement de l'urine, auquel s'opposerait la présence du tampon dans le vagin.

L'application d'un bandage de ventre, simultanément avec le tampon, pour comprimer l'utérus et s'opposer à l'hémorrhagie interne.

Il condamne la saignée dans ce cas. Il démontre les inconvéniens des ligatures, des ventouses, recommandées dans ces cas par les anciens. Il conseille d'essayer de décoller et d'extraire le placenta avec les doigts ou avec des pinces, dans les cas d'avortement. Si l'on n'y peut parvenir, faire des injections dans l'utérus avec l'eau simple, l'eau et le vinaigre, mêlée avec de l'eau-de-vie. L'application du tampon, dans le cas de rétention rebelle du placenta; les injections antiseptiques pour prévenir les effets de la putréfaction.

De l'hémorrhagie passive des trois derniers mois de la grossesse.

Causes. Toutes celles qui peuvent donner lieu à l'hémorrhagie passive des six premiers mois; et la principale cause est l'attache du placenta sur l'orifice de l'utérus.

Il décrit la théorie de cette espèce d'hémorrhagie. Il passe en revue tous les moyens que l'on a proposés pour faire cesser les hémorrhagies, et en retrace les avantages ou les inconvéniens.

Il fait sentir combien il serait important de déterminer d'une manière positive les circonstances qui réclament l'accouchement artificiel, sans hésiter d'avoir recours à ce moyen, et celles dans lesquelles on peut et l'on doit absolument en différer l'exécution, sans craindre d'exposer la vie de deux individus à la fois. Il établit à ce sujet les règles générales suivantes, qui, chacune, sont suivies d'un développement plus ou moins étendu sur la nécessité de s'y conformer.

1°. Il faut terminer promptement l'accouchement toutes les fois que l'hémorrhagie est très-abondante, et que, par suite de la perte, il se manifeste une faiblesse générale à un degré considérable.

2°. Lorsqu'après s'être arrêtée, la perte reparaît avec abondance, il convient mieux de terminer l'accouchement, que de compter sur l'effet précaire de nouveaux remèdes.

3°. Plus la grossesse est près de son terme naturel, plus fortement est indiquée la prompte terminaison de l'accouchement, surtout lorsque l'hémorrhagie est abondante et que l'orifice de l'utérus est souple et dilatable.

4°. Plus la constitution de la femme est originairement faible et délicate, plus est grande la nécessité d'extraire promptement le fœtus, quoique l'hémorrhagie ne soit pas très-abondante.

5°. On ne doit jamais différer cette opération lorsque l'hémorrhagie reconnaît pour cause l'entier décollement du placenta.

Il indique ensuite les cas où l'on peut s'abstenir ou différer d'opérer l'accouchement forcé, et dans lesquels il faut se borner aux moyens médicaux.

1°. Toutes les fois que l'hémorrhagie est peu abondante, que la femme est forte, d'un tempérament sanguin, l'accouchement forcé n'est point nécessaire, ou on peut le différer.

2°. Plus la grossesse est éloignée de son terme, plus le col de l'utérus est dur, serré, plus il est nécessaire de différer l'accouchement.

3°. On doit éviter de recourir à l'accouchement forcé dans les cas où l'hémorrhagie commence à diminuer spontanément; ou, lorsque après s'être arrêtée par les moyens de l'art, elle reparaît avec peu d'abondance, et à des intervalles éloignés.

4°. On doit s'abstenir de l'accouchement forcé lorsque l'hémorrhagie est peu abondante; qu'elle est accompagnée des douleurs de l'enfantement, et lorsque le fœtus se présente en bonne position, l'occiput à l'orifice de l'utérus.

L'auteur n'est pas partisan de la méthode de Puzos, comme moyen de faire cesser l'hémorrhagie. On ne doit, dit-il, procéder à cette opération (la dilatation artificielle de l'orifice utérin et la rupture des membranes), 1°. que lorsque les contractions de l'utérus sont fortes, soutenues et fréquentes; 2°. que dans le cas où ce viscère n'est pas beaucoup dilaté, ou suffisamment souple pour se laisser promptement dilater sans péril, et donner passage à la main et au fœtus. Quiconque, ajoute l'auteur, agit sans que l'utérus présente ces conditions essentielles, se rend responsable de toutes les tristes conséquences que peut entraîner avec elles la rupture des membranes.

Dans le cas d'hémorrhagie causée par la présence du placenta sur l'orifice utérin, recourir à l'accouchement forcé aussitôt que l'état du col le permet.

Dans le second volume, l'auteur traite de l'hémorrhagie qui survient pendant le travail. Il établit la même division des hémorrhagies en *actives* et *passives*. Les premières, dans ce cas, sont plus rares que les dernières.

La plupart des causes des hémorrhagies actives et passives des autres périodes de la grossesse peuvent donner lieu à l'accident actuel.

Mais les causes particulières à cette époque sont les contractions de l'utérus qui produisent le décollement du placenta; l'attache de cette masse charnue sur l'orifice utérin; la rupture prématurée des membranes; la brévité du cordon ombilical; les manœuvres inconsidérées dans la cavité de l'utérus pour opérer la version de l'enfant, la rupture de l'utérus.

Le pronostic est fondé sur la durée de l'hémorrhagie, sur les circonstances qui peuvent s'opposer à la prompte déplétion artificielle de l'utérus, et sur les symptômes de faiblesse, plus ou moins alarmans, qui se manifestent chez la malade.

Mais, dit-il encore, la difficulté de distinguer

l'hémorrhagie active de la passive, ne doit point occasionner d'embarras, puisque alors le moyen curatif est le même pour tous les deux.

Dans le cas de pléthore, la saignée n'est utile qu'au début de la perte et au commencement du travail. — Elle est dangereuse dans les cas de faiblesse du sujet. — L'application du tampon dangereuse dans les cas de grossesse à terme, à moins que l'hémorrhagie n'ait pour cause l'implantation du placenta sur l'orifice.

L'auteur traite de la rupture de l'utérus; il fait l'énumération des signes et des causes de cet accident, en établit le diagnostic et le pronostic, et indique la conduite à tenir dans ce cas, qui est la prompte extraction de l'enfant, soit avec le forceps, lorsque c'est la tête qui se présente; soit avec les mains, lorsque c'est toute autre partie.

Il passe ensuite à l'hémorrhagie qui se manifeste après l'accouchement, qu'il distingue encore en *active* et en *passive*; l'hémorrhagie active est occasionnée par l'excessif engorgement des vaisseaux de l'utérus, qui empêche la contraction de l'organe; les boissons spiritueuses dont la malade peut avoir fait abus pendant le travail; le spasme, l'érétisme de l'utérus.

Causes occasionnelles de l'hémorrhagie passive après l'accouchement; l'inertie de l'utérus; elle est encore produite par tout ce qui peut s'opposer à la contraction complète de ce viscère ; l'inertie est complète ou incomplète.

Le décollement du placenta est la cause prochaine de l'hémorrhagie ; l'inertie de l'utérus n'en est que la cause occasionnelle.

L'auteur passe en revue tous les moyens proposés pour supprimer l'hémorrhagie après l'accouchement, et ajoute, d'après Richerand, que la multiplicité des remèdes proposés pour traiter une maladie, indique toujours la difficulté de la guérir.

Il combat Gardien avec les armes de Capuron, au sujet de la délivrance dans le cas de perte après l'accouchement. Il veut, lorsqu'elle est occasionnée par l'inertie de l'utérus, qu'on rende à cet organe son action avant d'extraire le placenta. Ainsi il recommande les frictions sur la région de l'utérus avec la main que l'on aura trempée dans quelque liquide stimulant ; il veut que l'on porte la main dans la cavité de l'utérus pour exciter ses parois à la contraction ; que l'on y introduise même une éponge fine imbibée d'oxicrat ou de vinaigre pur ; que l'on promène avec la main l'éponge sur les régions de la face interne de l'utérus, qui ne sont point occupées par le placenta.

Ce n'est, dit-il, que lorsque l'utérus s'est réveillé de son état de stupeur ; lorsque les contractions ont acquis un certain degré de force, qu'il faut procéder à l'extraction du placenta. Mais, ajoute-t-il, s'il est toujours nécessaire de ne pas opérer sans la présence des contractions, il ne faut pas non plus attendre qu'elles soient parvenues à un degré de force considérable ; car la malade, qui a perdu une plus ou moins grande quantité de sang, succomberait à cette fatale expectative.

L'hémorrhagie, après la délivrance, est soumise à la même division ; en *active* et en *passive* : dans le cas d'inertie, cause principale et la plus fréquente, le moyen le plus certain, le plus énergique pour remédier à l'accident, est l'introduction de la main seule ou avec l'éponge imbibée de vinaigre pour exciter l'action de l'utérus. L'auteur rejette par conséquent le tampon, les injections, de quelque nature qu'elles soient, dans la cavité de l'utérus ; si ce n'est de l'eau froide dans le rectum. Il condamne également les bains froids, les douches, les applications d'eau froide ou de glace ; enfin, il considère l'usage de l'opium comme généralement dangereux dans les cas graves d'hémorrhagies. Il ne fait point mention qu'il ait connaissance de l'usage qu'en font les Anglais dans ces cas.

Ce second volume est terminé par l'exposition des moyens de prévenir l'hémorrhagie utérine, à quelque temps que ce soit de la grossesse, pendant et après l'accouchement.

En général, le Traité de Bigeschi se compose d'observations et de préceptes tirés de nos auteurs français, tant anciens que modernes, ou puisés dans les leçons des professeurs auxquelles il a assisté pendant son séjour à Paris. Ainsi, je n'ai pas cru devoir donner plus d'étendue à cet Extrait, que je ne produis ici que pour donner une idée de l'ouvrage, et pour rendre plus complet le travail que j'ai entrepris.

FIN.

LETTRE DE M. CHAUSSIER,

CONTENANT QUELQUES REMARQUES SUR LA STRUCTURE DE L'UTÉRUS.

Vous désirez, Madame, que j'ajoute quelques remarques à la Traduction que vous avez faite des traités de *Rigby* et de *Stewart*, sur les hémorrhagies utérines. Les notes intéressantes que vous avez répandues dans le cours de votre travail me paraissent remplir complétement l'objet essentiel; mais puisque vous insistez, je vais tâcher de répondre à vos désirs; et comme les meilleurs préceptes sur l'art des accouchemens dérivent, ainsi que le dit *Stewart* (avertissement, page 197), des connaissances que l'on a acquises sur la structure et les fonctions de l'utérus, je rappellerai quelques remarques que j'ai consignées en partie dans une thèse soutenue en 1806, à la Faculté de médecine de Paris.

« La structure, les fonctions de l'utérus ont été, dans tous les temps, un objet d'admiration pour le médecin, pour le philosophe. *Galien*, en voyant pour la première fois la texture de l'utérus, dit qu'il devait chanter des hymnes aux dieux, pour les remercier d'avoir vu une disposition aussi merveilleuse; et *Swamerdan*, qui, long-temps après *Galien*, eut la même idée, donna la description de cet organe sous le titre de *Miraculum naturæ* (1). En effet, si nous considérons cet organe dans ses divers états, quels changemens étonnans dans sa situation, sa forme, son volume, sa texture, ses propriétés!

» Plongé dans la cavité du bassin, situé entre le rectum et la vessie, l'utérus, dans son état de vacuité, a la forme d'un conoïde creux, aplati, ou déprimé sur deux faces opposées, arrondi à sa base, et tronqué à son sommet. Sa longuenr totale est au plus de sept centimètres; sa largeur la plus grande de cinq, et son épaisseur un peu moins de trois : dense, compact, serré, difficile à couper, son tissu, par sa couleur, son élasticité, sa résistance, semble se rapprocher du cartilage, et ne paraît formé que par une substance blanchâtre, homogène, parsemée d'un grand nombre

---

(1) *Miraculum naturœ, seu uteri muliebris fabricœ.* — *Lugd. Bat.* 1672. in-4°.

de petits vaisseaux, et dans laquelle on ne distingue aucune apparence de fibre musculaire. Enfin la cavité que forme cet organe est si petite, qu'à peine pourrait-elle contenir trois grammes d'eau; et ses parois présentent une résistance telle, qu'elles peuvent soutenir, sans se rompre, et sans s'étendre d'une manière bien sensible, une colonne de mercure de plus de quinze décimètres.

» Mais après la conception, l'utérus prend peu à peu une forme ovoïde; il s'élève graduellement dans l'abdomen, dépasse l'ombilic, parvient même jusqu'à l'épigastre. Un nouveau mode de circulation s'établit dans cet organe et ses annexes; ses vaisseaux se dilatent peu à peu; ses nerfs deviennent plus volumineux; ses parois, auparavant si compactes, si résistantes, s'amollissent, s'assouplissent, se prêtent facilement à l'extension; et cette cavité, auparavant si petite, devient assez considérable pour contenir un ou plusieurs fœtus, et une quantité d'eau qui quelquefois excède huit à dix kilogrammes. Enfin son tissu présente manifestement une disposition fibreuse, musculaire, et il acquiert toutes les propriétés des muscles: aussi lorsqu'une cause quelconque y détermine un certain mode d'irritation, il se contracte avec force, il surmonte la résistance que lui présente l'étroitesse de son orifice, il expulse de sa cavité les corps qui y sont contenus, et reprend ensuite graduellement sa forme, sa situation, sa texture, son volume primitifs.

» Quelle est donc la composition de cet organe qui se prête à des changemens si remarquables? Les anatomistes modernes disent généralement que l'utérus, comme l'estomac et tous les organes creux, est composé de trois membranes superposées et intimement unies; ainsi ils y distinguent, 1°. une membrane extérieure *séreuse*, commune à tous les viscères de l'abdomen; provenant du péritoine; 2°. une membrane moyenne, ou principale, qui forme la substance même de l'organe, et que l'on nomme *musculaire*; 3°. enfin une troisième interne, molle et très-fine, qui tapisse la cavité de l'utérus, qu'*Astruc* (1) nommait *tendineuse*, ou *nerveuse*, que d'autres appellent *glaireuse*, ou *muqueuse*, et qu'ils regardent comme une continuité de celle qui tapisse le vagin (2); ou, comme quelques-uns aiment mieux

(1) Traité des maladies des femmes.

(2) *Lieutaud*. Essais d'anatomie.

le dire, cette membrane est un véritable prolongement de la peau elle-même. « On la voit entrer » dans le vagin, le tapisser ainsi que la matrice » et les trompes, et se continuer ensuite avec le » péritoine par l'ouverture de ces conduits : dis» position remarquable, disent-ils, puisque c'est » le seul exemple dans l'économie d'une com» munication établie entre les surfaces muqueuses » et les séreuses ».

» Mais cette membrane interne de l'utérus que l'on admet si généralement, et sur laquelle, dans ces derniers temps, on a établi tant d'opinions et d'explications hypothétiques, existe-t-elle réellement? *Boerrhave* (1), dit expressément qu'il n'y a point de membrane intérieure, et il pense que la surface de la cavité de l'utérus est uniquement formée par les extrémités des vaisseaux

---

(1) *Prælectiones academiæ in proprias institutiones;* § 59 et seq.

Haller, dans ses notes sur cet article, confirme l'opinion de *Boerrhave;* cependant dans quelques ouvrages postérieurs, il parle de la membrane interne de l'utérus; mais il paraît, dit *Azzognidi*, que sur ce point il se bornait plutôt à citer les opinions des auteurs, qu'à rapporter ses propres observations.

exhalans et absorbans. *Méry* (1), après avoir examiné l'utérus dans une femme morte quatre heures après être accouchée, remarque expressément que la surface intérieure n'était point revêtue de membrane.

» *Weitbrecht* (2) et l'exact *Morgagni* (3) n'en ont jamais aperçu le moindre vestige.

» *Ger-Azzoguidi* (4), qui s'est particulièrement occupé de cet objet, a fait un grand nombre de recherches et d'expériences qui l'ont convaincu que la cavité de l'utérus n'était pas tapissée, comme on le dit communément, par une membrane interne, muqueuse, qui soit distincte du tissu de cet organe, et que la dissection puisse en séparer ».

J'ajouterai le résultat des recherches, des expériences nombreuses et variées que j'ai faites avec mon savant et ingénieux ami, le docteur *Ribes*, pour éclaircir ce point d'anatomie; tantôt nous avons fait macérer l'utérus avec une partie du

---

(1) Académie des Sciences, 1706.

(2) *Novi commentarii academiæ petropolitanæ*. tom. 1.

(3) *Adversaria anatomica IV*. *Animadversio*. 26.

(4) *Observationes ad uteri constitutionem pertinentes*.

vagin dans de l'eau, dans du vinaigre, dans des liqueurs alcalines; tantôt nous avons soumis ces parties à une ébullition plus ou moins prolongée; toujours nous avons séparé avec facilité la membrane qui tapisse l'intérieur du vagin; nous avons pu la suivre jusqu'au bord de l'orifice de l'utérus; mais elle s'arrête; elle finit à ce point, et ne se prolonge pas, ainsi qu'on le dit communément, dans la cavité de l'utérus (1). Enfin, quoique nous

---

(1) Jadis les médecins arabes avaient imaginé que les deux enveloppes de l'encéphale accompagnaient les nerfs dans toute leur distribution, et que, parvenues à leurs dernières ramifications, elles formaient, en s'épanouissant, les diverses membranes du corps. Ainsi, d'après cette idée hypothétique, ils regardèrent les deux enveloppes de l'encéphale comme les membranes *mères*, ou productrices de toutes les autres, et les distinguèrent sous les noms de *Dure-mère* et de *Pie-mère*, dénominations ridicules que l'ignorance, la routine ou l'irréflexion conservent encore dans presque tous nos livres d'anatomie.

Aujourd'hui l'on s'est formé une idée bien différente sur l'origine des principales membranes. On a prétendu que les membranes qui tapissent la cavité de tous les viscères ne sont qu'une suite, qu'une continuation de la peau qui se replie, s'enfonce par les ouvertures naturelles, se prolonge dans leurs cavités, y forme ainsi une *peau intérieure*, qui ne diffère pas

ayons examiné un grand nombre de fois l'utérus, soit dans l'état de vacuité, soit pendant ou après a grossesse, nous n'avons jamais pu apercevoir

---

essentiellement de la peau, ou enveloppe extérieure du corps; ainsi, nous dit-on, à l'ouverture de la bouche, la peau se replie, s'enfonce dans sa cavité, et après en avoir tapissé toute la surface, elle se prolonge sans interruption dans l'œsophage, dans l'estomac, et s'étend tout le long de l'intestin, pour se terminer à l'anus. Quelqu'un, enchérissant sur cette idée favorite, n'a pas craint d'ajouter qu'en tapissant l'intestin duodénum, cette *peau intérieure* passait par l'ouverture du canal cholédoque, dans toutes les ramifications des canaux biliaires; que de là elle pénétrait dans les radicules des veines sus-hépatiques, parvenait aux cavités du cœur, s'étendait dans les artères et les autres vaisseaux dont elle formait la membrane intérieure, et qu'ainsi toutes les membranes n'étaient qu'une continuation, un prolongement de là peau. Mais quoiqu'il y ait une liaison, une connexion intime entre toutes les parties qui composent le corps, on ne doit pas cependant les regarder comme le prolongement ou la continuation d'un seul et même tissu; mais il faut les distinguer toutes les fois que leurs limites sont marquées par un changement de forme, de composition, de texture et de propriétés. D'après ces conditions essentielles, si nous examinons les membranes qui tapissent les organes creux, nous y trouvons des différences frappantes, qui ne permettent pas de les regarder comme un prolongement ou continuation de la peau. Ces différences

une membrane interne, distincte du tissu propre de cet organe, et que l'on puisse en séparer par la dissection, comme on le fait dans les autres organes creux.

---

sont surtout très-marquées dans certains endroits : ainsi dans l'œsophage, la membrane interne de ce canal se termine évidemment à l'entrée de l'estomac; elle est distincte de la membrane qui tapisse l'estomac, non-seulement par sa texture et ses propriétés, mais encore la macération, la dissection démontrent qu'au lieu de se prolonger dans l'estomac, la membrane de l'œsophage en est séparée par une sorte d'engreuure, ou d'ourlet très-remarquable, surtout dans quelques animaux. Nous voyons de même la membrane interne du vagin s'atténuer et cesser entièrement à l'orifice de l'utérus, et celle de l'urètre est bien différente de celle qui tapisse la cavité de la vessie et des uretères. Nous ne pouvons donc regarder les membranes internes des viscères creux comme des prolongemens de la peau. D'ailleurs toutes ces considérations subtiles, mais hypothétiques, ne sont d'aucune utilité réelle; non-seulement elles sont contraires à la véritable disposition des parties, mais encore elles conduisent à des distinctions puériles, à des applications vicieuses dans l'étude et l'exercice de l'art; et s'il suffisait qu'une partie eût une connexion intime avec une autre pour en être regardée comme la continuation, autant vaudrait-il dire que les os sont la continuation des tendons, parce qu'ils s'y implantent, opinion trop ridicule pour y insister davantage.

Nous distinguerons dans l'utérus, ainsi que le faisaient les anciens, 1°. une membrane commune, ou péritonéale, qui adhère intimement à son fond, en revêt la surface externe, forme sur les côtés deux larges replis qui permettent son développement, son ampliation pendant la grossesse; 2°. un tissu propre d'une nature particulière, qui est parsemé d'un grand nombre de vaisseaux, de nerfs, et qui, pendant la grossesse, acquiert le caractère et les propriétés de la fibre musculaire.

Quelquefois cependant on trouve, à la face interne de la cavité de l'utérus, une couche mince, molle, qui, par sa texture, sa ténuité, a toute l'apparence membraneuse, et que l'on peut en détacher dans une étendue plus ou moins grande par la dissection ou la macération; mais en l'examinant avec attention, cette couche membraniforme nous a toujours paru une simple concrétion couenneuse, accidentelle, qui, comme dans le larynx et les autres organes creux, se forme dans la cavité de l'utérus par un mode particulier d'irritation, qui, en augmentant la sensibilité de sa surface, altère la secrétion du fluide qui s'en exhale, et lui donne une consistance couenneuse, ou plastique, comme disaient nos anciens.

On a constaté, par un grand nombre d'observations pratiques, et de recherches anatomiques, l'existence des concrétions membraniformes à la surface, ou dans la cavité de diverses parties ; on en connaît la nature, l'origine ; on peut même artificiellement et à volonté en déterminer la formation par une irritation plus ou moins vive, ou prolongée ; et ces faits sont trop connus pour qu'il soit besoin de les rappeler; mais on ne s'est point encore occupé de celles qui se forment dans la cavité de l'utérus, des causes particulières qui en déterminent la formation, des phénomènes qui en caractérisent l'existence, des effets qui en résultent; cependant les cas propres à constater ce genre d'affection ne nous paraissent pas fort rares. On les observe principalement chez les femmes dont la menstruation est habituellement précédée et accompagnée de pesanteur dans le bassin, de tiraillemens aux lombes et aux aines, de douleurs aiguës à la région de l'utérus. La concrétion couenneuse, ou fausse membrane, qui se forme alors dans la cavité de l'utérus, a plus ou moins d'épaisseur et de ténacité. Lorsqu'elle est molle, mince, ce qui est le plus ordinaire, elle se fond, se liquéfie peu à peu, et est insensiblement mêlée et entraînée avec l'excrétion menstruelle, sans que l'on puisse en retrouver les vestiges; quelquefois cependant il y a dans l'excrétion menstruelle des flocons, des lambeaux membraniformes, plus ou moins grands, et dont on peut facilement reconnaître la nature; d'autres fois, enfin, si la concrétion couenneuse, formée et modelée dans la cavité de l'utérus, a beaucoup de consistance et de ténacité, elle peut se détacher, être expulsée en entier; ou bien cette concrétion couenneuse, décollée de la cavité de l'utérus, mais encore adhérente à son col et poussée par le sang qui s'accumule à chaque époque menstruelle, s'insinue dans l'orifice, se prolonge dans le vagin, et y forme une tumeur plus ou moins saillante, qui a l'apparence d'un polype. Nous en avons vu un cas très-remarquable.

Une jeune femme, d'un tempérament ardent, après quelques abus érotiques, se crut enceinte, parce que ses menstrues étaient supprimées depuis deux mois. Parvenue au troisième mois, elle éprouva les symptômes qui lui annonçaient ordinairement le retour des menstrues; cependant il n'y eut aucune excrétion; et comme elle se plaignit beaucoup de douleurs, de spasmes, et surtout d'un sentiment de pesanteur inaccoutumé, je fus appelé avec un de mes collègues. En examinant l'état des parties, nous trouvâmes l'utérus abaissé dans l'excavation pelvienne ; son orifice ouvert, élargi, donnait passage à une sorte de tumeur molle, lisse, indolente, qui avait la forme, la grosseur d'une figue ordinaire, dont le sommet allongé, rétréci, paraissait adhérent, implanté au pourtour intérieur du col et de l'orifice de l'utérus ; mais en tirant légèrement cette tumeur, que l'on pouvait facilement saisir avec deux doigts, elle s'allongea peu à peu, et se détacha tout à coup entièrement, et sans causer aucune douleur. Nous reconnûmes alors, de la manière la plus évidente, que ce corps n'était qu'un sac couenneux, épais d'un millimètre, dont la cavité était remplie d'un sang brunâtre à demi fluide; sa forme était exactement celle de l'utérus, mais renversé ; sa base, ou la portion saillante dans le vagin, était large, arrondie ; son pédicule ou la portion adhérente au col et à l'orifice de l'utérus était allongée, tubulée, et garnie à son extrémité de franges ou petits lambeaux de forme inégale ; enfin son tissu dense, compact, blanchâtre, uniforme dans toute son étendue, ne présentait aucune apparence fibreuse, aréolaire, aucune trace de ramifications vasculaires, et se dissolvait entièrement dans une liqueur alcaline. Il nous parut donc que cette concrétion couenneuse, après s'être d'abord formée, modelée dans la cavité de l'utérus, en avait été peu à peu décollée ou détachée, 1° par l'humeur perspiratoire qui se forme et s'exhale sans cesse à la face interne de l'utérus; 2° par l'impulsion et l'accumulation successive du sang qui devait s'écouler à chaque époque menstruelle; et comme lors de notre visite, la tumeur ne tenait plus qu'au col et à l'orifice de l'utérus, les tractions légères que nous fîmes dans cet examen en ont achevé la séparation; opération que la nature seule aurait peut-être fait par la suite.

Aussitôt après l'extraction ou décollement de ce sac membraneux, il s'écoula quelques cuillerées de sang brunâtre; les douleurs, les spasmes ont entièrement cessé, les menstrues ont repris leur cours habituel, et la jeune femme n'a éprouvé aucun accident.

On trouve dans les OEuvres Médico-Chirurgicales de *Collomb*, imprimées à Lyon en 1798, trois cas qui nous paraissent analogues; mais l'auteur les décrit sous le titre de Renversement de la Membrane interne de la matrice et de son orifice; et *Asdrubali*, qui en donne l'extrait, les a indiqués comme une nouvelle espèce de hernie ou de procidence (*Nuova procidenza*).

Une dame d'un tempérament mélancolique, âgée de trente-deux ans, et mariée depuis huit ans, sans avoir eu d'enfans, avait, depuis dix-huit mois, *au lieu du sphincter de la matrice, une tumeur oblongue, flottant dans le vagin, dont le corps était de la grosseur d'un œuf de pigeon, compact et uni à sa base. Le col de cette tumeur était allongé et souple, et on distinguait, dans l'épaisseur de ses parois, un grand nombre de fibres tendineuses et ligamenteuses.*

Cette tumeur, continue l'auteur, sortait en partie de la vulve, lorsque la malade se tenait quelque temps sur ses pieds; elle ressentait alors un poids inquiétant, des douleurs vives dans le bas-ventre, des maux de cœur et un abattement général de ses forces; elle n'éprouvait aucun mal, lorsqu'elle était étendue ou dans le lit; enfin elle avait une perte blanche abondante, souvent sanguinolente, et ses règles tous les mois.

M. *Collomb* pensa que cette tumeur était formée par le renversement de la membrane interne de la matrice. MM *Pouteau* fils, et *Flurant*, qui furent aussi consultés, n'adoptèrent point cette opinion, et ils regardèrent la tumeur comme une excroissance polypeuse qu'il fallait extirper.

L'opération fut faite par la ligature, avec un fil d'argent, suivant le procédé de *Levret*. La malade ressentit alors une petite douleur qui se renouvelait toutes les fois qu'on resserrait la ligature, et cette douleur s'étendait dans le bas-ventre, et sur la partie latérale externe des cuisses, avec des maux de cœur, et des mouvemens spasmodiques dans les membres, pendant deux ou trois heures.

La tumeur étant entièrement tombée le dix-neuvième jour après l'opération, on en fit l'ouverture en présence de MM. *Pouteau* fils, et *Flurant*, et ils furent convaincus, dit l'auteur, que la partie extirpée n'était point un polype, mais une tumeur formée par le renversement de la membrane interne de la matrice, et de son orifice dédoublé, comme je l'avais annoncé.

La malade, rétablie parfaitement, n'eut plus de pertes blanches, ni ses règles, et elle a joui d'une bonne santé.

Dans la seconde observation, il s'agit d'une jeune dame d'un tempérament vif, mariée depuis cinq ans, sans avoir fait d'enfans; après avoir pris beaucoup de bains domestiques, elle alla à Aix, en Savoie, où on lui administra des douches, non-seulement sur la région lombaire, mais encore dans l'utérus, par le moyen d'une espèce d'entonnoir. Après la douzième douche, cette dame s'aperçut de la chute d'une tumeur sur le bord de la vulve; elle y ressentit un poids incommode, des douleurs dans le bas-ventre, et un malaise général lorsqu'elle agissait; il lui survint aussi une perte blanche abondante, souvent sanguinolente, et des accès de vapeur dont elle était vivement affectéé. Cet état durait depuis environ deux ans, lorqu'elle consulta M. *Collomb*; en l'examinant, *il trouva dans le vagin*, au lieu du sphincter de la matrice, une tumeur oblongue dont la base était de la grosseur d'un œuf de pigeon, arrondie, compacte et unie, le col épais, allongé et souple, et on y distinguait sensiblement les filets tendineux et ligamenteux dans l'épaisseur de ses parois.

MM. *Pouteau* père, et *Garnier*, qui furent appelés, reconnurent, dit l'auteur, le renversement de la membrane interne de la matrice et de son orifice, et l'impossibilité d'en faire la réduction; enfin la nécessité de l'extirpation étant bien constatée, l'auteur fit la ligature de la tumeur; la malade éprouva, comme dans le cas précédent, quelques accidens qui cessèrent le dix-neuvième jour, par la chute de la tumeur; et depuis ce temps, elle n'eut plus de vapeur, ni perte blanche; et quoiqu'elle n'eût plus ses règles, la santé n'a point été altérée.

Enfin dans la troisième observation, il s'agit d'une jeune dame qui, après un accouchement long et laborieux, éprouvait un poids incommode à l'entrée de la vulve, lorsqu'elle était quelque temps sur ses pieds; elle avait en même temps des douleurs dans le bas-ventre, de petits maux de cœur et une perte blanche abondante, souvent sanguinolente, et cet état durait depuis environ deux ans. En l'examinant avec M. *Boucher*, l'auteur trouva dans le vagin, à la place du sphincter de la matrice, une tumeur oblongue de la grosseur d'une moyenne noix compacte et unie à sa base; le col était épais, allongé et souple, tenant au corps de la matrice; on distinguait sensiblement entre ses parois les filets tendineux et ligamenteux qui formaient auparavant le sphincter de la matrice avant qu'il fût dédoublé. Quoi qu'il en soit, on fit la ligature de la tumeur comme dans les cas précédens; l'opération eut les mêmes succès, la malade n'eut plus de pertes blanches, ni ses règles, et elle a joui d'une bonne santé.

De ces observations, l'auteur conclut que dans l'accouchement la membrane interne de la matrice peut être renversée lorsqu'on fait trop promptement l'extraction d'un placenta adhérent encore au fond de cet organe; que dans l'état de vacuité, les contractions même du corps de l'utérus peuvent détacher, expulser sa membrane interne, *produire sa chute*, *le dédoublement du sphincter de la matrice, et la tumeur flottante dans le vagin.* C'est pourquoi, ajoute-t-il, on distingue dans l'épaisseur du col de cette tumeur, les fibres tendineuses et ligamenteuses qui composaient le sphincter de la matrice avant son dédoublement; c'est à ce signe certain qu'on connaît le renversement de la membrane interne de la matrice, comme on doit connaître le renversement de sa totalité par le transport de son sphincter au-dessus de la matrice.

Tel est le précis des faits rapportés par M. *Collomb;* nous n'en contestons point la véracité, mais ils sont incomplétement décrits, et l'explication qu'il en donne ne nous paraît pas conforme à la texture, à la véritable disposition des parties.

En effet, comme nous avons tâché de le faire voir, la cavité de l'utérus n'est point, comme celle des autres viscères creux, tapissée par une membrane distincte de son tissu propre, et que l'on puisse en séparer par la dissection ou la macération. En admettant même, comme on le croit encore assez généralement, l'existence de cette membrane intérieure, quelle cause, quelle puissance pourrait en déterminer la séparation? Si l'on admet, comme semble l'indiquer M. *Collomb*, que les contractions lentes et graduelles de l'utérus peuvent opérer le dédoublement et l'expulsion de sa membrane interne, la tumeur qui se prolonge dans le vagin doit conserver le caractère, les propriétés de la membrane qui la forme; ainsi elle doit être sensible, douloureuse, surtout par le toucher, la pression des doigts; on doit aussi y apercevoir des traces d'organisation, des ramifications vasculaires; enfin le prolongement membraneux, tel qu'on le suppose, forme nécessairement un sac conoïde, adhérent par son sommet au col de l'utérus, et dont la cavité doit contenir un fluide, soit sanguin, soit séreux ou puriforme. Et toutes ces circonstances, si importantes pour déterminer la nature de la tumeur, ont échappé à M. *Collomb;* du moins il n'en fait aucune mention : ce qui laisse quelque incertitude sur cet objet.

Cependant, en rapprochant les circonstances principales énoncées dans les cas rapportés par M. *Collomb*, en les comparant avec ce que nous avons eu occasion d'observer, il nous paraît que ces tumeurs appendues à l'orifice de l'utérus, étaient uniquement des concrétions couenneuses, accidentelles. Toutes se ressemblent par la forme, le volume, la consistance, le mode d'implantation à l'orifice de l'utérus; il est cependant une différence que nous devons remarquer.

Dans les cas rapportés par M. *Collomb*, il dit expressément que dans l'épaisseur du col ou pédicule de ces tumeurs, on distinguait dans l'épaisseur de ses parois, des filets tendineux et ligamenteux; et on voit que dans ces trois cas la ligature a toujours été accompagnée de douleurs plus ou moins vives, ce qui indique un tissu organisé et sensible; au contraire, dans le cas particulier que nous avons observé, la tumeur s'est détachée avec facilité, sans douleur, et nous n'avons trouvé dans son tissu aucune apparence de fibres ou de ramifications vasculaires. Cette différence ne dépendrait-elle pas de l'ancienneté de la maladie? Dans le cas que nous avons vu, la tumeur existait au plus depuis deux ou trois mois; et dans les cas rapportés par M. *Collomb*, la maladie existait au moins depuis dix-huit mois. Le poids, le tiraillement continuel d'une tumeur appendue à l'orifice de l'utérus, n'ont-ils pas pu altérer son tissu, en allonger quelques fibres qui se seraient confondues dans l'épaisseur de la concrétion accidentelle? Nous devons attendre du temps et de l'observation, la solution de ce doute.

Quoique l'on sache très-bien que toutes les surfaces perspiratoires peuvent, lorsqu'elles éprouvent un certain mode d'irritation, donner lieu à la formation d'une couche couenneuse, membraniforme, plus ou moins épaisse et tenace, nous insistons sur ce point, parce que cette propriété dans la cavité de l'utérus présente quelques particularités qui méritent l'attention spéciale du médecin.

Plusieurs observateurs rapportent qu'à l'époque de l'accouchement on n'a point trouvé d'ouverture à l'utérus, et que pour donner issue à l'enfant, on a été obligé de pratiquer une incision à la partie de ce viscère qui se présentait dans le vagin ; très-certainement il y avait précédemment une ouverture au col de l'utérus ; car, sans cette condition, il n'y aurait eu ni conception, ni excrétion menstruelle : cette occlusion de l'orifice de l'utérus n'a donc eu lieu que pendant le cours de la grossesse ; et ne serait-elle point entièrement due à une concrétion couenneuse membraniforme, plus ou moins épaisse, qui, par la suite d'un mode particulier d'irritation, se serait formée à l'orifice de l'utérus, et en aurait en quelque sorte agglutiné les bords ? Ne serait-ce point aussi à cette disposition que l'on doit rapporter ces douleurs, quelquefois si vives, qu'éprouvent certaines femmes à chaque époque menstruelle ? Ne pourrait-on pas également y rapporter la cause de la stérilité de quelques femmes ? et ne pourrait-on pas y remédier par l'usage assidu des bains, d'un régime, des calmans, des boissons propres à prévenir, diminuer l'irritation qui se renouvelle aux époques menstruelles ? Nous pourrions ici rapporter plusieurs faits que nous a fournis la pratique ; mais ce serait nous écarter de notre objet principal ; nous ajouterons seulement que c'est à cette disposition sécrétoire de la face interne de l'utérus qu'il faut, après la conception, attribuer la formation de cette membrane particulière, que d'après Hunter on nomme *caduca et reflexa*, et que j'ai désignée sous le nom d'*Epichorion;* mais, quelque important que soit cet objet qui n'est point encore bien et complétement connu, le temps me manque; des occupations urgentes et variées ne me permettent pas, comme je me l'étais proposé, d'entrer dans des détails ultérieurs sur la structure de l'utérus, sur la disposition si remarquable de ses vaisseaux, sur les changemens successifs qu'éprouve cet organe, après l'accouchement, avant de reprendre sa forme et ses fonctions primitives. Je suis donc forcé de terminer à la hâte, en vous renouvelant, MADAME, l'assurance bien sincère de tous les sentimens de respect et de considération qui vous sont dus à tant de titres.

CHAUSSIER.

TABLE DES MATIÈRES

CONTENUES

DANS LES DEUX OUVRAGES ANGLAIS (1).

ESSAI DE ED. RIGBY,

Sur les Hémorrhagies utérines de la grossesse à terme.

(1) Le traducteur, en rédigeant cette Table, a tâché de réparer la négligence ou l'omission des deux auteurs anglais.

Observations sur les hémorrhagies utérines, *recueillies dans la pratique de* Rigby.

FIN DE LA TABLE DES MATIÈRES DU TRAITÉ DE RIGBY.

TABLE DES MATIÈRES

CONTENUES

DANS LE TRAITÉ DE DUNCAN STEWART.

Traité des Hémorrhagies utérines.

SECTION Ire.

SECTION II.

SECTION III.

SECTION IV.

FIN DE LA TABLE DU TRAITÉ DE STEWART.

FIN DES TABLES.

DE L'IMPRIMERIE DE CRAPELET.

ERRATA.

Page 8, lig. 19, *au lieu de* travail de l'enfant, *lisez* travail de l'enfantement.

— 53, — 19 de la note, *au lieu de* may offen, *lisez* may often.

— 54, — 9 de la note, *au lieu de* Hrobbing, *lisez* Shrobbing.

— 110, — 15, *au lieu de* faciles, *lisez* faibles et répétées.

— 216, — 9, *au lieu de* ces membranes, *lisez* les membranes.

Les Notes sans signatures, qui se trouvent aux pages 204, 223, 247, 310, 313, 326, 327 et 342, ont été ajoutées par *le traducteur.*

RIGBY ET DUNCAN.

HÉMORRHAGIES

UTÉRINES,

Trad. de l'anglais

Par Mme BOIVIN.

1818.

RIGBY ET DUNCAN.

HÉMORRHAGIES

UTÉRINES,

Trad. de l'anglais

Par Mme BOIVIN.

1818.

www.ingramcontent.com/pod-product-compliance
Ingram Content Group UK Ltd.
Pitfield, Milton Keynes, MK11 3LW, UK
UKHW020314200726
13857UKWH00001B/163